Gabriele Kiesling

RÜCKEN

SCHMERZFREI IN 30 TAGEN

Bibliografische Information der Deutschen Nationalbibliothek
Die Deutsche Nationalbibliothek verzeichnet diese Publikation in der Deutschen Nationalbibliografie. Detaillierte bibliografische Daten sind im Internet über http://dnb.d-nb.de abrufbar.

Für Fragen und Anregungen
info@rivaverlag.de

Wichtige Hinweise
Dieses Buch ist für Lernzwecke gedacht. Es stellt keinen Ersatz für eine individuelle medizinische Beratung dar und sollte auch nicht als solcher benutzt werden. Wenn Sie medizinischen Rat einholen wollen, konsultieren Sie bitte einen qualifizierten Arzt. Der Verlag und die Autorin haften für keine nachteiligen Auswirkungen, die in einem direkten oder indirekten Zusammenhang mit den Informationen stehen, die in diesem Buch enthalten sind.

Ausschließlich zum Zweck der besseren Lesbarkeit wurde auf eine genderspezifische Schreibweise sowie eine Mehrfachbezeichnung verzichtet. Alle personenbezogenen Bezeichnungen sind somit geschlechtsneutral zu verstehen.

Originalausgabe
2. Auflage 2022

Türkenstraße 89
80799 München
Tel.: 089 651285-0
Fax: 089 652096

Redaktion: Ulrike Reinen
Umschlaggestaltung: Sonja Vallant
Umschlagabbildungen: Nils Schwarz
Fotos: sämtliche Fotos im Innenteil von Nils Schwarz, nilsschwarz.com, außer S. 207: Roswitha Kaster
Illustrationen: sämtliche Illustrationen im Innenteil von Gabriele Kiesling, außer: S. 12: shutterstock/Olga Bolbot
Satz: Daniel Förster, Belgern
Druck: Firmengruppe APPL, aprinta Druck, Wemding
Printed in Germany

ISBN Print 978-3-7423-1972-2
ISBN E-Book (PDF) 978-3-7453-1704-6
ISBN E-Book (EPUB, Mobi) 978-3-7453-1705-3

Gabriele Kiesling

RÜCKEN

SCHMERZFREI IN 30 TAGEN

Mit über 100 Übungen gegen akute und chronische Beschwerden

riva

INHALT

VORWORT

Laut Presseerklärung der Kaufmännischen Krankenkasse waren Rückenschmerzen im ersten Halbjahr 2021 der häufigste Grund für Krankschreibungen. In der Vergangenheit lagen Herz-Kreislauf- und psychische Erkrankungen noch deutlich an der Spitze dieser Hitliste. Warum also jetzt der Rücken? Die Schreibtischtätigkeit im Homeoffice – unter nicht unbedingt ergonomisch günstigen Voraussetzungen – während der Pandemie könnte ein Grund dafür sein. Auch in meiner täglichen Praxis als Physiotherapeutin erlebe ich die stetige Zunahme von akuten und chronischen Rückenbeschwerden. Daher habe ich es mir zur Aufgabe gemacht, ein 30-Tage-Programm zur Befreiung von Rückenschmerzen zu entwickeln.

Als vielleicht akut oder chronisch geplagter Rückenleidender werden Sie sich fragen, ob es für Sie überhaupt eine Heilungsmöglichkeit gibt. Seien Sie zuversichtlich: Mit meinem Fachwissen und Ihrer Umsetzung haben Sie eine berechtigte Chance auf Ursachen- und vor allem Symptombeseitigung.

Der Schmerz ist das Alarm- und Startsignal schlechthin, einen »Reset« für Ihren Rücken durchzuführen. Fahren Sie Ihr Rückenschmerzsystem erst einmal herunter und erleben Sie die Beschwerdereduktion als erste Hilfe. Langsam und sicher verändern Sie in 30 Tagen Ihre Bewegungsstereotypen und Alltagsgewohnheiten. Das schafft neue Sicherheit und motiviert zu physiotherapeutischen Übungen, mit denen Sie schon

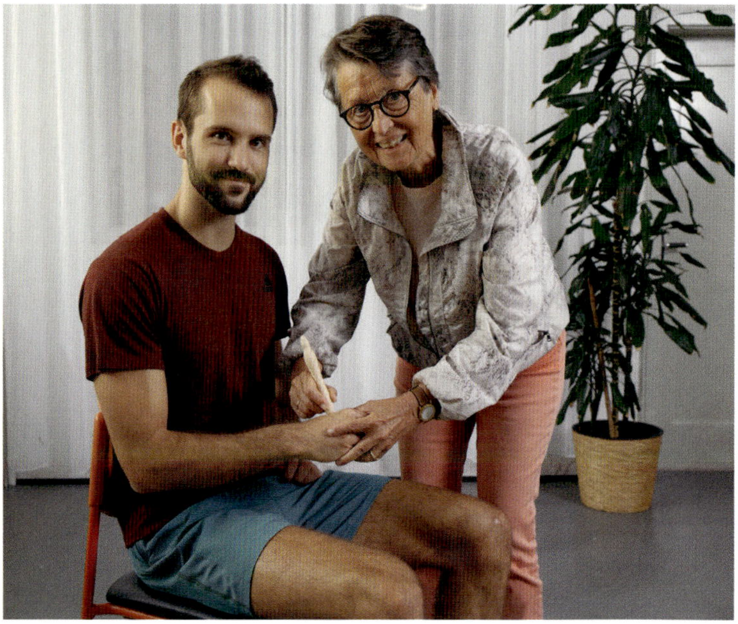

Seit über 50 Jahren helfe ich Patienten erfolgreich bei Rückenschmerzen und zeige ihnen effektive Maßnahmen zur Selbstbehandlung wie die Schmerzpressur.

im Bett beginnen können. Mein Erfolgsdiagramm (siehe Seite 36) macht Ihre Erfolge sichtbar, kann Sie sicher zu komplexeren Trainingskonzepten führen und schlussendlich zu Ihren Lieblingsbewegungen zurückbringen.

Mit dem Krankheits-Gesundheits-Kontinuum können Sie ermitteln, wie es um Ihre Rückengesundheit steht. So wird es Ihnen ganz individuell ermöglicht, das richtige Programm auszusuchen: Bei starken Beschwerden ist Vorsicht geboten (siehe erste Woche ab Seite 52). Bei Linderung der Beschwerden ist Rücksicht angezeigt (siehe zweite Woche ab Seite 66). So geht es immer weiter voran und heraus aus dem Problembereich, bis hin zu schmerzfreien Übungen oder zur Lieblingssportart.

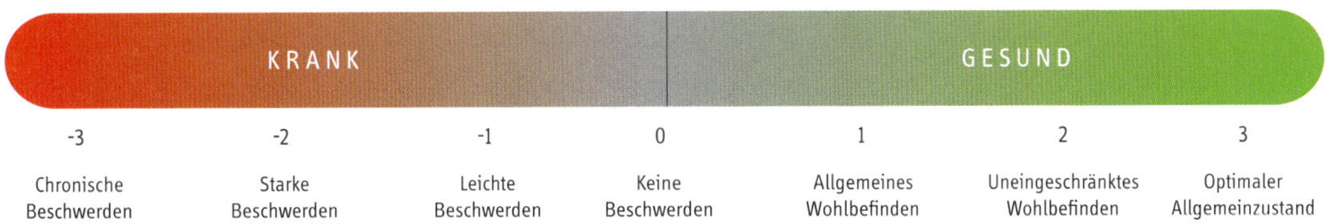

Das Krankheits-Gesundheits-Kontinuum

Chronische und akute Rückenschmerzen sind auf der Krankheitsseite einzuordnen, abhängig von ihrer Ausprägung zwischen –3 und –1. Das Ziel Ihres Rückenprogramms ist zwischen 1 und 3 auf der Gesundheitsseite zu verorten. Achten Sie mithilfe Ihres Erfolgsdiagramms (siehe Seite 51) auf eine stetige Verbesserung Ihrer Beschwerden. Lassen Sie sich von leichten Rückschlägen nicht entmutigen. Passen Sie Ihr Maßnahmenprogramm optimal an Ihren tatsächlichen Zustand an.

Je weiter Sie sich auf der Erfolgsleiter nach oben, raus aus dem Schmerz und weg von Bewegungseinschränkungen manövrieren, umso mehr beschützen Sie Ihren Rücken vor Wiederauftreten der Beschwerden und Folgeschäden. So erreichen Sie Rehabilitation und Tertiärprävention durch Wissen und Handeln; und das wünsche ich Ihnen ganz persönlich von Herzen!

Gabriele Kiesling

Ich widme dieses Buch allen Rücken, die sich mal mehr oder weniger energisch zu Wort melden, obwohl sie eigentlich nichts zu sagen haben.

EINFÜHRUNG

In meiner über 50-jährigen Berufspraxis als Physiotherapeutin sind mir unzählige »Rücken« begegnet. Der Einstieg in die Therapie ist immer erst einmal die physiotherapeutische Diagnostik. Mit meinem 30-Tage-Programm, das aus vielfältigen Übungen für Ihren Rücken sowie den entsprechenden Selbsttests besteht, und dem vorausgehenden Theorieteil gelangen Sie Schritt für Schritt zu einer besseren Rückengesundheit. So können Sie Ihr eigener Therapeut werden. Denn: Wer weiß schon besser als Sie selbst, was Ihnen fehlt?

GESICHTER DER PHYSIOTHERAPIE IM WANDEL DER ZEIT

Moderne Physiotherapie ist multimodal. Sie zeichnet sich durch aktive und passive Maßnahmen sowie durch lehrende und beratende Inhalte aus. Die Halte- und Bewegungsfunktionen des Körpers sind entscheidender als die ausschließliche Schmerzbetrachtung. »Die Körperform folgt der Funktion«, könnte es wie in der Designer- und Architektenformel »Form follows function« heute heißen. Ihre Körperform sollte sich dabei aus ihrer Funktion ableiten, andersherum gesehen bildet die Funktion Ihre Körperform ab. Beispielsweise hat ein Büromensch eine andere Körperform als ein Erntehelfer oder ein Fitnesstrainer.

Physiotherapie gegen Rückenschmerzen sollte nach neueren Studien immer lösungsorientiert und patientenspezifisch ausgerichtet sein. Noch vor 40 Jahren wurden Rückenschmerzen vorwiegend operativ behandelt. Physiotherapie wurde mittels manueller, passiver Intervention verabreicht (Hands-on-Techniken). Später kamen dann Triggerpunktbehandlungen, manuelle Medizin und die Osteopathie hinzu. Es wurde in der Folge viel gedehnt und gekräftigt. Patientenedukation, also die Beratung und Schulung zur Krankheitsbewältigung, hatte keinen Stellenwert; vielmehr wurden bestimmte Verhaltensweisen verboten und Schonung empfohlen.

Ich arbeite seit über 50 Jahren als Physiotherapeutin und habe in meinem Beruf viele dieser Moden und Trends beobachtet. Behandlungserfolge stellen sich aber immer erst dann ein, wenn Patient und Therapeut partnerschaftlich zusammenarbeiten, die gleiche Sprache sprechen und der Behandlungsplan vollständig, verständlich und tagesaktuell modifizierbar ist. Folgen Sie mir auf Ihrem ganz persönlichen Weg und lassen Sie Ihre Rückenschmerzen hinter sich.

HIN ZUR SELBSTHILFE

Rückendiagnostik hat sich in den letzten Jahren sehr auf die radiologische Seite verschoben: Magnetresonanztomografie (MRT), Computertomografie (CT), Ultraschall und das Röntgen haben stark an Ansehen gewonnen. Dementsprechend wird dann flott operiert, Medikamente werden verpasst oder Hilfsmittel wie der »Rückenretter« propagiert. Die Radiologie, so wichtig sie im Einzelfall auch sein kann, erfasst ausschließlich die strukturellen Aspekte des Rückens, also Knochen, Bandscheiben, Bänder, Muskeln, Faszien und so weiter. Die funktionelle Betrachtung des Rückens bei Rückenbeschwerden ist dagegen eher ins Hintertreffen geraten. Dabei sind die Bewegungstests, die Solllängen- und Krafttests der Muskulatur, die Beinachsenbeurteilung, das Gang- und Standbild sowie die Koordinationskontrolle von entscheidender Bedeutung.

An erster Stelle meiner Diagnostik steht die Anamnese, die Krankengeschichte. Sie reicht oft Jahrzehnte zurück. Alte Verletzungen wie Brüche oder Verrenkungen können sich ein Leben lang im Schmerzbewusstsein ablagern; sie sind dann nicht wirklich verheilt, bewältigt und vergessen. Gelenkfehlstellungen, fasziale Verklebungen, Muskelfehlbalancen und ein veränderter Bewegungsstereotyp können davon zeugen. Machen Sie sich selbst noch einmal ein Bild; drehen Sie Ihren Lebensspielfilm zurück. Welche besonderen oder übermäßigen Schmerzen haben Sie im Laufe Ihres Lebens erlitten? Ereignisse, die Sie noch ganz genau beschreiben können, gehören zu den Erinnerungen, die immer noch in Ihrem Schmerzgedächtnis eingegraben sind. Diese Erlebnisse können, wenn sie erkannt und verstanden werden, der Schlüssel zu besserer Rückengesundheit sein. Reversible, also umkehrbare Rückenbeschwerden, sind häufiger als manifeste und nicht umkehrbare Rückenleiden, wie die Skoliose, Arthrose oder Morbus Bechterew. Daher kommen der Selbsterforschung und der funktionellen Betrachtung Ihrer Rückenleiden in diesem Buch mehr Bedeutung zu als der ausschließlich radiologischen Untersuchung.

Es ist mir durchaus bekannt, dass auch psychische beziehungsweise psychosomatische Faktoren einen gravierenden Einfluss auf Rückenschmerzen haben können. Ich habe jedoch diesen Aspekt ausdrücklich ausgespart; suchen Sie bitte im Zweifelsfall einen klinischen Psychologen oder Psychiater auf. Auch der positive Einfluss von richtiger Ernährung auf Rückenschmerzen ist heute kein Geheimnis mehr. Intervallfasten und entzündungsreduzierende Kost kann das in diesem Buch vorgestellte 30-Tage-Programm sicher sinnvoll ergänzen. Bitte informieren Sie sich darüber an geeigneter Stelle selbst.

Bevor Sie mit dem Programm starten, lesen Sie bitte aufmerksam den folgenden Theorieteil, um sich mit dem nötigen Hintergrundwissen auf Ihren Weg zu einem gesunden Rücken zu begeben.

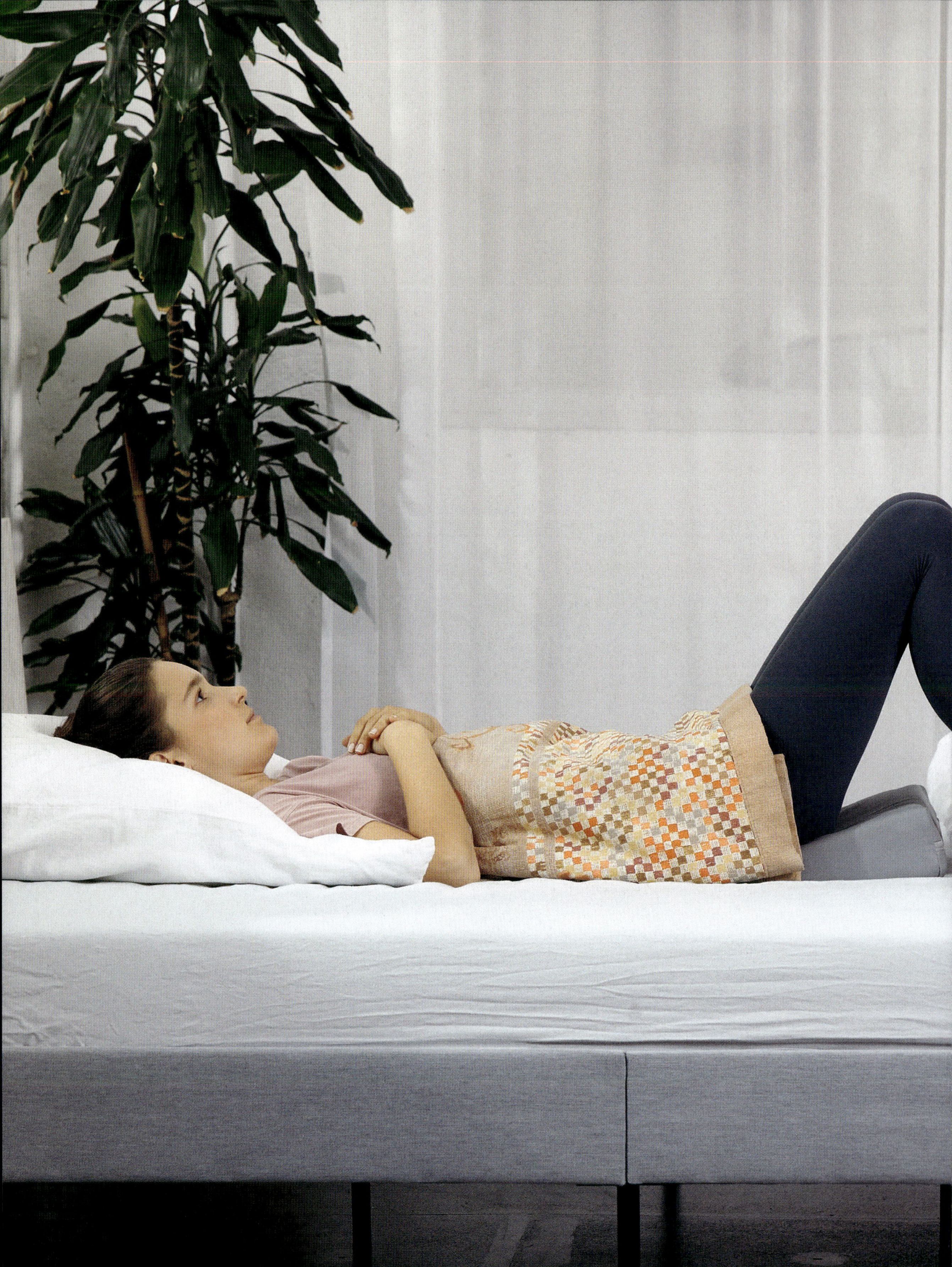

1

WENN DER RÜCKEN SCHMERZT

BESCHWERDEN UND IHRE AUSLÖSER

Das Wissen über den Aufbau der Wirbelsäule und ihre Funktionen wird Ihnen helfen, ein umfassendes Verständnis für Ihren Rücken zu entwickeln. Nehmen Sie sich Zeit dafür; lernen Sie, Ursache und Auswirkungen Ihrer Schmerzen zu verstehen. Leitsymptome können Bewegungsstörungen in der Lendenwirbelsäule, aber auch in Becken oder Beinen sein. Myofasziale Verfilzungen oder muskuläre Disbalancen bestehen oft schon eine ganze Zeit, bevor sie zu Beschwerden führen. Dieses Kapitel bildet die Basis Ihres 30-Tage-Programms für einen gesunden Rücken.

AUFBAU DER WIRBELSÄULE

Eigentlich ist Ihr Rücken mit der Wirbelsäule als Zentrum ein Wunderwerk der Natur. Leider reagiert dieses Wunderwerk aber sehr sensibel auf Fehlbelastungen und Fehlhaltung und schränkt so Ihre Rückengesundheit ein. Schon beim Sitzen mit einem Rundrücken, rückwärts gekipptem Becken und dazu noch einer Nackenfehlhaltung können Sie Ihrem Rücken auf Dauer nachhaltig schaden. Auch falsch ausgeführte Fitnessübungen wie Sit-ups mit den Händen am Hinterkopf und einer kugelrunden Brustwirbelsäule können Gift für Ihr Kreuz sein. Ihre Wirbelsäule hat einen wunderbar funktionellen Aufbau, der es ihr ermöglicht, gleichermaßen zu federn und zu stabilisieren. Den Hohlausbiegungen in Hals- und Lendenbereich steht die Rundausbiegung der Brustwirbelsäule zur Seite. Vergegenwärtigen Sie sich im Laufe des Tages diese Idealform immer wieder, um kleine Korrekturen an Ihrer Körperhaltung vorzunehmen. Achten Sie auf eine aufrechte Haltung und Bewegung und üben Sie dies ein.

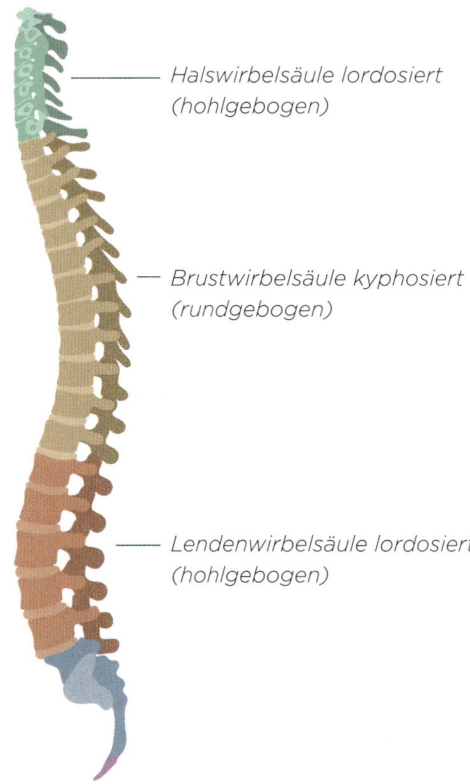

Die aufgerichtete Wirbelsäule mit Ihren natürlichen Ausformungen

MUSKELN, FASZIEN, SEHNEN UND BÄNDER

Jede Abweichung der Wirbelsäule von der physiologischen Form, auch eine Über- oder Minderbeweglichkeit, übt einen übergroßen Belastungsreiz auf Ihr Muskel- und Fasziengewebe sowie auf Facettengelenke der Lendenwirbelsäule und die Bänder an Ihrem Rücken aus. Ein dauerhaft zu starkes Hohlkreuz wird zur Verkürzung der tonischen Haltemuskeln führen. Das sind beispielsweise die langen Rückenstreckmuskeln *(Musculus errector spinae)*, der Hüftbeugemuskel *(Musculus iliopsoas)* und der Beckenmuskel *(Musculus piriformis)*. Die Gegenspieler sind Bewegungsmuskeln; diese schwächen sich bei einer Verkürzung der tonischen Muskeln entscheidend ab, so zum Beispiel die Bauchmuskeln (*Musculi rectus abdominii* und *Musculi obliquus abdominii*) und die Gesäßmuskeln (*Musculi glutei*).

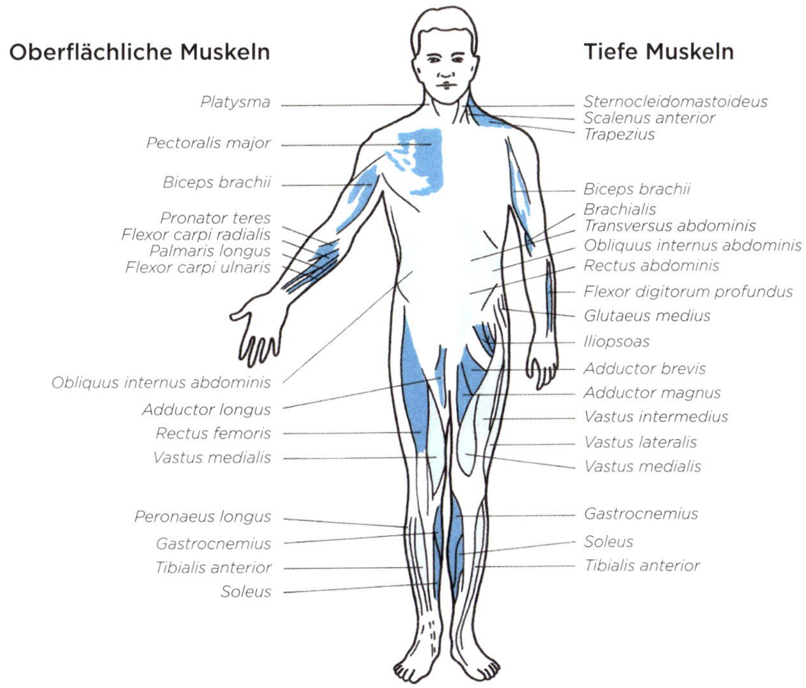

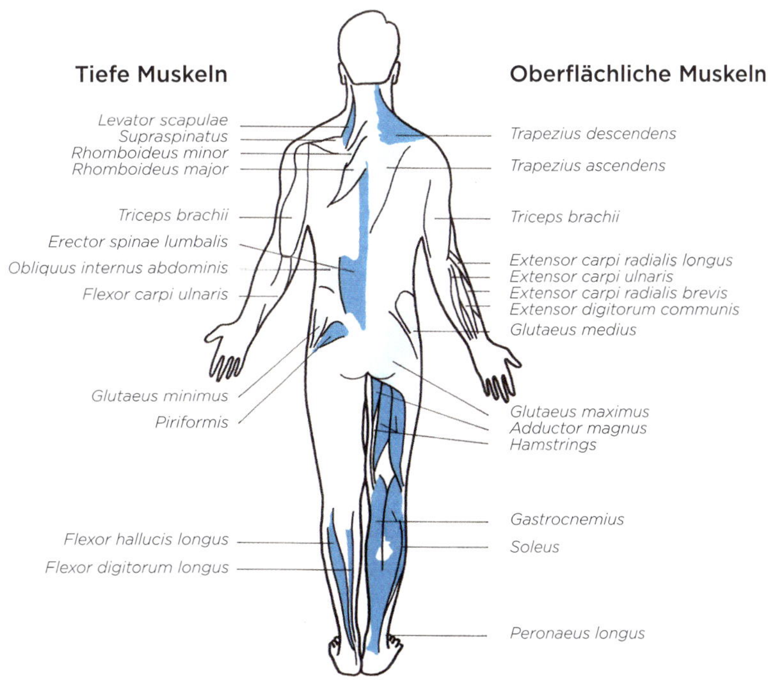

Die Abbildungen zeigen tonische (dunkelblau) und phasische (hellblau) myofasziale Strukturen. In der Regel neigen die tonischen Muskeln zur Verkürzung und sollten zunächst auf ihre Solllänge gedehnt werden, bevor die Kräftigung der phasischen Muskeln erfolgt.

Wichtig für die Rücken- und Wirbelsäulenaufrichtung ist das »Muskelkorsett«, die autochthonen Muskeln *(Musculi multifidii, Musculi intertransversarii* und *Musculi rotatores*). Sie setzen unmittelbar an der Wirbelsäule an und sind nicht direkt trainierbar wie beispielsweise der Bizepsmuskel, sondern nur indirekt durch gezielte Bewegungen (siehe die Übungen auf den Seiten 190 bis 194). Unspezifische Rückenschmerzen werden durch Überbeanspruchung, Verkürzung und Verfilzungen der langen Rückenfaszie verursacht. Diese zu dehnen und wieder fluffig weich zu bekommen, ist oft schon das Mittel der Wahl.

BELASTBARKEIT DER WIRBELSÄULE

Die Wirbelsäule trägt die Last von Kopf, Rumpf und Armen; sie hält den Körper aufrecht. Hindurch läuft der Wirbelkanal, der das Rückenmark schützt. Die sieben Hals-, zwölf Brust- und fünf Lendenwirbelkörper sind feste Knochen, die jeweils dazwischenliegenden Bandscheiben aus recht weichem Knorpel. Von vorn und hinten betrachtet ist die Wirbelsäule lotrecht, also gerade; seitlich betrachtet hat sie eine doppelte S-Form. Durch diese gewölbte Form kann die Wirbelsäule sehr gut Erschütterungen aushalten, abschwächen und gleichzeitig auch auf den ganzen Körper verteilen.

Die unteren Brust-, aber insbesondere die Lendenwirbelkörper sind sehr stabil und belastbar. Empfindlicher sind hingegen die Bandscheiben. Sie haben einen gallertartigen Kern *(Nucleus pulposus)* und einen derben Rand *(Anulus fibrosus)*. Bei dauerhafter Fehlstellung der Wirbelkörper verschiebt sich die Bandscheibe. Durch heftige Bewegungen, Erschütterungen oder sehr starke Krafteinwirkungen kann sich der Kern einen Weg durch den Faserring schaffen.

Stülpt sich die Bandscheibe über die Wirbelkörper hinaus, spricht man von einer Vorwölbung (Protrusion). Reißt der Faserring ein und die Bandscheibe drückt sich ein Stück heraus, spricht man von einem Bandscheibenvorfall (Prolaps). Oft drückt ein Prolaps auf eine Nervenwurzel (Radix) und verursacht radikuläre Beschwerden, die in den Beinen zu motorischen und/oder sensiblen Ausfällen führen können.

DIE BEDEUTUNG VON BECKEN UND BEINACHSEN FÜR DIE WIRBELSÄULE

Das Becken als »Umschaltstelle« für die Kraftverteilung von Rumpf und Beinen ist die untere Basis der Wirbelsäule. Eine Asymmetrie des Beckens kann durch eine Verdrehung der Iliosakralgelenke entstehen. Dann kippt das Kreuzbein zu einer Seite stärker ab und die unteren Lendenwirbelkörper müssen das durch Seitneigung kompensieren. Bei weiterem Bestehen führt das zu einer skoliotischen Fehlfunktion der gesamten Wirbelsäule. Die ursprünglich lotgerecht aufgebaute Wirbelsäule wird in eine s-förmige Zwangshaltung gedrängt. Die symmetrische Mobilität der Iliosakralgelenke im Becken ist für den Rücken sehr wichtig.

Für die Rückengesundheit kommt auch den Beinachsen eine ganz besondere Bedeutung zu. Kleinste Veränderungen ihrer Stellung können sich erheblich auf die Kraftverteilung der Beine, des Beckens und des Rückens auswirken. Einseitige Rückenbeschwerden sind nicht selten eine Folge einer Bein- oder Fußachsenfehlstellung. Aufgrund ihrer Beckenform neigen Frauen zu X-Beinen und Männer zu O-Beinen. Häufig treten auch Unterschiede zwischen der rechten und der linken Beinachse auf, die sich auf die gesamte Wirbelsäule auswirken können.

WOHER KOMMEN MEINE SCHMERZEN?

Schmerzen haben immer eine Warnfunktion, sie sind eine Art Alarmsignal. Sie können sie ignorieren oder einfach als Symptomtherapie ein Schmerzmittel einnehmen – besser wäre es jedoch, die Ursache des Schmerzes zu ermitteln. Was könnte der Auslöser sein?

Hier kommen Überlastung, Unterforderung, Verkühlung, ein Trauma oder auch übermäßiger Stress mit Anspannung infrage. Die Schmerzsensoren in Haut und Faszien nehmen die eintreffenden Reize in Sekundenbruchteilen auf und leiten sie über die Rückenmarksebene zum Gehirn. Dort werden sie erkannt, beurteilt und verarbeitet. Keine andere Sinnesempfindung ist so stark von der vegetativen und emotionalen Ausgangslage des Menschen abhängig – also davon, wie angespannt oder entspannt Sie sind –, wie der Schmerz.

FASZIEN LÖSEN WIRKT OFT WUNDER

Wie ein Taucheranzug umhüllen Faszien den Körper ganz und gar. Nicht nur äußerlich, sondern auch innerlich durchziehen sie die Organe, das Gehirn, Knochen, Muskeln und viele weitere Körperbereiche. Sie sind das Binde- und Verbindungsgewebe. Ein Drittel des Körpergewichts sind Faszien. Sie mögen keinen Stress, lieben aber basenüberschüssige Ernährung. Eine gezielte Faszienregeneration ist nach neuesten Forschungsergebnissen in sieben Monaten möglich.

Schmerzen geben Ihnen eine wichtige Orientierung: Indem Sie den Schmerzsignalen und den Reaktionen Ihres Körpers ausreichend Gehör schenken und angemessen handeln, sammeln Sie die für die Selbstbehandlung nötige Erfahrung. Sie lernen, wann es nötig ist, einzugreifen, und was genau Ihnen hilft.

Ursprung von Schmerzen sind häufig die Faszien. Faszien sind das wichtigste Sinnesorgan, der sogenannte sechste Sinn und daher der Dreh- und Angelpunkt von Schmerzen und vielem mehr. Die zwei Sinnesforscher David Julius (USA) und der im Libanon geborene Ardem Patapoutian erhielten für ihre Entdeckung von Rezeptoren für Temperatur und Berührung den Medizinnobelpreis 2021.

Ist das der Beginn eines Paradigmenwechsels in der Schmerzerkennung und ihrer Interpretation? Ganz bestimmt wird es in den nächsten Jahren zahlreiche und erstaunliche Neuigkeiten dazu geben. Wissenschaft ist immer im Fluss! Bekannt ist schon, dass Faszienschmerzen im Gegensatz zu Muskelschmerzen eher emotional spürbar sind. Oft werden sie als »fies«, »gemein« oder sogar »hinterhältig« beschrieben, Muskelschmerzen dagegen als »bohrend«, »drückend« oder »tief«. Bereits über 100 Millionen Fasziensensoren sind entdeckt und wissenschaftlich erkannt worden.

FEHLHALTUNGEN UND FEHLBELASTUNGEN

Krummes Sitzen belastet den Rücken enorm. Sitzen ist noch belastender als Stehen, Liegen entlastet den Rücken am meisten. Falsches Training, wie Sit-ups mit runder Brust- und Halswirbelsäule, sind dem Kreuz ein Gräuel. Es dauert nicht lange, und die Biomechanik Ihrer Wirbelsäule ist beleidigt, Ihr myofasziales Gewebe verfilzt und schmerzhaft. Die Abbildungen auf Seite 17 zeigen Belastungshaltungen und Belastungsbewegungen sowie deren Druckbelastungen für die Bandscheiben der Lendenwirbelsäule.

IST DER NERV BETROFFEN?

Immer wieder werden Sie sich die Frage stellen: Kommt das vielleicht von den Nerven; ist das neurologisch? Allein die Frage macht schon nervös, oder? Ich erkläre Ihnen nachfolgend einige Zusammenhänge zur Vorsicht und Rücksicht.

- **Kommt das von der Bandscheibe?** Die Bandscheibe selbst macht keine Schmerzen. Sie kann jedoch verrutschen, einreißen oder zwischen zwei Wirbelkörpern austreten. Dann besteht die Gefahr, dass ein oder mehrere Nerven irritiert werden. Das führt, ausgehend von der Lendenwirbelsäule, zu Beschwerden in den Beinen.

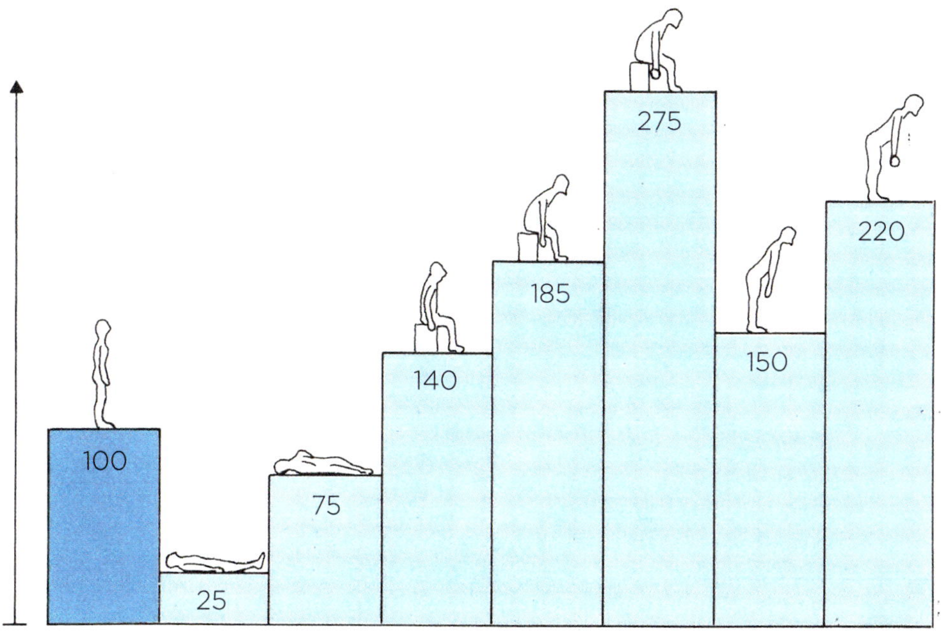

Das Balkendiagramm zeigt an, wie hoch die Belastung der jeweiligen Haltungen für die Wirbelsäule ist: 100 bedeutet Normbelastung, die Werte darunter Entlastung, darüber Überbelastung. Sitzen ist belastender als Stehen. Liegen entlastet die Lendenwirbelsäule entscheidend.

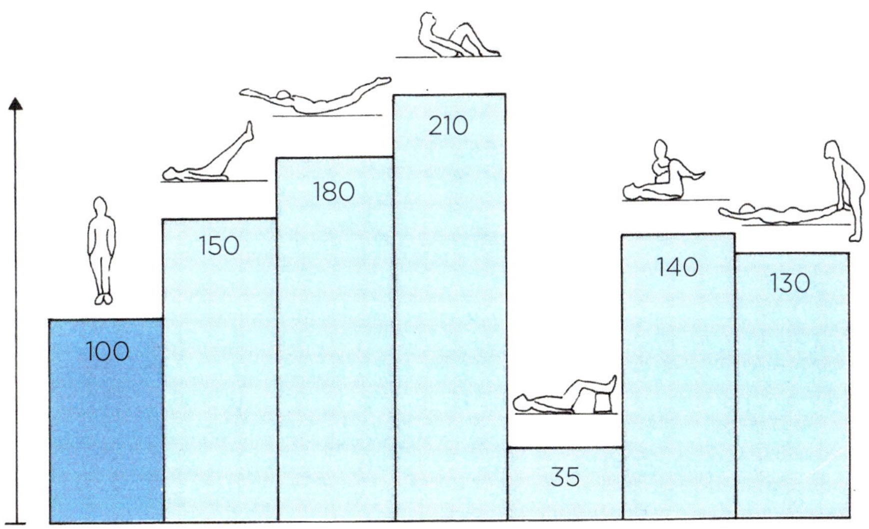

Die Übungen mit Werten über 100 stellen für Ihre Lendenwirbelsäule eine extreme Belastung dar. Vermeiden Sie sie nach Möglichkeit. Gerades Stehen (linker Balken) entspricht der Normbelastung. Die Entlastungslagerung mit Stufe (dritter Balken von rechts) bedeutet Entspannung für Ihre Lendenwirbelsäule.

- **Was lähmt mich?** »Hilfe, ich kann meinen Fuß nicht richtig hochziehen!« – Aussagen wie diese sind ein Alarmsignal und können ein Anzeichen für eine nervale Kompression im L4/L5/S1-Bereich sein. Bevor Sie aber panisch reagieren, überlegen Sie erst einmal, ob Sie vielleicht die Beine lange übereinandergeschlagen hatten, lange auf Ihren Fersen saßen oder eine Fußverletzung haben. In diesen Fällen kann auch eine periphere Nervenstörung die Ursache sein, der motorische Nerv ist nicht vom Rücken her, sondern im Verlauf gestört.
- **Warum kribbelt es im Bein?** Es gibt im Nervensystem motorische, also Bewegungsanteile, und sensible Anteile, die ein Gespür oder Gefühl betreffen. Ein Kribbeln kann Anzeichen für eine zentrale Nervenbeteiligung, also von der Bandscheibe ausgehend, sein. Dann kribbelt, juckt oder zuckt es im Beinverlauf. Ebenso kann auch hier eine periphere Beteiligung die Ursache sein, zum Beispiel durch eine lang andauernde ungute Sitzhaltung.

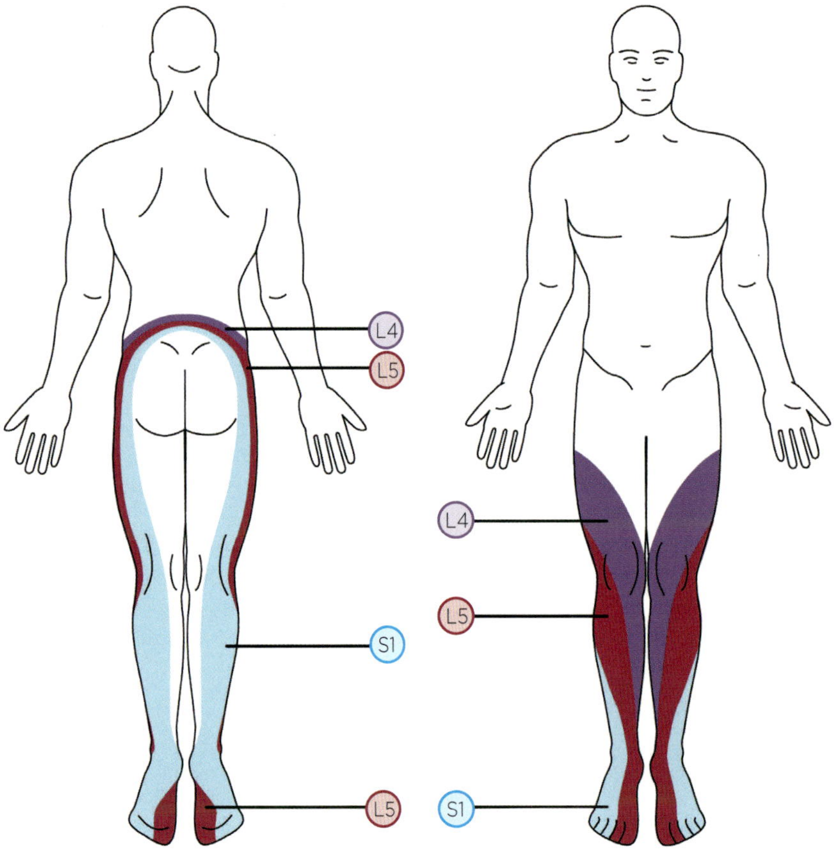

Kompressionen der Nervenwurzeln durch die Bandscheiben zwischen den Wirbelkörpern L4/L5 und L5/S1 können in den von ihnen versorgten Beinarealen zu Kraftminderungen oder sensiblen Störungen führen.

SCHMERZBILDER ERKENNEN

Schmerz ist nicht gleich Schmerz. Bei Überlastungsschmerzen liegt der Auslöser meist auf der Hand, während es bei pseudoradikulären (nicht bandscheibenbedingten) Schmerzen schon schwieriger sein kann, die Ursache zu finden. Ich möchte Sie im Folgenden mit dem nötigen Wissen versorgen und dazu ermutigen, Ihre Beschwerden auf dieser Grundlage selbst zu erkunden. Auf diese Weise lernen Sie, gravierende Schmerzen von solchen, die sich leicht beheben lassen, zu unterscheiden und ihnen auf den Grund zu gehen.

- **Anlaufschmerz – wenn ich mich bewege, wird es besser:** Der Anlaufschmerz verschwindet bei Bewegung wieder. Er tritt vorwiegend morgens oder vorübergehend nach längerem Sitzen auf und verliert sich dann.
- **Radikulärer Schmerz – ist es die Bandscheibe?** Die Schmerzen sind messerscharf, konstant und strahlen in die Bereiche, die der Nerv versorgt, aus. Sie folgen dem Verlauf der Nerven im Körper, beispielsweise am Bein, und sind dort ganz genau aufzeigbar. Husten und Niesen verstärken den Schmerz deutlich. Hinzu können neurologische Symptome wie Taubheit oder motorische (Teil-)Ausfälle, zum Beispiel eine Fußheberschwäche, kommen. Ein radikulärer Schmerz tritt bei einer Bandscheibenvorwölbung (Protrusion) auf, wenn eine Bandscheibe zu stark auf einen aus der Wirbelsäule austretenden Nerv drückt. Ruhe und Entlastung helfen am besten. Wichtig sind auch rückenschonende Haltungen und Bewegungen wie richtiges Bücken, Heben und Tragen. Eine Kontraindikation für alle Übungen ist ein Kontrollverlust der Blasen- und Mastdarmfunktion und der motorische Totalausfall zum Beispiel beim Auftreten beziehungsweise Fuß- oder Handhochziehen. Das sind Hinweise auf einen Bandscheibenvorfall (Prolaps), bei dem Sie sich unmittelbar in klinische Behandlung begeben sollten.
- **Pseudoradikulärer Schmerz – kommt nicht von der Bandscheibe:** Die Schmerzen sind dumpf und diffus und das Schmerzareal ist nur ungenau flächig aufzeigbar. Husten und Niesen haben keine schmerzverstärkende Wirkung. Ein pseudoradikulärer Schmerz hat nichts mit der Bandscheibe zu tun. Er kann aber ebenfalls in das Bein ausstrahlen und wird daher oft als radikulärer Schmerz fehlgedeutet. Auslöser für pseudoradikuläre Schmerzen am Bein können beispielsweise Beckenringstörungen mit Becken- oder Hüftblockaden oder ein Piriformis- beziehungsweise Iliopsoassyndrom sein.
- **Überlastungsschmerz – der Umzug war zu viel für mich:** Das Gewebe reagiert bei Berührung druckempfindlich und die Gelenkbewegungen können einige Tage lang eingeschränkt sein. Überlastungsschmerzen sind zwar unangenehm, aber ihre Ursache ist leicht auszumachen. Ungewohnte Bewegungen und Überlastungen führen zu einem Muskelkater. Eigentlich müsste man sagen »Faszienkater«, denn das myofasziale Gewebe macht in solchen Fällen buchstäblich zu, es

übersäuert, verkrampft sich und verfilzt. Entlastungshaltungen und physikalische Maßnahmen wie ein körperwarmer Salzwickel oder eine Eiseinreibung helfen sehr gut.

- **Blockierungsschmerz – da klemmt etwas:** Blockierungsschmerzen werden oft als hell und stechend beschrieben und machen sich bei der kleinsten Bewegung bemerkbar. Sie können 8 bis 48 Stunden anhalten. Beim akuten Blockierungsschmerz gibt es einen unmittelbaren Auslöser, beispielsweise wenn Sie sich verhoben, verrenkt oder mit zu hohem Krafteinsatz bewegt haben. Dann blockiert das Gelenk, es macht zu – ganz einfach, um weiteren Schaden zu verhindern. Der Körper versucht zusätzlich, das blockierte Gelenk durch myofasziale Verspannungen zu schützen. Sanfte Mobilisationen bringen Linderung.
- **Gelenkschmerz – nur gereizt?** Bei Reizungen eines Gelenks treten Wärmeanzeichen auf wie beispielsweise Rötung, leichte Schwellung und Überwärmung. Das Gelenk ist berührungsempfindlich und möchte weitere Belastungen vermeiden. Eine Gelenkentzündung verursacht höllische Schmerzen. Gelenkschmerzen entstehen häufig durch einen zu großen knöchernen Aufdruck im Gelenk (Kompression). Dann verschließt sich die Gelenkkapsel und es entsteht ein Ungleichgewicht in den Faszien (eine myofasziale Disbalance), die wiederum den Gelenkdruck erhöht – ein Teufelskreis wird in Gang gesetzt.

AUCH EIN STARKER RÜCKEN KANN SCHMERZEN HABEN

Der Werbung einer Fitnesskette – »Ein starker Rücken kennt keine Schmerzen« – kann ich nicht zustimmen. In meiner Praxis sehe ich seit Jahrzehnten Menschen, die sich durch übermäßiges Krafttraining Ihren Rücken verdorben haben. Hier kommt auch der weitverbreitete Irrtum ins Spiel, der immer wieder behaupten lässt: »Rückenschmerzen? Du musst Muskelaufbau machen.« Rückenschmerzen gelten als Diagnose und müssen zunächst einmal schulmedizinisch und physiotherapeutisch behandelt werden.

»Schmerzbeseitigung, Bewegungsverbesserung, Dehnen, Kräftigen und dann noch Koordination« lautet meine Reihenfolge. Ein frühzeitiges Krafttraining kann also erst richtig in die Misere führen.

- **Arthrotischer oder rheumatischer Schmerz – am schlimmsten in Ruhe:** Das Liegen auf dem Rücken löst einen dumpfen, ziehenden Schmerz aus. Der arthrotische Ruheschmerz tritt häufig nachts auf. Die myofasziale Umgebungsstruktur strahlt zusätzlich schmerzhaft aus. Dosierte Belastung und Wärme können Abhilfe schaffen.
- **Inaktivitätsschmerz – zu wenig Bewegung:** Inaktivitätsschmerzen zeigen sich dumpf, verkrampft und ziehend. Auslöser ist ein chronischer Bewegungsmangel; dieser löst den Inaktivitätsschmerz (Disuse) aus. Der Teufelskreis aus Nichtbenutzung der muskuloskelettalen Strukturen und Verfilzungen der Faszien im Rückenstreckerbereich, zum Beispiel nach regelmäßig zu langem Sitzen, führt zu chronifizierten Rückenschmerzen.
- **Myofaszialer Schmerz – verkrampft und schwer:** Alles fühlt sich schwer, behäbig und dumpf an, die Gelenkbeweglichkeit ist eingeschränkt. Ein myofaszialer Schmerz kann sich aufgrund von Inaktivität, einseitigen Bewegungsstereotypen oder Überbeanspruchung einstellen. Die faszialen Gewebeschichten verkleben und verfilzen.

DIE STÄRKE DES SCHMERZES

Es gibt drei Möglichkeiten, mit dem Schmerzgeschehen umzugehen:

- **Die typische Reaktion auf einen Schmerz:** Sie tritt ein, wenn der einwirkende Reiz unerwartet kommt und die eigenen Körperkräfte übersteigt, wie zum Beispiel beim Tritt in eine Reißzwecke (siehe Abbildung unten).

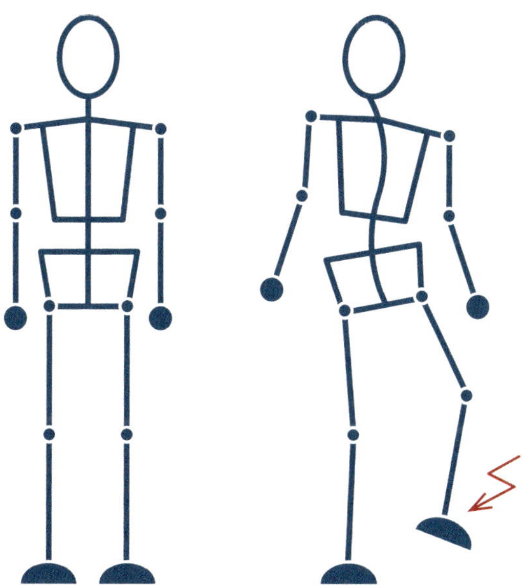

Ein Tritt in eine Reißzwecke erzwingt eine gravierende körperliche Ausweichbewegung: Die gesamte Körperstatik verändert sich spontan. Die ursprüngliche Körperhaltung wird erst wieder möglich, wenn der Schmerz vollständig beseitigt ist.

- **Die gleichgültige Reaktion:** Sie tritt ein, wenn der Reiz schwächer ist als die eigenen Körperkräfte. Ein fieser Faszienkater zum Beispiel ist zwar unangenehm, aber der Körper weiß, dass er keinen Schaden anrichtet und vorübergehen wird. Es besteht kein weiterer Handlungsbedarf.
- **Die Wohlweh-Reaktion:** Sie tritt ein, wenn der Reiz zwar stark ist, aber die eigenen Körperkräfte nicht übersteigt. Wohlweh hilft bei der Heilung, da die Schmerzrezeptoren, das Rückenmark und das Gehirn lernen, angemessen mit Schmerzreizen umzugehen. Bei der Selbstbehandlung eines Akupressurpunkts (siehe ab Seite 124) spüren Sie zum Beispiel, dass der Schmerz wohltuend ist und die Beschwerden lindert.

WAS SAGT DIE SCHMERZSTÄRKE AUS?

Eine Schmerzstärke ist immer subjektiv, da jeder Mensch ein unterschiedlich starkes Schmerzempfinden hat. Ein Spitzensportler, der kurz vor einem Erfolg steht, nimmt seine Schmerzen vorübergehend gar nicht wahr. Ein IT-Mann im Homeoffice mit nicht enden wollender monotoner Arbeit hingegen spürt seine Schmerzen oft besonders heftig. Wichtig ist Ihr ganz persönliches Gefühl und Ihre Einschätzung. Daran können Sie täglich messen, wie es Ihnen geht.

Die Schmerzskala bietet Ihnen die Möglichkeit, im Laufe des 30-Tage-Programms tagesaktuell Erfolge zu messen. Sie ist eine Weiterentwicklung der in der Medizin bekannten visuellen Analogskala (VAS). Mit dieser fragen auch Ärzte oft beim Patienten den jeweiligen Istzustand der Schmerzen ab.

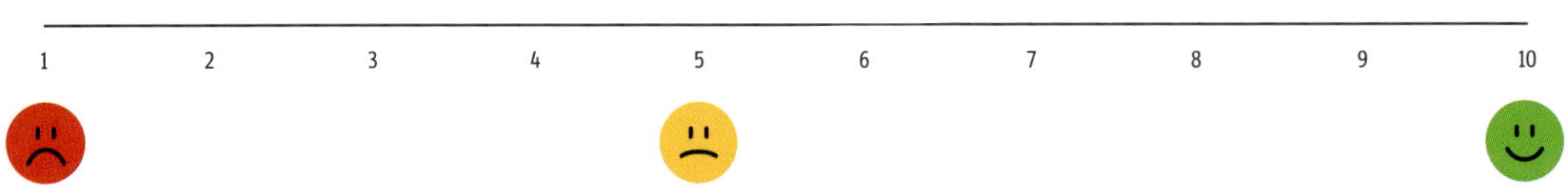

Auf der Schmerzskala sind sehr starke Schmerzen mit 1 zu bewerten, gerade noch aushaltbare Schmerzen mit 5 und keine oder kaum merkbare Schmerzen mit 10.

BEWEGUNGSSTÖRUNGEN

Ähnlich wie Schmerzen kommen Bewegungsstörungen für das Entstehen von Rückenschmerzen in Betracht. Bewegung wird allgemein als positiv eingeordnet. Aber ein Zuviel oder Zuwenig sowie eine rückenbelastende Bewegungsgewohnheit können unmittelbar oder im Laufe der Jahre zu erheblichen Rückenschmerzen führen. Daher kommen der Bewegungsdiagnostik und der Bewegungsanalyse eine große Bedeutung zu.

ZU VIEL ODER ZU WENIG BEWEGLICHKEIT?

Jeder Wirbelsäulenabschnitt und jedes Körpergelenk hat eine Normbeweglichkeit. Sie ist altersentsprechend und verringert sich im Laufe des Lebens erheblich. Üben Schulkinder noch das Vornüberbeugen mit gestreckten Knien in der Schule, so ist das gut für die Bewegungsanbahnung und die Mobilität des Rückens. Kinder sollten locker mit den Händen zum Boden kommen. Schon in den 20er-Lebensjahren lässt die Beweglichkeit physiologisch nach. Ein 70-Jähriger sollte sich mit leicht gebeugten Knien vorbeugen können und dabei die Hände auf Unterschenkelhöhe bringen. Man sollte sich dem Lebensalter entsprechend bewegen, um die jeweilige Rückenmobilität zu erhalten. Eine Überbeweglichkeit, wie oft beim Yoga oder Fitnesstraining zu beobachten, kann ins Pathologische und dadurch zu Rückenbeschwerden führen. Auf den Bildern unten sehen Sie zwei Beispiele für Überbeweglichkeit.

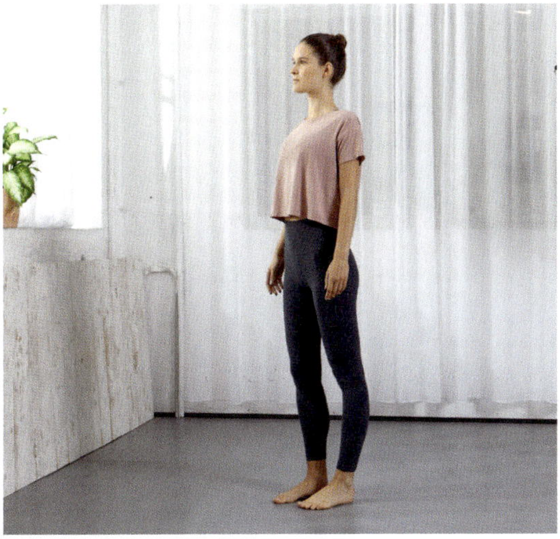

Auf der Standbeinseite ist das linke Knie deutlich überstreckt.

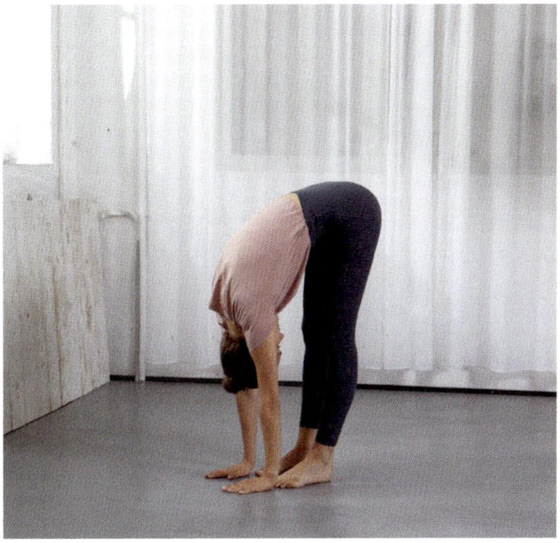

Eine Rumpfvorbeuge ist ausreichend, wenn die Fingerspitzen den Boden erreichen. Hier sehen Sie eine zu starke Vorbeugebewegung, da sogar die ganze Handfläche den Boden berührt.

WIRBELBLOCKADEN

Die Wirbelblockierung ist ein Begriff aus der manuellen Medizin. Sie beschreibt eine vorübergehende Fehlstellung von einzelnen Wirbelkörpern mit ihren Facettengelenken zueinander. Entstehungsmechanismen sind:

- Fehl- und Überbelastungen der Rückenmuskulatur
- Eine geschwächte Rückenmuskulatur durch Bewegungsmangel
- Falsches Heben, auch von schweren Lasten
- Verletzungen durch äußere Krafteinwirkungen wie Schläge, Stöße, Stürze oder Unfälle
- Langes Sitzen auf zu hartem Untergrund
- Ein falsches Bewegungsmuster
- Falsches Bewegungstraining

BEWEGUNGSSTEREOTYPE

Im Laufe des Tages gibt es häufig viele Stunden, die Sie in derselben Haltung verbringen, oder Bewegungsabläufe, die Sie ständig und in derselben Art ausüben. Das ist Ihnen oft gar nicht bewusst, kann aber in Summe zu erheblichen Rückenschmerzen führen. Gemein ist, dass es oft nicht sofort, sondern erst in der Folge wehtut. Den Schmerz bringen Sie daher ursächlich nicht mehr in den Zusammenhang mit Ihrer Rückensymptomatik. Ebenso kann das Heben eines schweren Gegenstandes in Ihrer gewohnten Bewegungsroutine plötzlich zu einer Wirbelblockierung führen. Der Krug geht so lange zum Brunnen, bis er bricht.

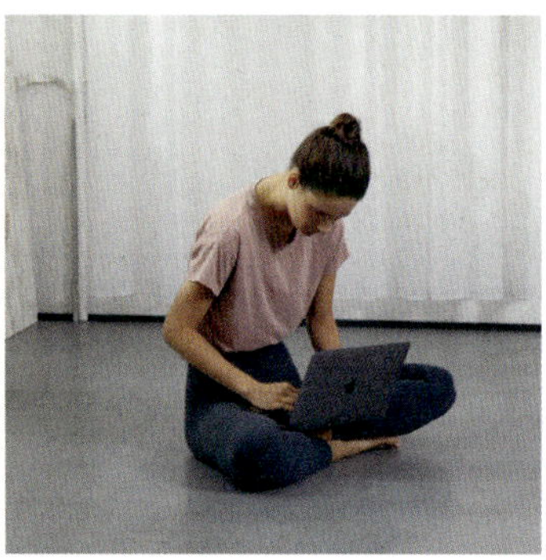

Die Arbeit am Laptop auf den Knien bedeutet einen übermäßigen Beugereiz für die Lendenwirbelsäule; geschieht dies über mehrere Stunden, werden Rücken und Nacken beleidigt sein.

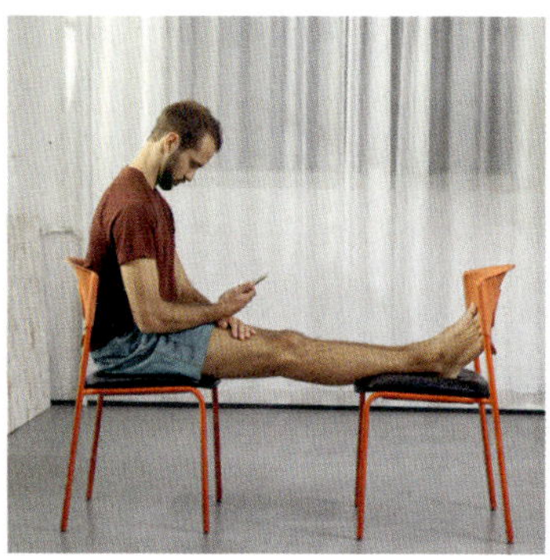

Das häufig praktizierte »Beinehochlegen« belastet den Rücken durch den langen Hebelarm der gestreckten Beine und die gerundete Lendenwirbelsäule.

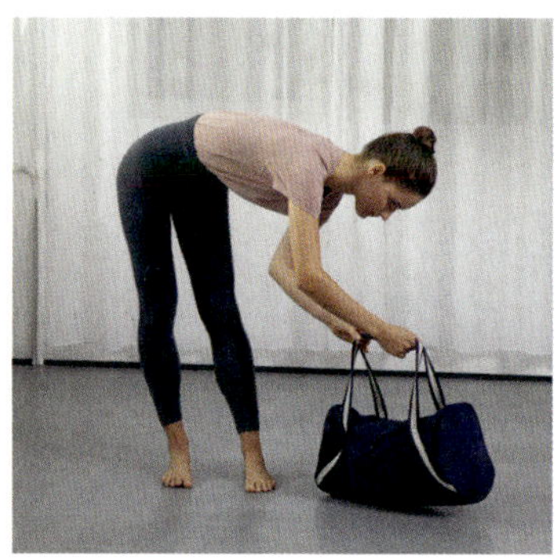

Eine schwere Sporttasche mal eben so vom Boden hochzuheben bedeutet eine enorme Fehl- und Biegespannung für die Lendenwirbelsäule.

FACHWISSEN SCHNELL ERKLÄRT

Die Theorie ist der Schlüssel zur Praxis und zur Hilfe bei Rückenschmerzen. Deswegen finden Sie hier kurz und knapp zusammengefasst die wichtigsten Aussagen dieses Kapitels für Ihre Alltagsroutine.

- Schmerzen sind das Alarmsignal: Sie vermitteln Ihnen Orientierung. Nehmen Sie Schmerzen ganz bewusst wahr. Bewerten Sie Ihre Schmerzen und überlegen Sie, woher sie kommen könnten und ob Sie allein damit fertigwerden.
- Die meisten unspezifischen Rückenschmerzen kommen aus der großen Rückenfaszie. Das ist wichtig zu wissen, denn hier können Sie selbst am besten ansetzen. Faszienregeneration ist möglich!
- Zu viel Bewegung kann schaden: Überbeweglichkeit der Wirbelsäule oder der zugehörigen Gelenke sollten entlarvt und vermieden werden; auch Yoga ist nicht unbedingt und immer das Mittel der Wahl.
- Eine Wirbelblockierung fällt selten vom Himmel: Zu langes Sitzen, zu einseitige Bewegung oder ein falscher Bewegungsstereotyp führen im Laufe der Zeit zu enormen Fehlspannungen und Fehlzügen am Rücken. Die Konsequenz ist eine Wirbelblockierung im Sinn einer Schutzfunktion vor schlimmeren Schäden.
- Achten Sie auf Ihren Bewegungsstereotyp: Erkennen Sie falsche Bewegungsmuster und lösen Sie diese durch Wissen und Handeln auf. Eine ganz persönliche Rückenschule ist erlernbar und verhilft zu besserer Rückengesundheit. Ein Beinkribbeln muss nicht von der Bandscheibe kommen.
- Nicht jede Beinbeschwerde ist ein Ausdruck einer Bandscheibenerkrankung. Prüfen und überdenken Sie Ihre Alltagsroutinen. Auch ein zu langes Übereinanderschlagen der Beine kann ein Beinkribbeln nach sich ziehen.

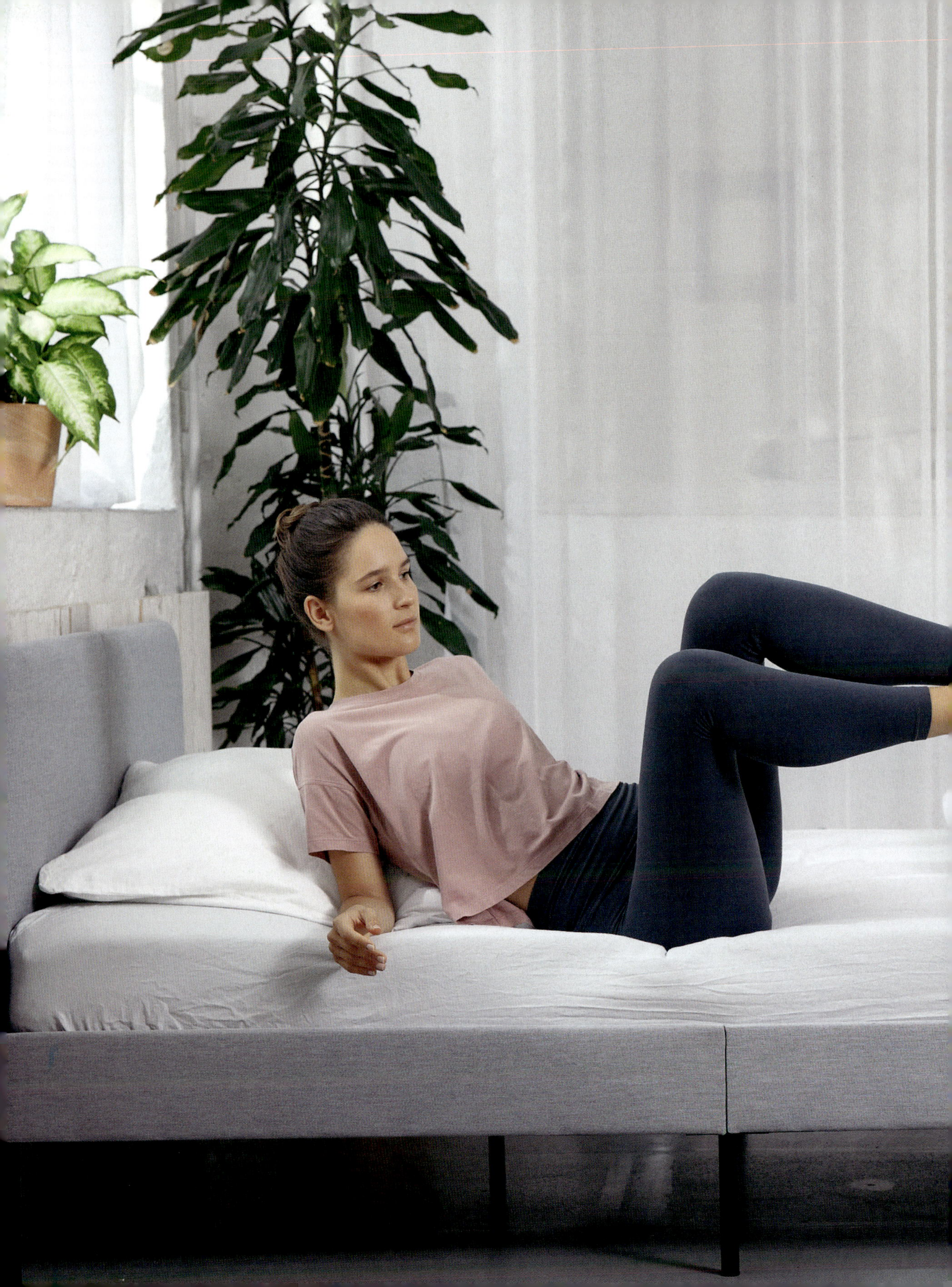

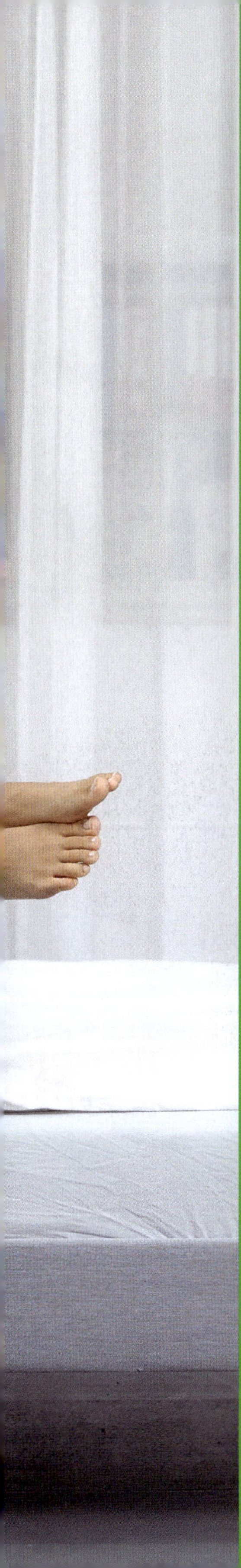

2

WIE, WO, WAS

VORBEREITUNG AUF DAS 30-TAGE-PROGRAMM

In den meisten Fällen werden Sie Ihre Rückenschmerzen in gut vier Wochen hinter sich lassen können. Dieses Kapitel stattet Sie mit dem nötigen Wissen über Diagnose, Stolpersteine, erste Hilfe sowie Bedeutung und Linderung von Schmerzen aus. Zudem werden die Anwendung des 30-Tage-Programms und die persönlichen Diagramme erklärt. So können Sie optimal vorbereitet mit den Übungen starten, gut und sicher vorankommen und den besten Nutzen daraus ziehen.

HIER WIRKT DAS 30-TAGE-PROGRAMM

Das 30-Tage-Programm ist geeignet für Menschen mit akuten und/oder chronischen Rückenaffektionen. Ein akuter Rückenschmerz spielt sich innerhalb von sechs Wochen ab. Danach, spätestens nach zwölf Wochen, spricht man von einem chronischen Rückenschmerz. Die Übergänge lassen sich nicht scharf trennen, sondern sind eher fließend. Daher ist eine gute zeitliche Betrachtung Ihrer Beschwerden nützlich.

Akute Rückenschmerzen, die mithilfe des 30-Tage-Programms behandelt werden können, sind:

- Hexenschuss/Lumbago
- Bandscheiben-Protrusion/Ischialgie
- Blockierung des Iliosakralgelenks (ISG)
- Piriformissyndrom
- Iliopsoassyndrom
- Rückenfasziensyndrom
- Myofasziales Unterkreuzsyndrom
- Falscher Bewegungsstereotyp
- Folgen von zu langem Sitzen

Chronische Rückenschmerzen, die mithilfe dieses Buchs behandelt werden können, sind:

- Mehrere Komponenten aus den akuten Anzeichen
- Bandscheibenprotrusion
- Bandscheibenprolaps ohne Nervenbeteiligung
- Spinalkanalverengung
- Beginnende, nicht manifeste Osteoporose
- Stetig falscher Bewegungsstereotyp
- Beinachsenfehlstellungen aufgrund von Hüft-, Knie- oder Fußverletzungen/-Erkrankungen

GRENZEN UND KONTRAINDIKATIONEN

In diesem Buch erfahren Sie umfassend, wie Sie Ihre reversiblen, also umkehrbaren, Rückenbeschwerden selbst behandeln können. Bitte beachten Sie zunächst Ihre persönlichen Grenzen. Trauen Sie sich das zu? Gibt es gravierende Bedenken? Hilft Ihnen eine Beratung durch den Therapeuten Ihres Vertrauens zusätzlich?

Suchen Sie in jedem Fall einen Arzt oder direkt das Krankenhaus auf, wenn Sie ...

- schwer verletzt sind.
- etwas gebrochen ist.
- einen Kontrollverlust Ihrer Blase oder Ihres Darms haben.
- Ihre Beine und Füße einseitig nicht vollständig spüren.
- einen Fuß nicht mehr hochziehen können.
- Ihr Gangbild massiv gestört ist.
- starke Blutungen haben.
- glauben, dass es besser ist, unverzüglich ärztliche Hilfe zu rufen.

Wenn Sie diese Kontraindikationen haben, ist das Rückenprogramm nicht für Sie geeignet:

- Manifeste Osteoporose mit Deckplatteneinbrüchen
- Knochentuberkulose
- Metastasen einer Krebserkrankung
- Gürtelrose
- Infektionen nach Wirbelsäulenoperation/-injektionen
- Frische Frakturen an der Wirbelsäule, im Becken oder in der Hüfte
- Bandscheibenvorfall mit Nervenbeteiligung
- Manifeste Blockierung des Iliosakralgelenks (ISG)
- Dauerhaft fixierte Skoliose

VORSICHT BEI ENTZÜNDUNGEN UND REDUZIERTEM ALLGEMEINZUSTAND

Eine generalisierte, systemische Entzündung im Körper ist eine ernst zu nehmende Veränderung zahlreicher Körperfunktionen. Sie ist eine überschießende Reaktion des Immunsystems, die den ganzen Menschen und nicht ausschließlich seinen Rücken betrifft. Hierzu zählen beispielsweise Diabetes, Atemwegserkrankungen, Herz-Kreislauf-Erkrankungen und Krebs. Ebenso mit Vorsicht zu betrachten ist der reduzierte Allgemeinzustand. Das ist eine Art innere Abwehr, die sich häufig schwer begründen, sondern eher spüren lässt. »Mir isset hüt nit« (»Mir ist heute nicht danach«), wie der Kölner sagt. Das sollte jedem einmal zugestanden sein, in der Hoffnung, dass es morgen wieder anders ist.

WARUM 30 TAGE?

In 30 Tagen zu einem schmerzfreien Rücken zu gelangen, ist keine Utopie. Die Motivation ist klar definiert: Der Schmerz muss aufhören, ganz verschwinden und am besten nie mehr wiederkommen. Über vier Wochen konsequent am Ball zu bleiben, ist eine gute Zeiteinheit, um neue Prozesse zu erlernen, alte Bewegungsfehler abzubauen und neue Rückenroutinen einzuüben. Diese ganz bewussten, hilfreichen Bewegungsabläufe und Trainingskonzepte brauchen Zeit, bis sie in Fleisch und Blut übergehen.

DRANBLEIBEN: ÜBEN SIE AUCH IM ALLTAG

Im Tagesverlauf zu üben ist das Mittel der Wahl, wenn Sie die ersten beiden Wochen erfolgreich hinter sich gebracht haben, also raus aus den fiesen Schmerzen sind. So können Sie Übungen wie den doppelten Fußroller klammheimlich unterm Frühstückstisch machen, die Wadendehnung beim Zähneputzen und den Zyklus »Rund um die Wirbelsäule« in einer Besprechungspause.

DER JESUITISCHE WEG – EINE 30-TÄGIGE UMSTIMMUNG

Ignatius von Loyola, der Mitbegründer des Jesuitenordens, lebte und lehrte vor über 500 Jahren. Er entwickelte die nach ihm benannten Ignatianischen Exerzitien. Er kannte damals schon die Bedeutung der 30-tägigen Wirkungszeit für Umstimmungen und Entscheidungen in Einstellung, Lebensform und Tagesplanung.

In einer für mich persönlich entscheidenden Lebensphase habe ich selbst 30 Tage lang an Ignatianischen Schweigeexerzitien teilgenommen. Aus dieser Erfahrung heraus habe ich neben dem geistlichen Mehrwert dieser Zeit die 30 Tage als ideale Übungsperiode kennen- und schätzen gelernt. Nun möchte ich Sie nicht ins Schweigen drängen. Vielmehr empfehle ich Ihnen, die von Ignatius von Loyola empfohlenen Exerzitien im Alltag als physiotherapeutische Einübung und Intervention zumindest 30 Tage und dann vielleicht ein Leben lang durchzuführen.

Hin und wieder höre ich von meinen Patienten, dass sie »keine Zeit für so etwas haben«. Hier sind gleich zwei Abwehrmechanismen im Spiel. »Keine Zeit« heißt »keine Lust«. »So etwas« heißt »Pillepalle«. Doch diejenigen, die ihre Übungen in den Tagesablauf einbauen, kleine Wartezeiten als Bewegungspause nutzen und dadurch Zeit sparen, um abends nichts mehr tun zu müssen, geben mir durchweg positive Rückmeldung.

Die in Kapitel 4 vorgestellten Aktivitäten fürs tägliche Leben (siehe ab Seite 114) haben den Vorteil, immer und überall einsetzbar zu sein. Es bedarf keines zusätzlichen Zeitaufwandes oder eines Geräteequipments, um das Beste für sich zu tun. Mit kleinen Bewegungen können Sie große Trainingseffekte erzielen. Ganz selbstverständlich lassen sich diese Übungen in Ihren Alltag integrieren. Machen Sie ein Ritual daraus, morgens beim Zähneputzen und Gurgeln in der Schrittstellung zu stehen und den Rücken gerade zu halten. Mit Freude, nicht mit Mühe werden diese Übungen zur Selbstverständlichkeit. Es ist eigentlich nichts Ungewöhnliches dabei. Bestenfalls animiert Ihr Tun andere zum Mitmachen. Auch der Zyklus »Rund um die Wirbelsäule« (siehe ab Seite 186) lässt sich bestens als mobilisierende Pause im Büro einbauen.

Die Vorteile der Übungen sind:

- Sie sind immer und überall machbar.
- Sie können als aktive Pause in den Alltag eingebaut werden.
- Kleine Bewegungen bewirken einen großen Trainingseffekt.

Weitere Tipps für den Alltag:

- Machen Sie keine großen Schritte, sonst werden die Iliosakralgelenke und die Lendenwirbelsäule übermäßig belastet.
- Halten Sie im Sitzen die Beine parallel und schlagen Sie sie nicht übereinander, um Becken und Rücken zu entlasten.
- Halten Sie die Beine hüftbreit und spreizen Sie sie nicht stark, vor allem nicht in Rückenlage. Ein übermäßiges Abspreizen verdreht über die Hüftgelenke Becken und Lendenwirbelsäule.
- Gehen Sie die Treppe zügig hinauf und hinunter, aber springen Sie nicht, um Stoßbelastungen zu vermeiden.
- Legen Sie sich einen hohen Toilettensitz zu, denn das Becken sollte deutlich höher als die Knie stehen, um den Rücken zu entlasten.
- Spannen Sie beim Husten, Niesen und Pressen den Rücken kräftig an, um die Bandscheiben zu schützen.

SO FÜHREN SIE DAS PROGRAMM ERFOLGREICH DURCH

»Jeden Tag ein bisschen besser« ist ein brauchbares Konzept, denn Heilung braucht Geduld und Zeit. Spüren Sie sich immer wieder in Ihren Rücken ein. Nur Sie erahnen, wo Linderung spürbar wird. Dieses Buch verspricht keine Wunderheilung, sondern liefert Ihnen Anleitungen für kleine, aber spürbare Besserungen.

Weniger, aber ganz exakt ist oft mehr. Schauen und lesen Sie sich die Maßnahmen ganz genau durch und versuchen Sie, sie sich gut einzuprägen. Lieber lassen Sie eine Übung aus, als dass Sie ungenau werden. Aus meiner Erfahrung sind Wiederholung und Nachlesen der einzelnen Schritte sehr hilfreich, um Ungenauigkeiten zu vermeiden.

PLÖTZLICHER MUSKELAUFBAU KANN SCHADEN

Eine gute Freundin erzählte mir nach ihrer Pensionierung: »Jetzt geht's los, ich mache Muckibude!« Bisher war sie tagsüber eher Schreibtischfrau und abends Couch-Potato gewesen. Nun sollte es also alles ganz anders werden. Sie strahlte vor Vergnügen, als sie mir von dem tollen Trainer erzählte, der sie erst einmal »genau« befragt und das Ganze auch dokumentiert hatte. Sie brauche Muskelaufbau, war seine, für mich erwartbare Erkenntnis. Also ging sie einmal in seiner Begleitung die Geräte durch und übte in der folgenden Zeit selbstständig. Natürlich freute sie sich über ihren Muskelkater und dass sie nach dem Training kaum noch kriechen konnte. Sie hatte sich ja schließlich selbst dazu entschieden und dafür bezahlt.

Ich schwieg zu Ihren Schilderungen eisern und dachte: Den Fitnesswahn in seinem Lauf hält weder Ochs noch Esel auf. Den Rest können Sie sich sicher denken … Über 30 Tage persönliche, freundschaftliche Zuwendung, aber vor allem manuelle Therapie, Osteopathie und medizinische Trainingstherapie waren nötig, um die entstandenen Schädigungen wieder halbwegs zu beheben.

Auch scheinbar kleine Maßnahmen bringen große Erfolge. Einen lauwarmen Salzwickel werden Sie vielleicht noch nicht kennen oder ihn als nicht so wichtig einordnen. Versuchen Sie es am besten gleich einmal. Spüren Sie die Wohltat und entscheiden Sie selbst, was für Sie passend ist. Crosstape, Cupping, die Übungen mit der Minifaszienrolle oder einfach die Entlastungslagerung mit dem Keilkissen sind sicher keine Weltsensation gegen »Rücken«, aber sie werden zielführend sein.

Konsequenz und Achtsamkeit führen zum Ziel. Achtsamkeit ist modern geworden und gehört leider schon fast zu den Modewörtern. Dr. Moshé Feldenkrais begründete seine Methode auf dem Konzept des organischen Lernens, das Lernen am eigenen Leib. Die achtsame Selbstbeobachtung einzelner Bewegungsabläufe, wie beispielsweise das Übereinanderschlagen der Beine, helfen, den Bewegungsstereotyp einfach umzuschulen und dadurch mehr Gehirnareale zu erreichen und neue Bewegungsfunktionen zu erlernen. Das braucht Konsequenz im Einüben und fällt Ihnen nicht über Nacht zu.

SYSTEMATISCH VERBESSERUNGEN ERZIELEN

Wie finde ich meinen persönlichen Weg im Umgang mit meinen Beschwerden? Das ist eine ganz entscheidende Frage. Ich biete Ihnen in diesem Buch eine Art Baukasten an. Suchen Sie sich Ihre Werkzeuge heraus. Wichtig ist der tägliche Blick auf Ihr Erfolgsdiagramm (siehe Seite 51). Das zeigt glasklar auf, wie es Ihnen geht, und vor allem, wie Sie sich dabei fühlen. So werden Sie nach und nach immer sicherer in Ihrer Entscheidungsfindung und im Umgang mit sich selbst.

Wie ordne ich meine Schmerzen ein?

Zur Einordnung Ihrer Schmerzen gibt es die fünf W-Fragen, die Sie sich stellen können:

1. **Wo tut es genau weh?** Ist es nur ein Punkt im Gewebe oder genau die Lendenwirbelsäule? Strahlt der Schmerz ins Bein aus?
2. **Wann trat der Schmerz auf?** Lassen sich die Schmerzen auf ein bestimmtes Ereignis zurückführen, zum Beispiel auf eine Verletzung oder einen Sturz? Wie lange liegt dieses Ereignis zurück?
3. **Wie ist der Schmerz?** Hell stechend und gemein? Bohrend, dumpf und aushaltbar?
4. **Was verstärkt den Schmerz?** Was sollte ich jetzt vermeiden?
5. **Was lindert den Schmerz?** Hilft eine Entlastungslagerung, -haltung oder -mobilisation?

Was bedeuten die Schmerzen?

Art und Dauer der auftretenden Schmerzen verraten Ihnen einiges über die Ursachen:

- **Akute Schmerzen** stehen in einem direkten zeitlichen Zusammenhang zum Auftreten. Sie sind in der Regel schrill, hell, stechend und vordergründig. Sie klingen nachts meistens ab.
- **Chronische Schmerzen** haben sich über einen längeren Zeitraum zusammengebraut und zeigen sich hintergründig, dumpf, bohrend und permanent. Sie können auch arthrotisch bedingt nachts schlimmer werden.
- **Faszial bedingte Schmerzen** werden emotional empfunden und mit Begriffen wie »fies«, »gemein« oder »hinterhältig« beschrieben.
- **Muskulär bedingte Schmerzen** werden weniger emotional empfunden und als »drückend«, »bohrend« oder »dumpf« beschrieben.

Die richtige Reihenfolge der Maßnahmen

Starten Sie die Selbstbehandlung, wenn Sie keine oder nur wenig Schmerzen haben. Wiederauftretende Schmerzen können bereits erzielte Behandlungserfolge spontan zunichtemachen. Wenn Sie beispielsweise bei einer bestehenden Gelenkblockierung Dehnübungen machen, verschlimmern Sie die Gelenkblockierung wahrscheinlich und damit die Schmerzen. Darum achten Sie auf die richtige Reihenfolge:

1. Schmerzbefreiung
2. Faszienselbstbehandlung/Wärme oder Kälte
3. Selbstmobilisation/Selbststabilisation
4. Dehnung
5. Kräftigung
6. Koordination/Medizinische Trainingstherapie

ÄNDERUNGEN DES TÄGLICHEN PROGRAMMS SIND AUSDRÜCKLICH ERLAUBT

Mein 30-Tage-Programm ist ein Angebot an Sie. Sie selbst sind dabei Zeremonienmeister, was Art und Umfang Ihrer Übungen und Maßnahmen betrifft. Dabei helfen Ihnen immer der Blick auf Ihr Erfolgsdiagramm und Ihre Selbsteinschätzung. Wichtig ist nicht die Reihenfolge innerhalb der jeweiligen Wochen. Üben Sie aber nicht in der zweiten Woche schon Vorschläge aus Woche 4. Umgekehrt wäre es aber durchaus eine gute Idee, noch einmal entlastende Maßnahmen zu wiederholen.

DIAGRAMME MACHEN IHRE ERFOLGE SICHTBAR

Jeden Tag helfen Ihnen drei Diagramme, Ihre aktuelle Situation einzuschätzen. Bei meinen Patientenbehandlungen habe ich festgestellt, dass sich Genauigkeit in der Beurteilung auszahlt. Spüren Sie sich in Ihren Rücken ein, bevor Sie sich mit einer Zahl bewerten.

Beurteilen Sie zunächst, wie Sie Ihre Schmerzen empfinden: Wenn Sie sehr starke Schmerzen haben, befinden Sie sich auf der Skala beim Wert 1, der für »ganz furchtbar« steht. In solchen Extremzuständen kann es sinnvoll sein, einen Arzt aufzusuchen. Bei Werten zwischen 3 und 6 ist der Schmerz gerade noch aushaltbar. Bei einer Einordnung zwischen 7 und 10 bewegen Sie sich Richtung Wohlwehbereich. Dann ist der Schmerz noch nicht ganz weg, aber Sie können ihn bewältigen.

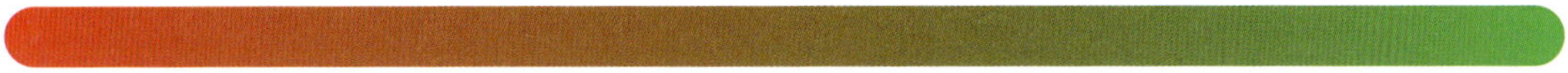

1 2 3 4 5 6 7 8 9 10

Ganz furchtbar **Schmerzempfinden** Fast keins

Ordnen Sie als Nächstes Ihr Bewegungsgefühl ein. Sind Sie »stocksteif«, ist also Ihre Wirbelsäule komplett blockiert, befinden Sie sich auf der Skala bei 1. Wenn sich die Blockierung löst, kommen Sie langsam in den Bereich zwischen 3 und 5. Bei den Werten zwischen 4 und 10 sind die Bewegungen noch limitiert, werden aber zunehmend flüssiger.

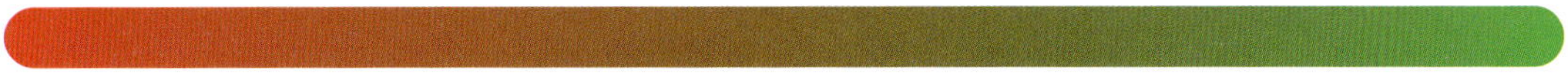

1 2 3 4 5 6 7 8 9 10

Versteift **Bewegungsgefühl** Völlig frei

Überlegen Sie zuletzt, wie Sie die ganze Situation wahrnehmen, ob Sie das Gefühl haben, Ihren Schmerzen hilflos ausgeliefert zu sein, oder glauben, dass Sie sich gut selbst helfen können. Wie beim Schmerzempfinden ist der Wert 1 beim Bauchgefühl Ausdruck einer ernst zu nehmenden Problematik. Wenn Sie glauben, dass Sie es allein nicht schaffen, sollten Sie über ärztliche oder psychotherapeutische Unterstützung nachdenken. Werte zwischen 2 und 5 zeigen, dass die Hoffnung im Spiel ist, Ihre Rückenbeschwerden selbst in den Griff zu bekommen. Ab 6 nimmt Ihr Selbstbewusstsein an Fahrt auf und ab 9 auch die Selbstgewissheit, Ihren Rücken wieder tipptopp hinzubekommen.

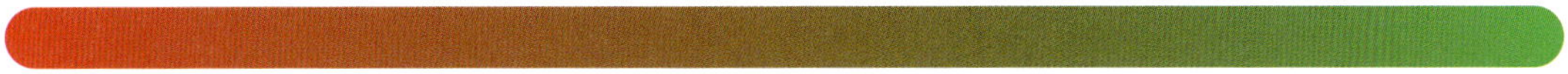

1 2 3 4 5 6 7 8 9 10

Das schaffe ich nie **Bauchgefühl** Ich habe alles im Griff

Um Ihre Entwicklung im Blick zu behalten, können Sie Ihre Tageswerte in Ihr Erfolgsdiagramm eintragen, das Sie so durch die 30 Tage begleitet (siehe Seite 51). Verwenden Sie zur Unterscheidung am besten drei verschiedene Farben.

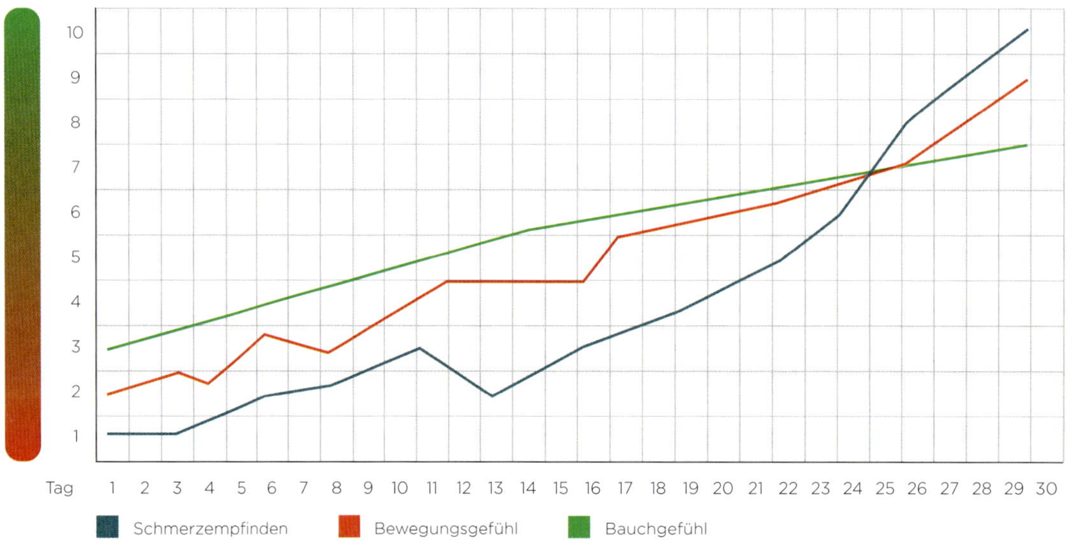

Das Erfolgsdiagramm: *Auf der senkrechten Skala sehen Sie die aufsteigenden Erfolge Ihrer Beschwerdeverbesserung: 1 steht für sehr starke Schmerzen, 10 für völlig auskuriert und beschwerdefrei. Die waagerechte Skala folgt den 30 Tagen des Programms. Hier tragen Sie täglich die drei Parameter Schmerzempfinden, Bewegungsgefühl und Erfolgsgefühl ein. Das fiktive Beispiel zeigt eine positive, lineare Entwicklung des Erfolgsgefühls auf, während in den Bewegungs- und Schmerzdiagrammen die Schwankungen zwar vorherrschen, aber das Endergebnis positiv ist. So ein Diagramm könnte auch für Sie Realität werden.*

Ihre Motivation beeinflusst den Erfolg

Sicher werden Sie nicht sofort in allen drei Parametern gleichermaßen erfolgreich sein. Vergleichen Sie einmal die folgenden Beispiele miteinander. Beide beschreiben den gleichen Zustand, drücken aber eine andere innere Haltung aus:

- Die Schmerzen sind noch schlimm. Die Bewegung wird zwar freier, aber ich schaffe das nicht.
- Die Schmerzen sind noch da. Die Bewegung wird freier – ich bekomme das hin!

Mehr Erfolg werden Sie mit der zweiten Beurteilung haben. Unterschätzen Sie nicht Ihre Motivation. Inhaltlich hat das viel mit Ihrer Resilienz zu tun, der Fähigkeit, schwierige Prozesse ohne anhaltende Beeinträchtigungen zu überstehen.

RÜCKSCHLÄGE SIND MÖGLICH, ABER ÜBERWINDBAR

Die Analyse hilft Ihnen, Ihre Lage einzuschätzen. Stellen Sie sich die fünf W-Fragen (siehe Seite 33) und wiederholen Sie die Tests zur Bewegungsanalyse (siehe ab Seite 42). Nehmen Sie sich ausreichend Zeit dafür. Besprechen Sie mit einem nahestehenden Menschen, wie er Sie sieht. Vielleicht waren Sie zu schnell, zu intensiv oder auch zu nachlässig in Ihrem Fortschreiten? Dann beginnen Sie noch einmal von vorn. Die Frage »Kann ich das wirklich allein?« sollten Sie sich ehrlich stellen. Es gibt unzählige Gründe, einen Arzt oder einen Therapeuten aufzusuchen. Scheuen Sie sich nie, dies zu tun, vor allem, wenn Ihr Bauchgefühl Ihnen sagt, dass sie allein nicht vorankommen. Aber auch das »Zurück auf Los« kann der Königsweg sein. Entscheiden Sie sich frei.

DOS UND DON'TS IN SPORT UND TRAINING

Spitzenbelastungen für Ihren Rücken treten auf, wenn Sie im Stand mit überstreckten, gespreizten Beinen vom Oberkörper her üben. Sie verlassen so die physiologischen Beinachsen und muten Ihrem unteren Rücken überstarke Krafteinwirkungen zu.

Die folgenden Trainingsformen oder Geräte sind für Ungeübte nicht zu empfehlen:

- Fitnessübungen aus oben beschriebener Ausgangsstellung
- Kettlebells (Kugelhanteln)
- Zu schwere Hanteln
- Hula-Hoop mit Powerreifen
- HIIT (High Intensity Interval Training)
- Bikepolo
- Free Weight Training (freies, exzessives Krafttraining)

Gut für den Rücken sind dagegen:

- Aqua-Jogging
- Stand-up-Paddling
- Leichtes Trampolinhüpfen
- Slow-Jogging
- Rückenschwimmen
- Tauchen

DIE BESTEN SCHMERZLINDERNDEN MASSNAHMEN FÜR IHREN RÜCKEN

Folgen Sie mir nun in den Rückenalltag. Hier liegt in der Regel der Schlüssel zur Rückengesundheit. Egal ob beim Sitzen, Stehen oder Gehen, beim Bücken, Zähneputzen oder Tischverschieben, überall lauern Möglichkeiten zum Verschlimmern oder Verbessern Ihrer Beschwerden. Mit dem richtigen Konzept nutzen Sie den Alltag als Trainingsplatz.

PHYSIOTHERAPEUTISCHE AKTIVITÄTEN DES TÄGLICHEN LEBENS

Die PATL (physiotherapeutische Aktivitäten des täglichen Lebens; siehe ab Seite 114) sind ein Lernprogramm, das Sie dazu anleitet, tagsüber mit wiederkehrenden Tätigkeiten physiotherapeutische Grundübungen auszuführen. Die von mir für Sie definierten Vorschläge befreien Ihren Rücken von Schmerzen, stabilisieren ihn und machen ihn zukunftsfit.

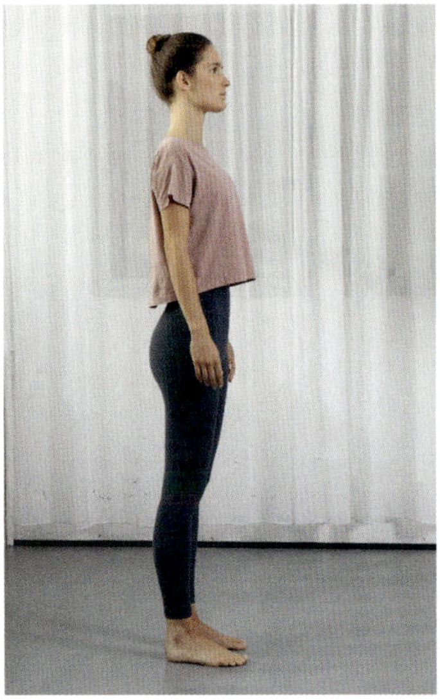

Ergonomie im Stand:
Der aufrechte Stand ist gekennzeichnet durch eine imaginäre senkrechte Linie vom Ohr über die Schulter, Hüfte, Knie bis zum Außenknöchel. Jede Abweichung von dieser Linie sollte vermieden werden.

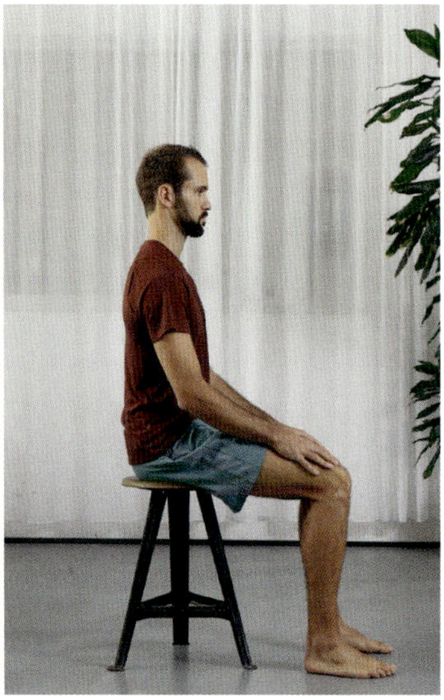

Rückenschonendes Sitzen:
Sitzen gelingt am besten, wenn die Füße fest am Boden stehen. Dann richtet sich das Becken auf, Sie spüren Ihre Sitzbeinhöcker symmetrisch auf der Unterlage. Das Brustbein zeigt nach vorn und oben, Kopf und Blick sind geradeaus gerichtet.

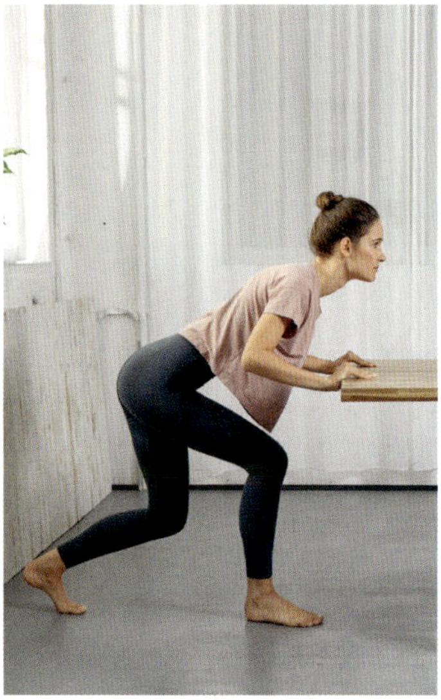

Richtig Schieben:
Zum Wegschieben eines schweren Tischs ist die Schrittstellung geeignet. Verlagern Sie Ihr Körpergewicht auf das vordere Bein und halten Sie Brust und Kopf aufrecht.

ERSTE-HILFE-MASSNAHMEN

Erste-Hilfe-Maßnahmen (siehe ab Seite 124) können Sie entweder spontan und sofort oder immer wieder im 30-Tage-Programm anwenden. Je nach Situation und Befinden suchen Sie sich einfach das Passende heraus.

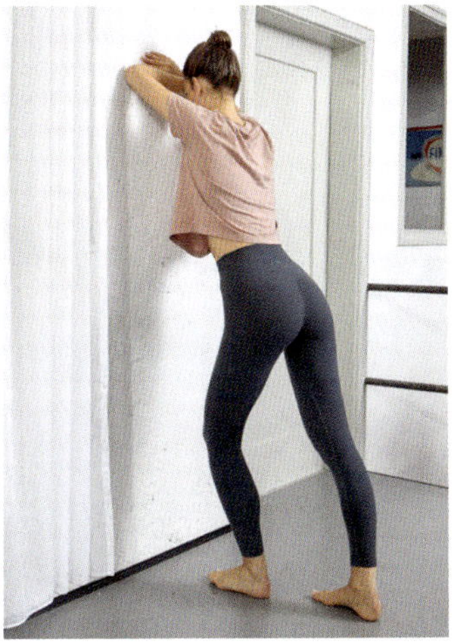

***Entlastungshaltungen:** Um die Wirbelsäule wirksam zu entlasten, gibt es spezifische Ausgangsstellungen. In Entlastungshaltungen erholt sich der Rücken von Überbelastungen, baut Schmerzen ab und ist anschließend belastbarer.*

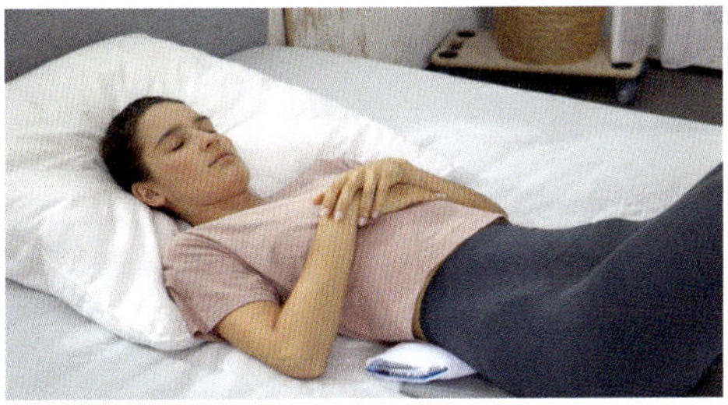

***Eis oder heiß:** Ein Coolpack oder eine Wärmflasche wirken in der Entlastungslagerung schmerzstillend.*

TAPING, ROLLEN UND CUPPING

Diese kleinen Hilfsmittel helfen bei richtiger Anwendung sehr gut gegen Rückenschmerzen. Finden Sie das Richtige für sich heraus (siehe ab Seite 146).

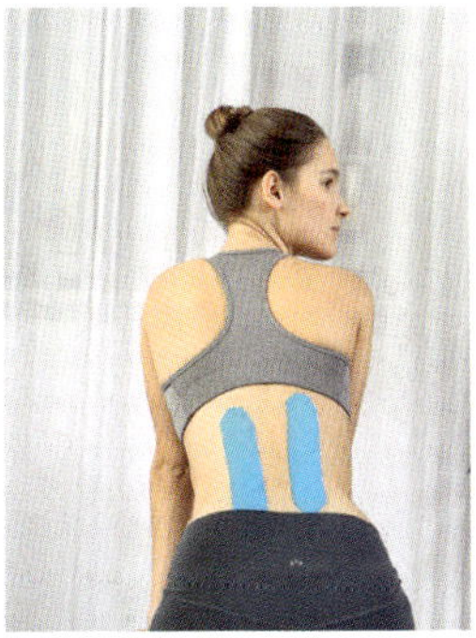

***Ein Kinesiotape** unterstützt die gesunde Rückenbeweglichkeit und hemmt die Fehlbewegung.*

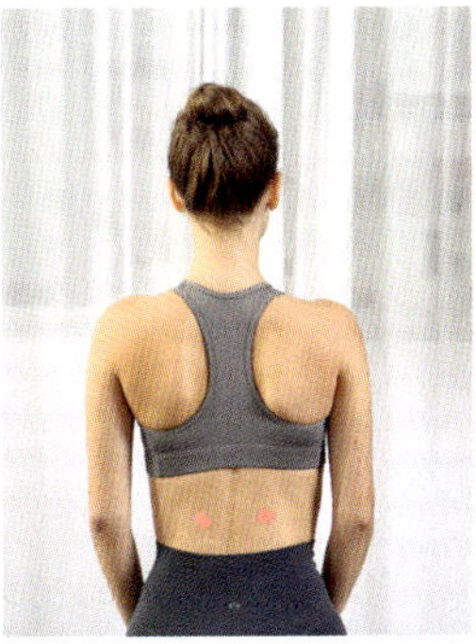

***Das Crosstape** nimmt positiven Einfluss auf Triggerpunkte (schmerzempfindliche Muskelverhärtungen).*

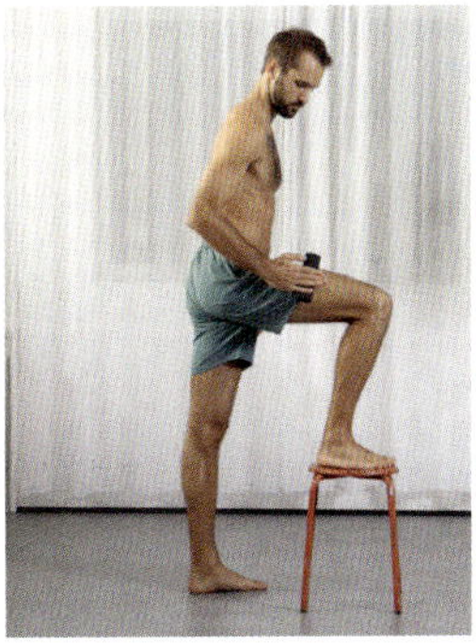

***Die Massage mit einer Faszienrolle** löst die oberflächlichen Faszien des Gesäßes; Verspannungen dort können zu Rückenschmerzen führen.*

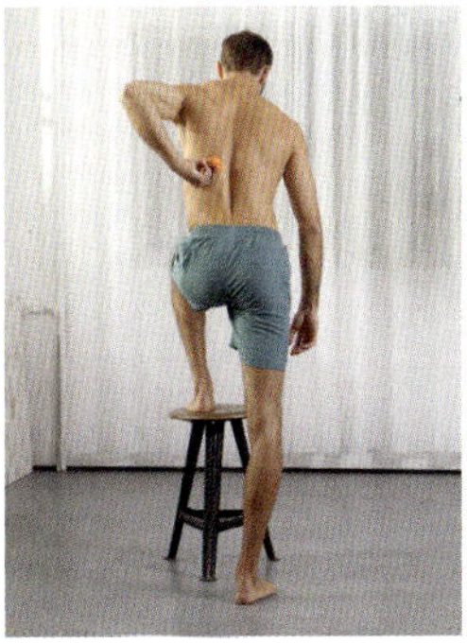

***Mit einem Cup** werden die verklebten Rückenstrecker befreit.*

MOBILISIEREN, DEHNEN UND KRÄFTIGEN

Zur Schmerzbeseitigung ist zunächst die gezielte, mobilisierende Bewegung des Rückens entscheidend. Vor der ersehnten Kräftigung steht die gekonnte Dehnung, um den Rücken nachhaltig zu stärken (siehe ab Seite 153).

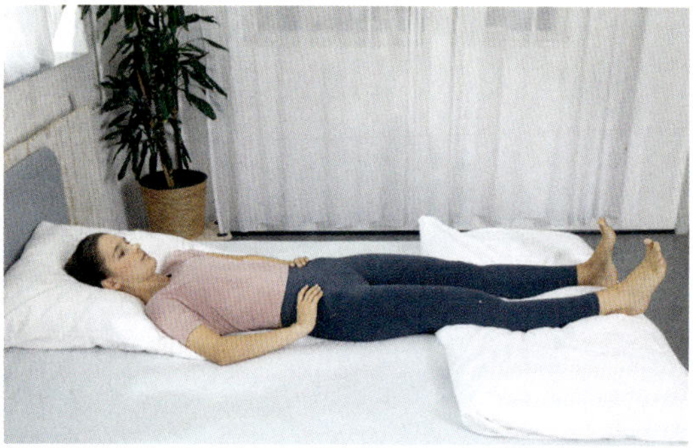

Kleine, sanfte und gezielte ***Wirbelmobilisationen*** *lösen Blockierungen in Wirbel- und Facettengelenken.*

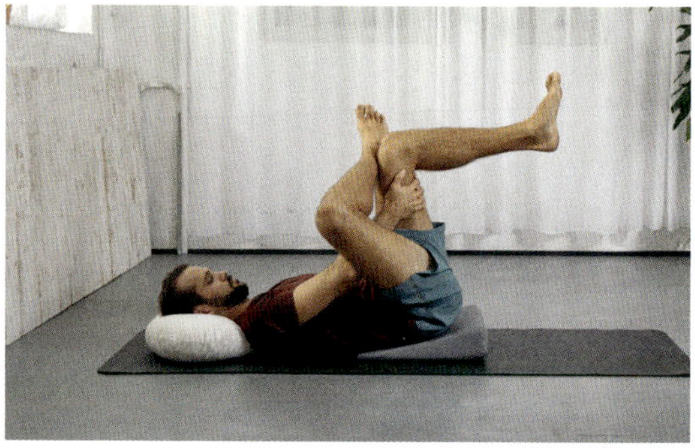

Myofasziale Dehnungen *lösen verkürzte Muskeln und ihre umgebenden Faszien und bringen die Strukturen wieder auf ihre Solllänge.*

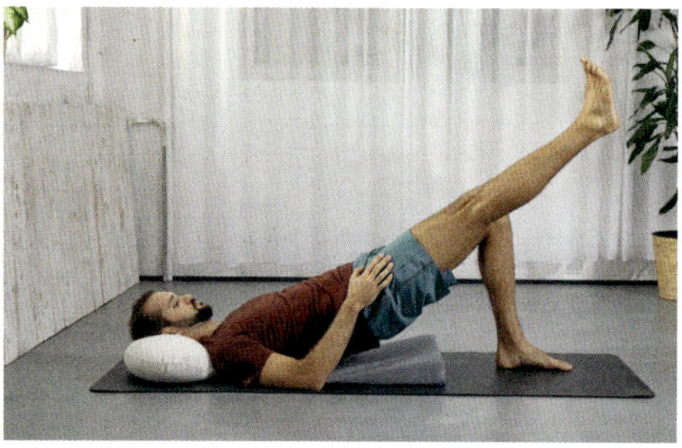

Myofasziale Kräftigung *ist nötig, um abgeschwächte Muskeln wieder in Form zu bringen.*

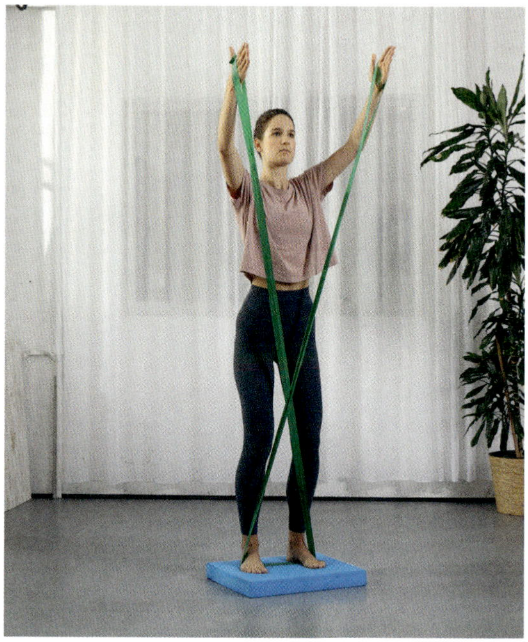

Medizinische Trainingstherapie *und Koordination erhält die muskuläre Balance und trainiert koordinativ.*

BENÖTIGTES EQUIPMENT

Sie brauchen nicht viele Geräte, um Ihren Rücken wieder auf Vordermann zu bringen. Viele der Gegenstände, die bei den Übungen eingesetzt werden (wie Kissen oder Stühle), finden Sie im Haushalt. Darüber hinaus ist es hilfreich, das folgende Equipment zur Hand zu haben (Sie erhalten es im medizinischen Fachhandel oder auf meiner Website www.diqp.de):

- Akupressurmatte und -kissen
- Arnikasalbe
- Coolpack
- Crosstape
- Flexmatte
- Hula-Hoop-Reifen
- Keilkissen
- Kinesiotape
- Leinentuch
- Loopband
- Minifaszienrolle
- Salzlösung
- Trainingsmatte
- Wadendehnkeil
- Wärmflasche
- Zirbenstäbchen
- Zwei große Cups

BEWEGUNGSANALYSE

Die Bewegungsanalyse als Testung Ihrer Beschwerden ist eine wunderbare Möglichkeit, selbst zu ermitteln, was Ihnen fehlen könnte. Nicht immer ist die große, radiologische Untersuchung nötig, um eine Einordnung des Befundes zu erzielen. Ursächlich kann auch eine Verkürzung des Hüftbeugemuskels *(Musculus iliopsoas)* der Auslöser Ihrer Rückenschmerzen sein. Das würde ein MRT nicht aufzeigen.

FERSENFALLPROBE – KOMPRESSIONSTEST

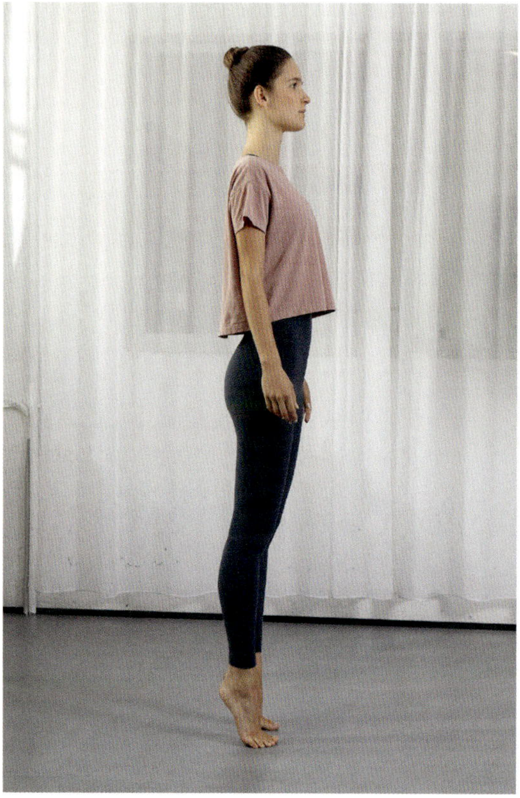

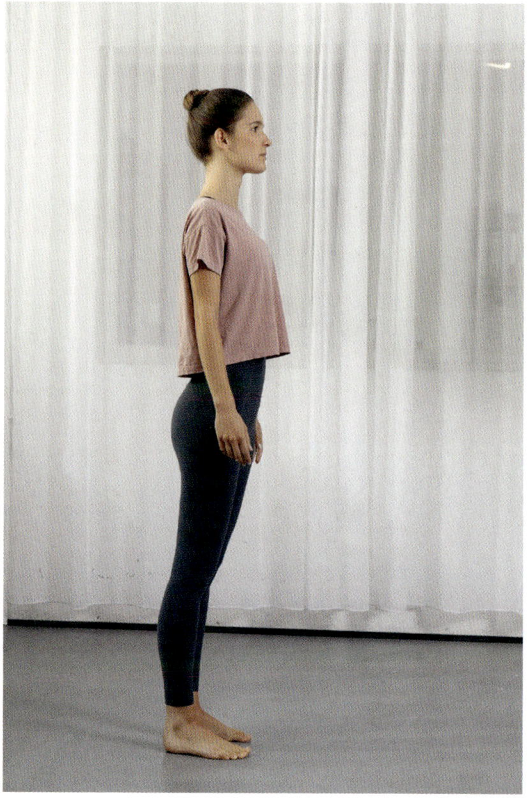

1 Stellen Sie sich aufrecht in den Zehenstand.

2 Lassen Sie sich kräftig auf die Fersen fallen. Spüren Sie nach, ob Schmerzen ins Bein schießen. Dann wäre der Test positiv und eine neurologische Beteiligung zu vermuten.

BEINHEBETEST – ENGPASS-NERVENTEST

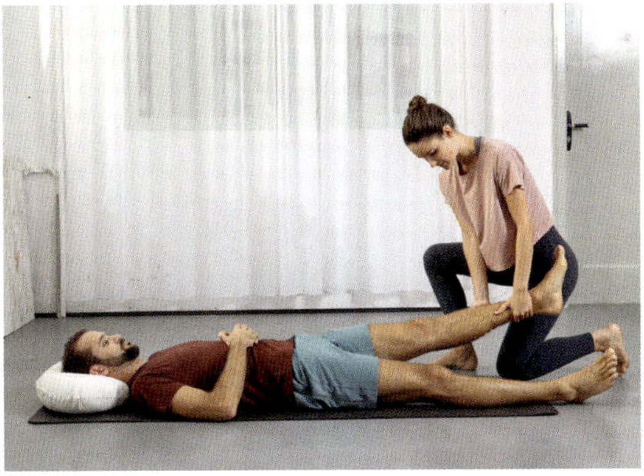

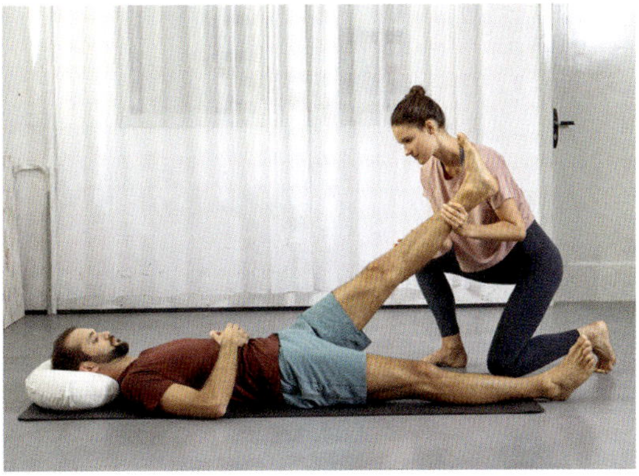

1 Legen Sie sich auf den Rücken. Der Partner umgreift vom Unterschenkel her Ihr Bein.

2 Ihr Bein ist um 45 Grad hochgehoben. Sie blicken fußwärts. Spüren Sie nach, ob Schmerzen ins Bein schießen. Dann wäre der Test positiv und eine neurologische Beteiligung zu vermuten.

KELLNERVORBEUGE – INSTABILITÄTSTEST

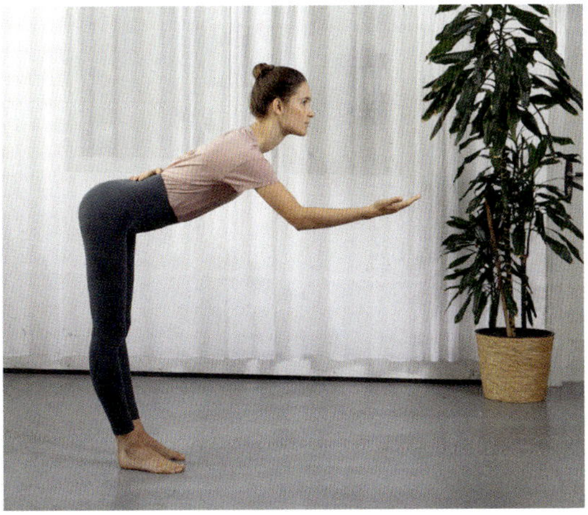

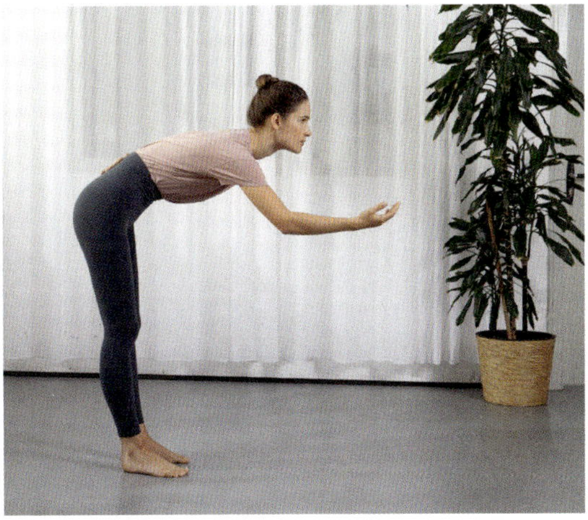

1 Beugen Sie sich im Stand mit gestrecktem Oberkörper über die Hüften vornüber. Richtig ist die Vorbeuge aus der Hüfte heraus mit gestreckter Lendenwirbelsäule.

2 Falsch ist die Vorbeuge mit rundem Rücken. Das ist ein Hinweis auf eine Instabilität im Lendenwirbelsäulenbereich.

SLUMP

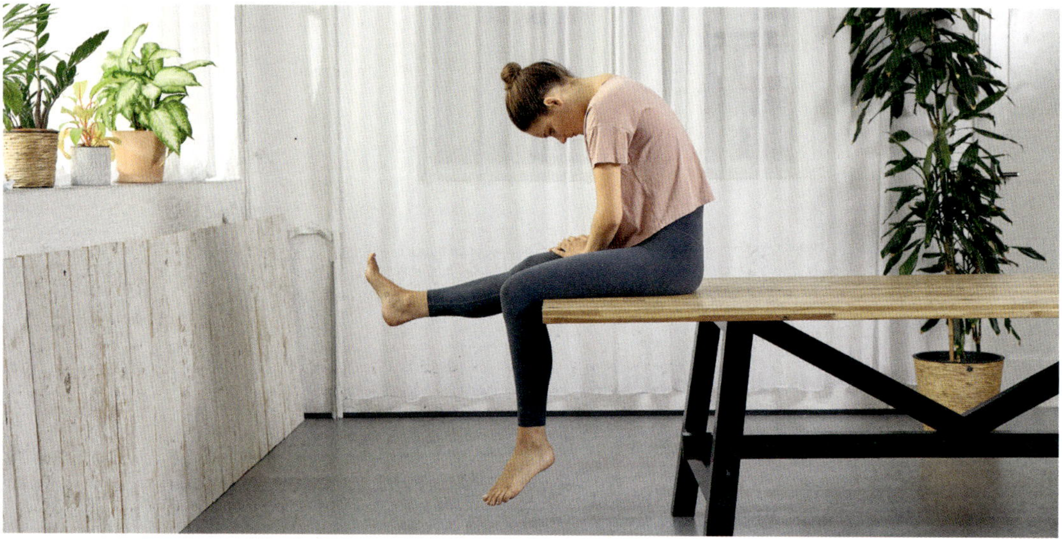

Setzen Sie sich auf einen Tisch, machen Sie den Rücken rund und beugen Sie Ihren Kopf. Strecken Sie ein Bein aus. Wenn ein Schmerz ins Bein einschießt, wäre das ein Hinweis auf eine neurologische Beteiligung.

VIERFÜSSLER – INSTABILITÄTSTEST

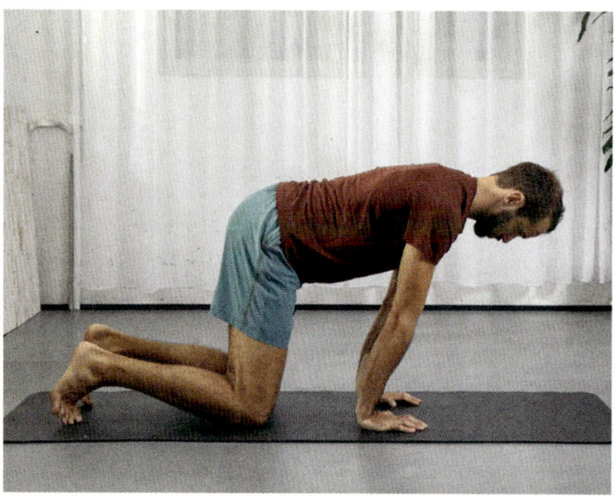

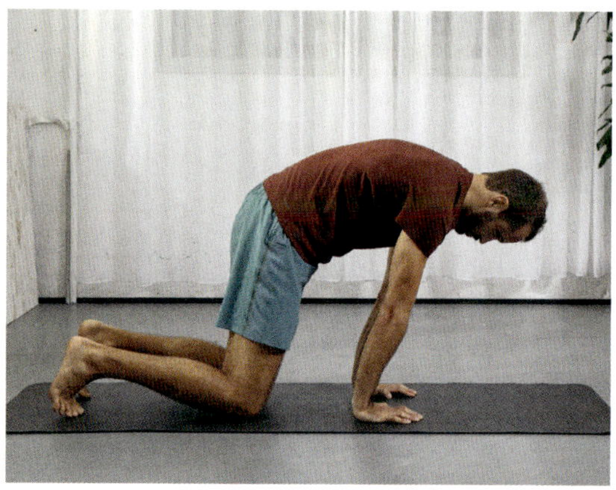

1 Gehen Sie in den Vierfüßlerstand und schieben Sie Ihr Körpergewicht über Ihren Schultergürtel nach vorn. Richtig ist der Vorschub mit gestreckter Lendenwirbelsäule.

2 Falsch ist die Vorbeuge mit Rundrücken. Das ist ein Hinweis auf eine Instabilität in der Lendenwirbelsäule.

KNIEBEUGEN

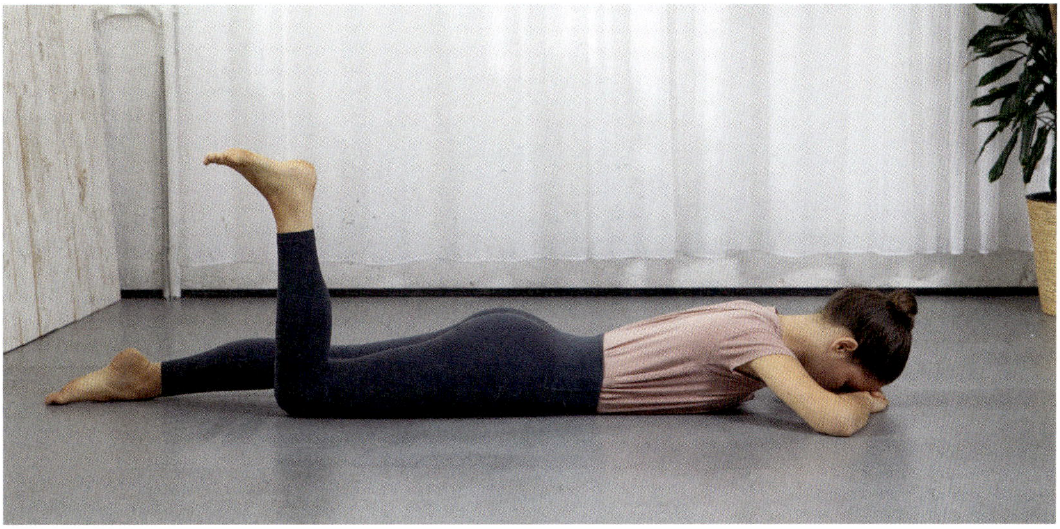

1 Legen Sie sich in die Bauchlage und beugen Sie Ihr Knie auf 90 Grad an. Bei richtiger Ausführung bleibt das Becken auf der Unterlage liegen. Es ist der Längentest des Hüftbeugers und ein Hinweis auf die Stabilität der Lendenwirbelsäule.

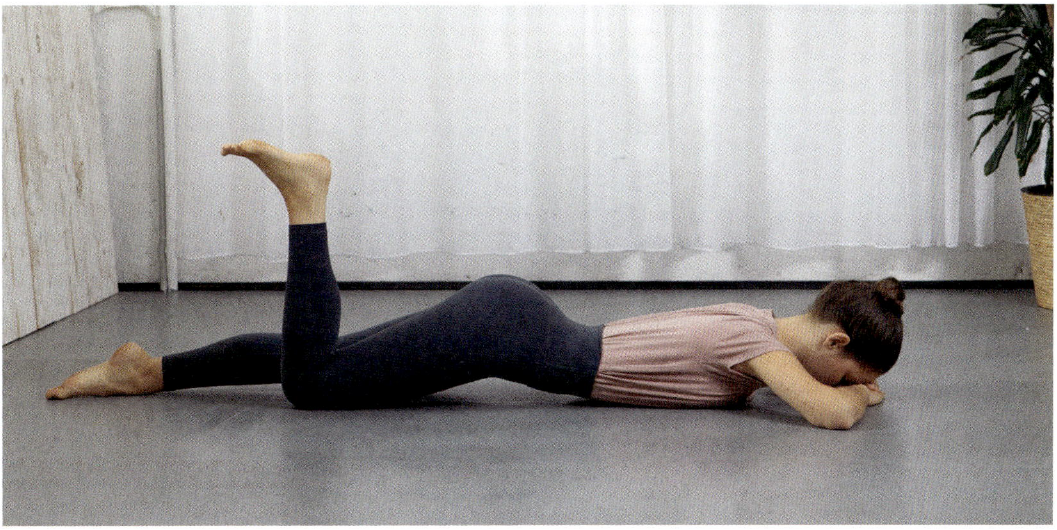

2 Falsch ist die Kniebeuge mit 90 Grad und das hochgezogene Becken. Das Abheben des Beckens von der Unterlage weist auf eine Verkürzung des Hüftbeugemuskels und eine Instabilität der Lendenwirbelsäule hin.

QUICKFINDER

Der Quickfinder zeigt Ihnen die gängigen Beschwerdebilder. Die Angaben zur Lokalisation, Schmerzart und zum -typ sowie zu weiteren Begleiterscheinungen helfen Ihnen, eine Diagnose und die richtigen Maßnahmen zu finden sowie den besten Zeitpunkt festzulegen, um mit dem Programm zu starten.

Lokalisation der Beschwerden: Wo tut es weh?	Art des Schmerzes: Wie und wann tut es weh?	Wirkt sich der Schmerz auf die Bewegung aus?
Unterer Rücken (Lendenwirbelsäule, Sacrum und Iliosakralgelenk)	Dumpfe, schwere und behäbige Schmerzen nach langem Sitzen	Erschwertes Aufstehen
Kreuz (Sacrum und Iliosakralgelenk)	Fühlt sich an wie durchgebrochen; berührungsempfindlich	Erschwertes Aufstehen
Unterer Rücken	Dumpfer, schwerer Schmerz	Bei Ruhe besser als in Bewegung
Gesäß und Oberschenkel	Dumpfer und diffus ins Bein strahlender Schmerz	Schrittlänge ist eingeschränkt
Rücken/Leiste	Einseitige helle Schmerzen vom Rücken in die Leiste	Schrittlänge ist eingeschränkt
Vom Rücken zum vorderen Oberschenkel	Unscharfe, diffuse Schmerzen, die in den Oberschenkel ziehen	Anheben des Oberschenkels und Hüftbewegung eingeschränkt
Vom Rücken ins Bein	Messerscharfer, klar abgegrenzter Schmerz, Taubheit oder motorische Ausfälle in Bein und Fuß	Ausweich- und Vermeidungsbewegungen
Rücken/Becken	Heller, stechender Schmerz mit einem Schweregefühl in Becken und Oberschenkeln	Besser bei Bewegung
Lendenwirbelsäule	Heller und anhaltender ziehender Schmerz	Jede Bewegung löst Schmerzen aus.

Welche Symptome treten sonst noch auf?	Schmerztyp	Diagnose	Beginn
Schmerzen ziehen in Gesäß und Oberschenkelrückseite	Inaktivitätsschmerz, myofaszialer Schmerz	Myofasziales Unterkreuzsyndrom	Spätestens ab Woche 2 (siehe ab Seite 66)
Schrittlänge eingeschränkt	Anlaufschmerz, Blockierungsschmerz	Lendenwirbelsäule-/ Iliosakralgelenksyndrom	Woche 1, Tag 3 (siehe ab Seite 56)
Verkrampfung der Rückenstreckmuskulatur	Myofaszialer Schmerz	Rückenfasziensyndrom	Woche 1, Tag 4 (siehe ab Seite 58)
Strahlt kribbelnd in Oberschenkelrückseite	Pseudoradikulärer Schmerz	Piriformissyndrom	Woche 1, Tag 4 (siehe ab Seite 58)
Schmerzen beim Liegen auf der betroffenen Seite	Gelenkschmerz	Lendenwirbelsäule-/ Iliosakralgelenksyndrom Beinachsenfehlstellung	Woche 1, Tag 4 (siehe ab Seite 58)
Beteiligung der Lenden- und Beckenregion und der vorderen Oberschenkelmuskulatur möglich	Pseudoradikulärer Schmerz, myofaszialer Schmerz	Iliopsoassyndrom	Woche 1, Tag 4 (siehe ab Seite 58)
Verschlechterung bei Husten, Niesen und Pressen	Radikulärer Schmerz	Bandscheibenprotrusion mit Ischialgie	Woche 1, Tag 1 (siehe ab Seite 52)
Gangbild asymmetrisch	Gelenkschmerz, myofaszialer Schmerz	Iliosakralgelenks-blockade	Woche 1, Tag 1 (siehe ab Seite 52)
Schrittlänge verkürzt	Pseudoradikulär/ radikulär	Lumbago (Hexenschuss)	Woche 1, Tag 1 (siehe ab Seite 52)

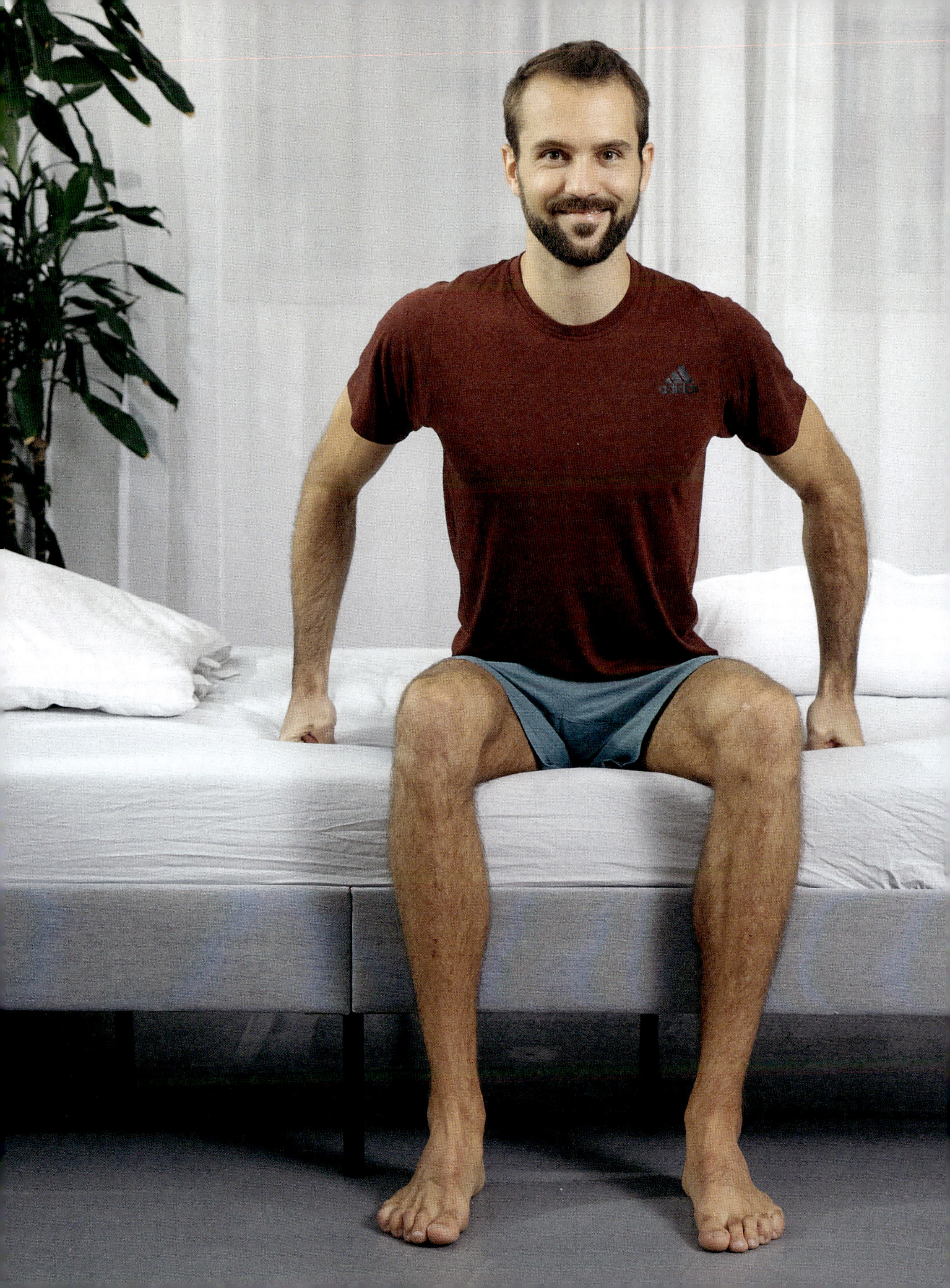

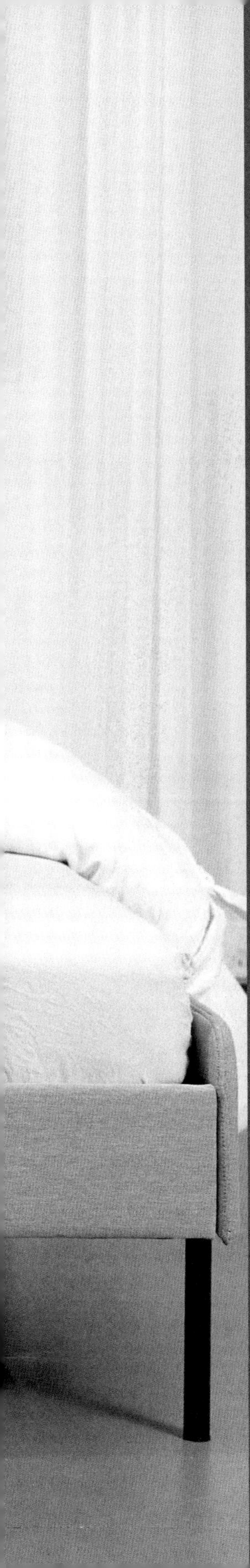

3

SCHMERZFREI IN 30 TAGEN

DAS PROGRAMM

In diesem Kapitel stelle ich Ihnen mein 30-Tage-Programm vor. Ich habe es in vier Wochen unterteilt und jeder Woche ein Leitmotiv gegeben. Nach dieser »Pflicht« kommen noch zwei Tage »Kür«. Dann spätestens, hoffe ich, sind Sie gut am Start und können Ihr gewohntes Leben wieder aufnehmen.

AUFBAU DES PROGRAMMS

Tag für Tag werden Sie auf einer Doppelseite durchs Programm geführt. Auf der linken Seite sehen Sie jeweils tagesaktuell passende Informationen und Erläuterungen. Hier finden Sie Ihre Übungen und Maßnahmen mit dem Seitenverweis auf die genaue Beschreibung und die Diagramme zum Ausfüllen. Auf der rechten Seite sind die jeweiligen Übungen abgebildet. Bevor es losgeht, führen Sie die Bewegungsanalyse durch (siehe ab Seite 42) - testen Sie sich selbst, um Ihre Beschwerden besser einordnen zu können und den richtigen Einstieg ins Programm zu finden. Führen Sie sich auch noch einmal die fünf W-Fragen vor Augen (siehe Seite 33). Ebenso hilft Ihnen ein Blick in den Quickfinder (siehe ab Seite 46).

IHR RÜCKENCHECK

Bevor Sie loslegen, beurteilen Sie Ihr Befinden, um herauszufinden, an welchem Tag des Programms Sie am besten einsteigen sollten. Tragen Sie dafür Ihr aktuelles Schmerz-, Bewegungs- und Bauchgefühl in die folgenden Diagramme ein.

1 2 3 4 5 6 7 8 9 10

Ganz furchtbar **Ihr aktuelles Schmerzempfinden** Fast keins

1 2 3 4 5 6 7 8 9 10

Versteift **Ihr aktuelles Bewegungsgefühl** Völlig frei

1 2 3 4 5 6 7 8 9 10

Das schaffe ich nie **Ihr aktuelles Bauchgefühl** Ich habe alles im Griff

Wenn Ihre Werte auf allen Ebenen zwischen 1 und 3 liegen, beginnen Sie am ersten Tag des Programms und arbeiten Sie es Tag für Tag durch. Befinden Sie sich zwischen 5 und 7 auf der Skala, können Sie bei Woche 2 einsteigen. Schauen Sie sich dennoch auch die Übungen von Woche 1 an.

IHR 30-TAGE-ERFOLGSDIAGRAMM

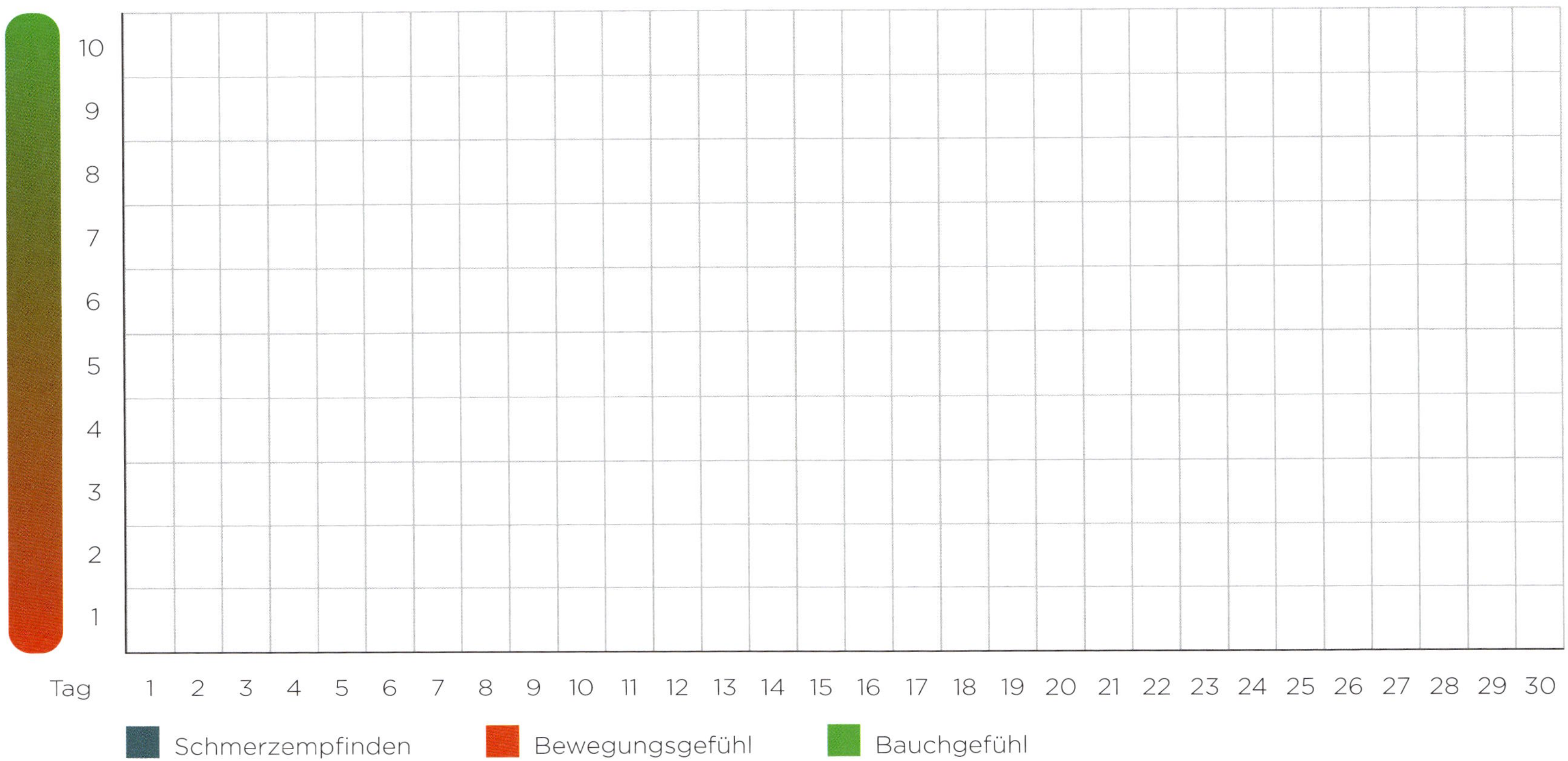

WOCHE 1: DIE VORSICHTWOCHE

Ein guter Start ist wesentlich und gar nicht hoch genug zu bewerten. Hören Sie gut in sich hinein, denn es geht um Sie. Was »Frau Müller« im akuten Zustand vor 25 Jahren geholfen hatte, kann für Sie völlig falsch sein. Beginnen Sie mit Ihren Übungen an einem sicheren Ort: in Ihrem Bett.

TAG 1

Tagesthema: Weniger ist erst einmal mehr!

Sie »haben Rücken«, und wie? Dann ist zunächst einmal große Vorsicht und Schonung das Gebot des ersten Tages und der kommenden Woche. Heute zeige ich Ihnen Maßnahmen für die notwendige Schmerzvermeidung und Schmerzverbesserung. Gönnen Sie sich im Laufe des Tages immer wieder einmal eine Schmerzpressur und reiben Sie Ihren schmerzgeplagten Rücken mit Arnikasalbe ein.

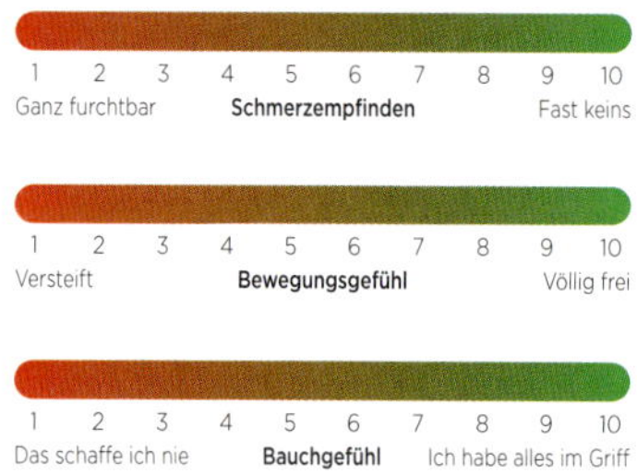

Tagesprogramm

	Übung	Wiederholung/Dauer	Seite
1	Richtig ins Bett gehen	2-mal	131
2	Umdrehen im Bett	2-5-mal	132
3	Entlastungslagerung mit Keilkissen	2-mal für 15 Minuten	140
4	Hochatmung	5-8-mal	153
5	Halswirbelsäule strecken	3-mal	154
6	Im Bett aufrichten	2-mal	135
7	Aufstützen auf der Bettkante	2-mal	136
8	In Schrittstellung aufstehen	2-mal	137
9	Schmerzpressur	3-mal/über den Tag verteilt	124
10	Frontale Entlastungshaltung	5 Minuten	143

LIEGEN HILFT HEILEN

Legen Sie sich heute sooft Sie es können in Ihr Bett oder auf ein gerades Sofa. Ein kurzes Langliegen von etwa 15 Minuten entlastet und erfrischt den Rücken optimal durch die Gewichtsabnahme auf der Wirbelsäule, aber auch im myofaszialen Gewebe (siehe die Abbildung zu den Körperhaltungen auf Seite 17).

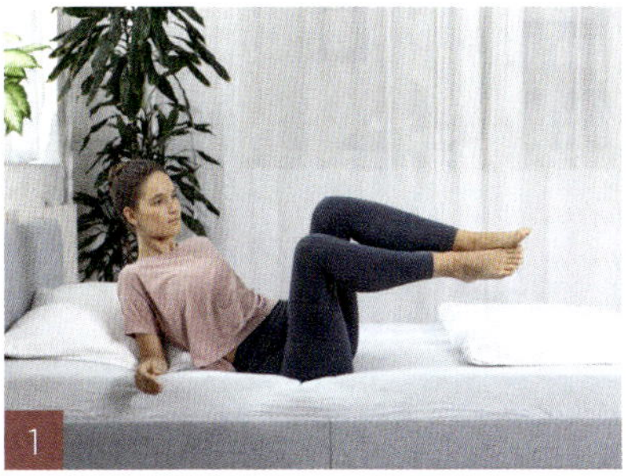
1

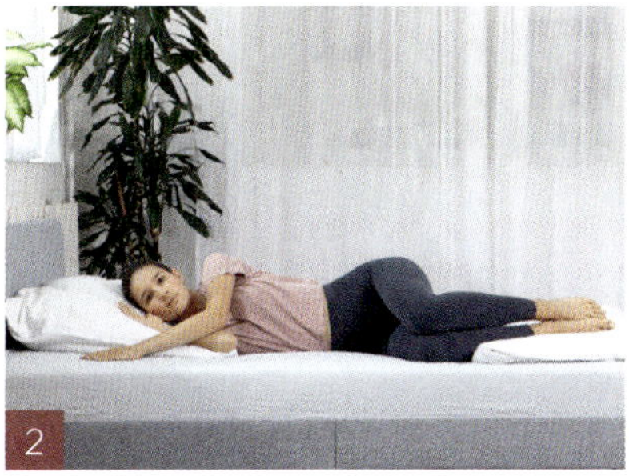
2

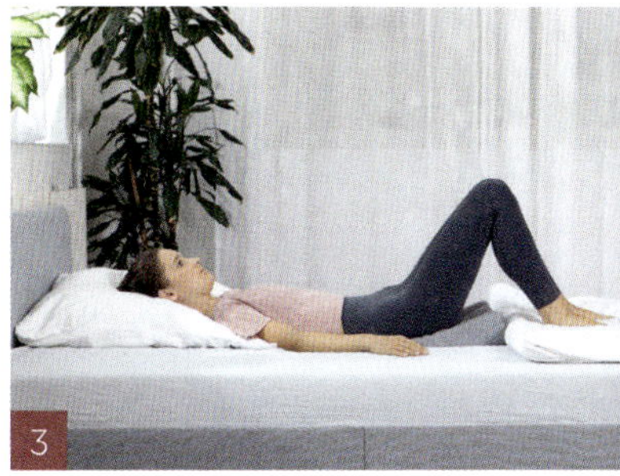
3

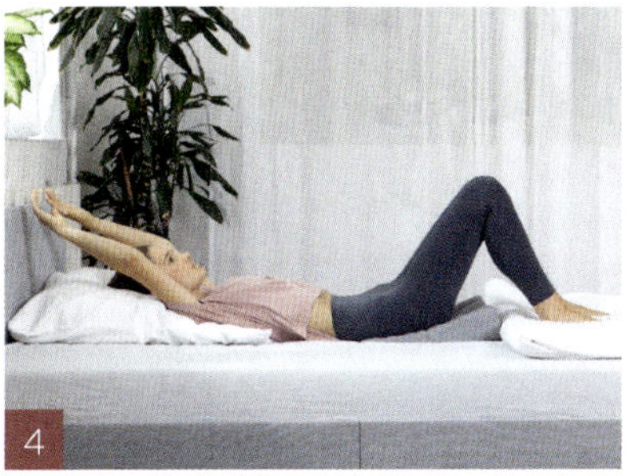
4

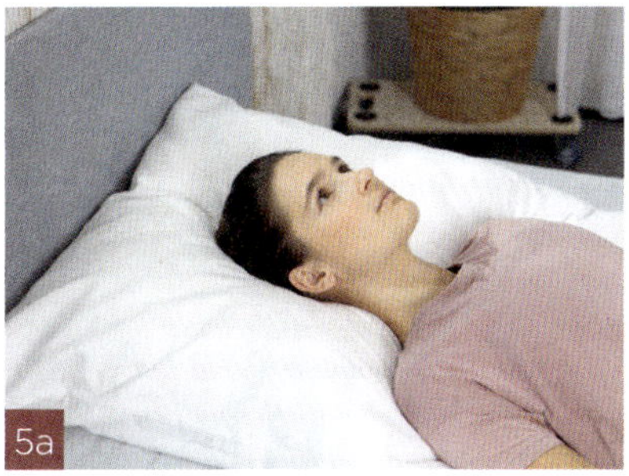
5a

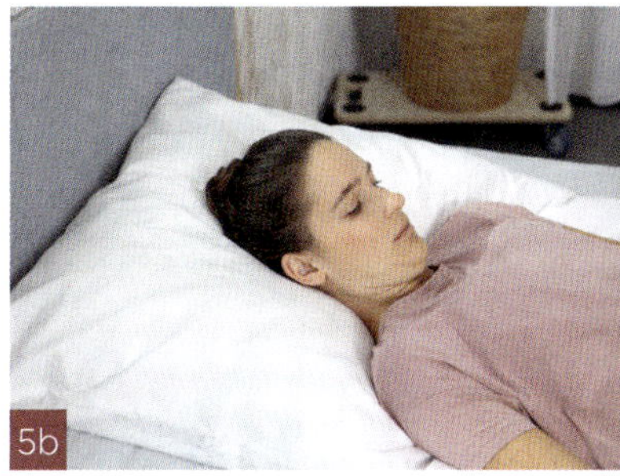
5b

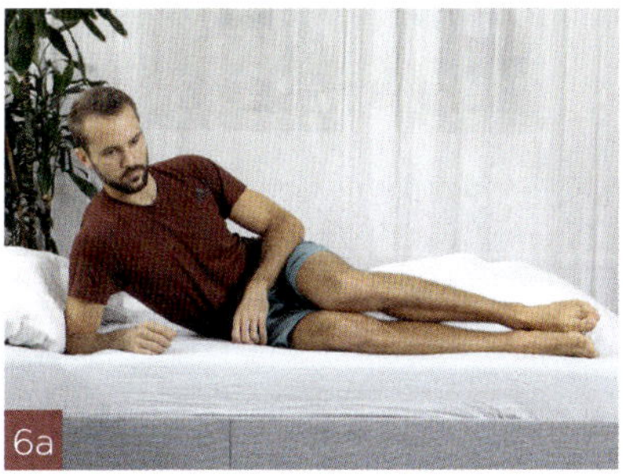
6a

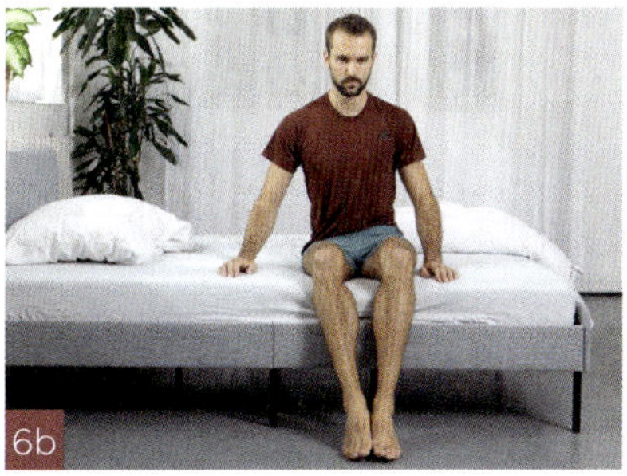
6b

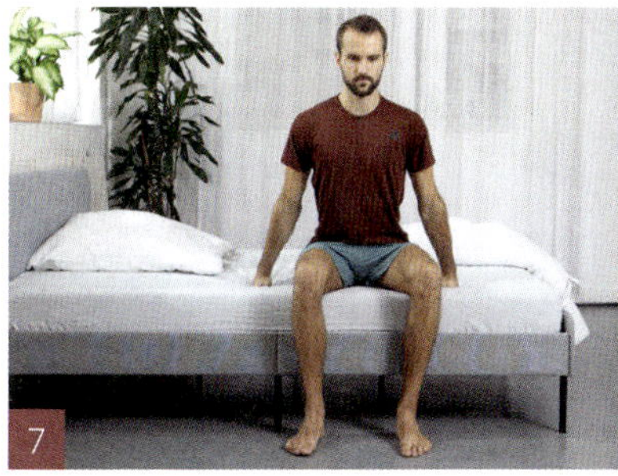
7

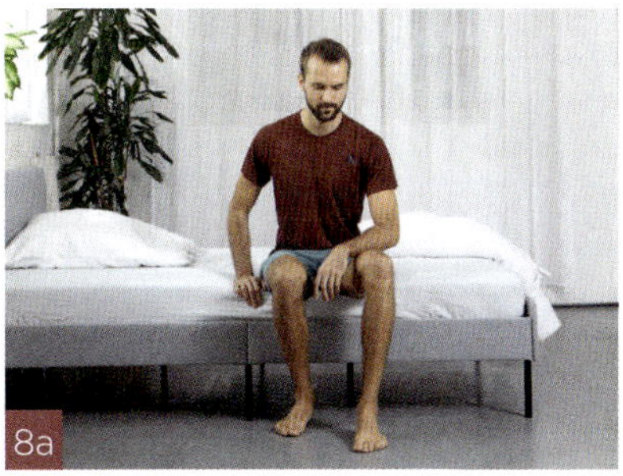
8a

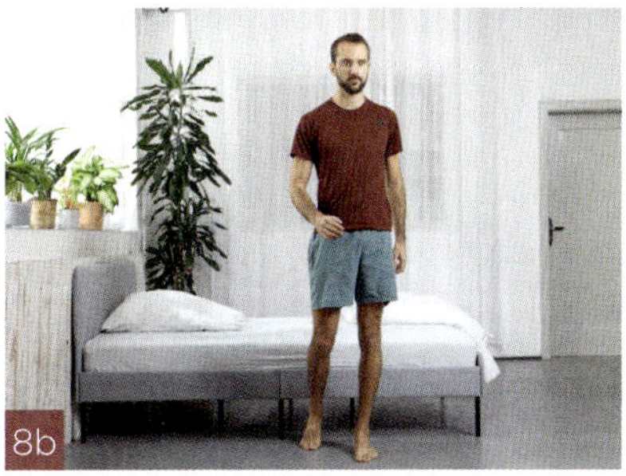
8b

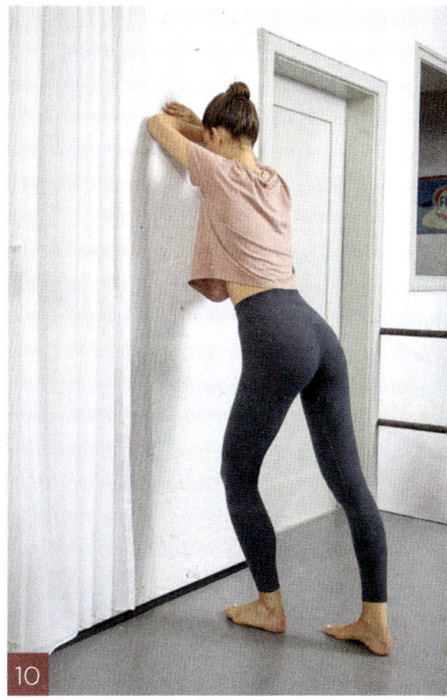
10

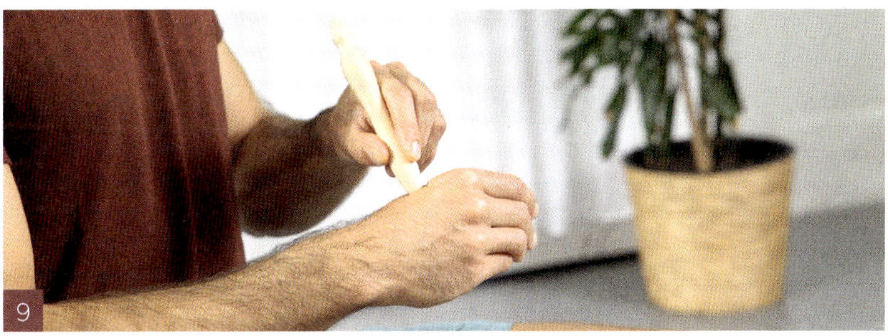
9

TAG 2

Tagesthema: Nur Mut!

Das Bett ist kein Hindernis mehr beim Rein- und Rauskommen? Wunderbar, üben Sie es täglich ein, um es zu Ihrer rückenschonenden Gewohnheit zu machen. Haben Sie eher ein Wärmebedürfnis für Ihren Rücken, dann nehmen Sie die Wärmflasche. Nicht zu unterschätzen ist auch die heilsame Wirkung eines Coolpacks. Kälte ist angezeigt, wenn starke Reizungen mit Tendenz zur Entzündung vorhanden sind. Folgen Sie Ihrem Empfinden und schauen Sie morgen im Erfolgsdiagramm nach positiven Veränderungen.

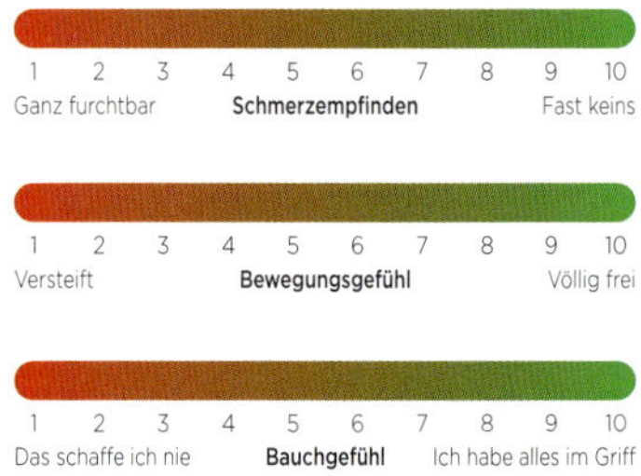

Tagesprogramm

	Übung	Wiederholung/Dauer	Seite
1	Richtig ins Bett gehen	3-mal	131
2	Umdrehen im Bett	5-mal hin und zurück	132
3	Wärmflasche/Coolpack	15 Minuten	129
4	Hochatmung	10-mal	153
5	Kopf abheben	5-mal	155
6	Im Bett aufrichten	5-mal	135
7	In Schrittstellung aufstehen	2-mal	137
8	Schmerzpressur	2-mal	124
9	Einreibung mit Arnikasalbe	3-mal	127
10	Rückseitige Entlastungshaltung	3-mal/über den Tag verteilt	143

DAS BETT ALS ÜBUNGSPLATZ

Der richtige Weg ins Bett und wieder heraus schützt Sie vor plötzlichen Schmerzattacken. Üben Sie es immer wieder ein, um Ihre herkömmliche Technik zu verbessern. Das Bett ist vor allem in der ersten Woche der ideale Rückzugsort. Hier beginnen Sie langsam und auf gesichertem Weg mit Ihren Übungen und Ihrem Maßnahmenprogramm.

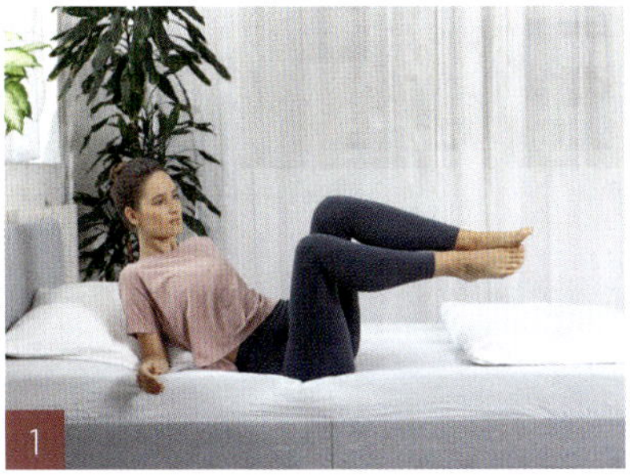
1

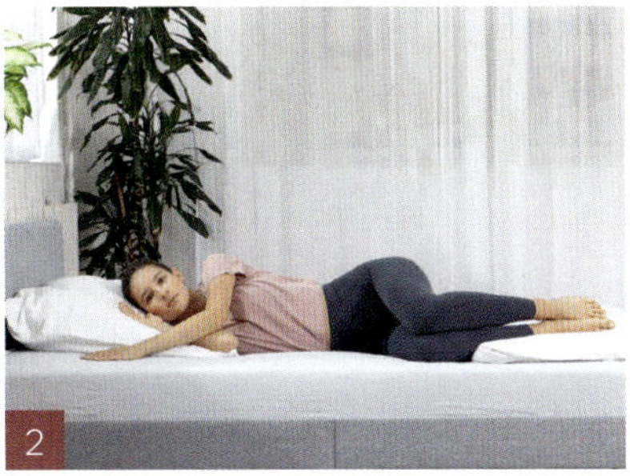
2

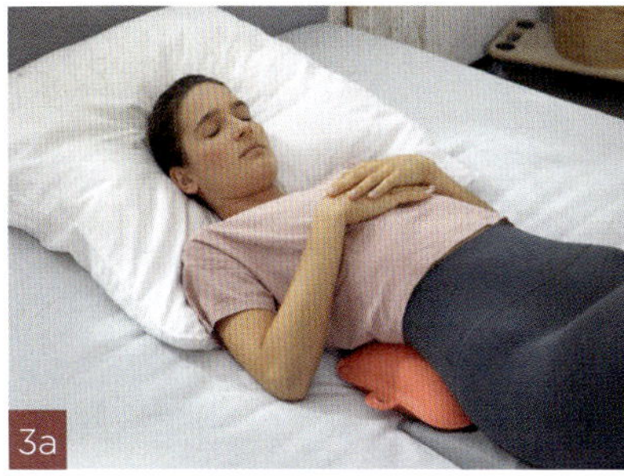
3a

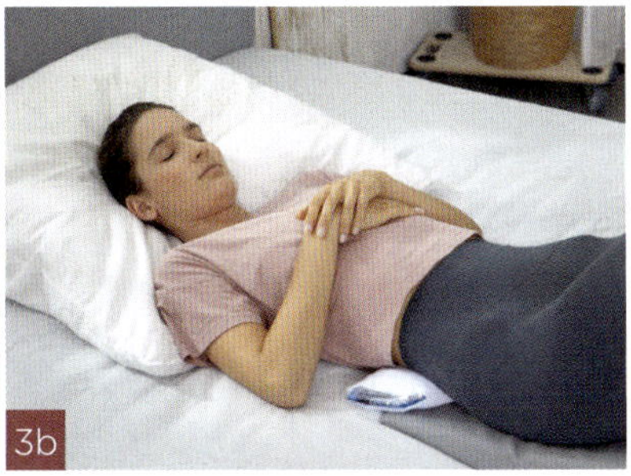
3b

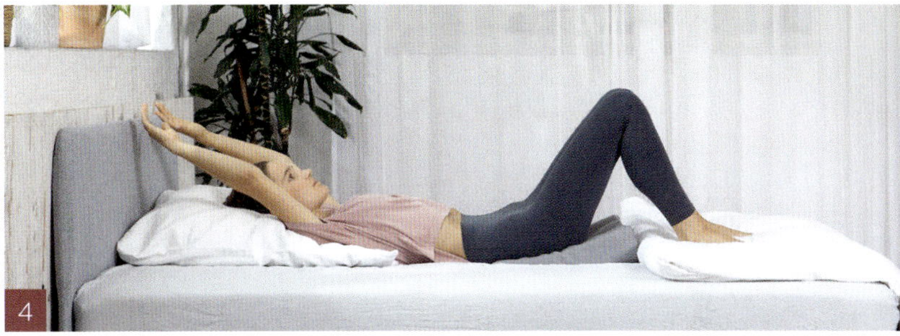
4

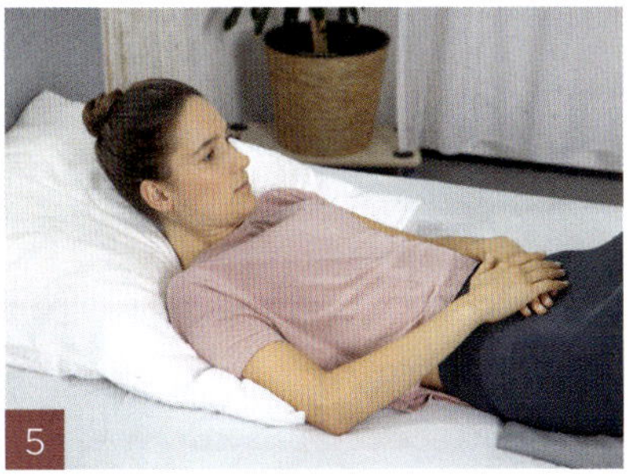
5

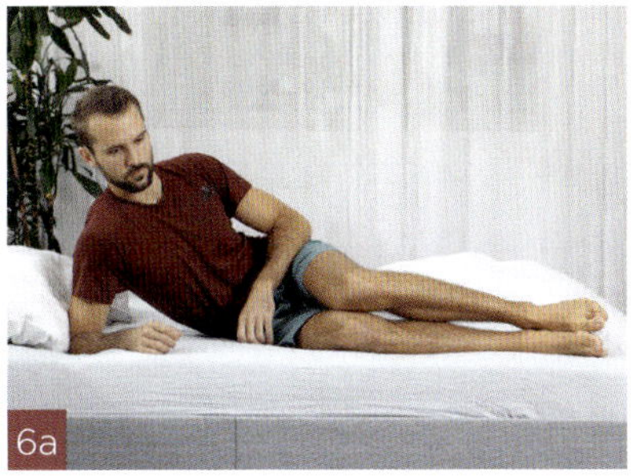
6a

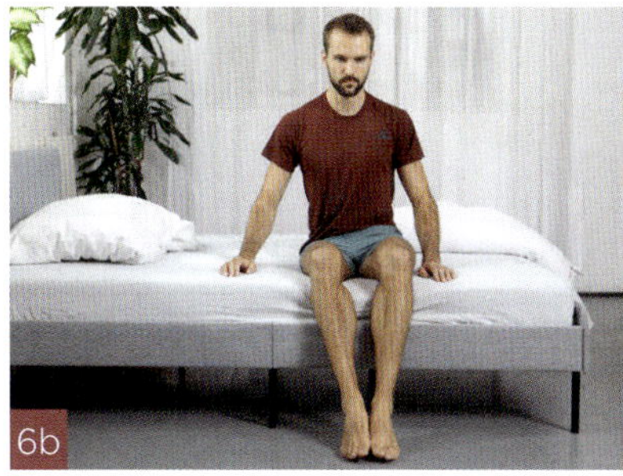
6b

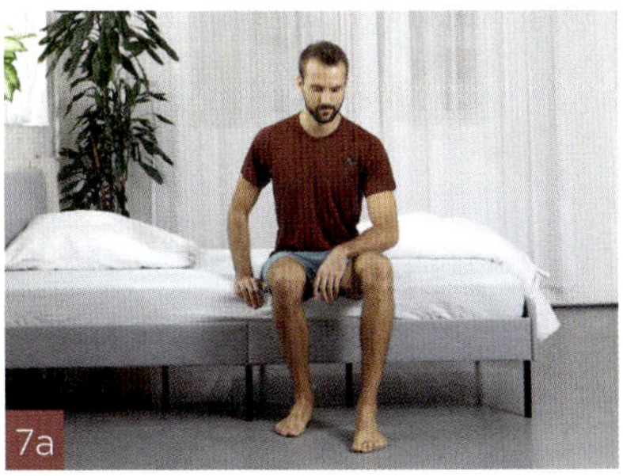
7a

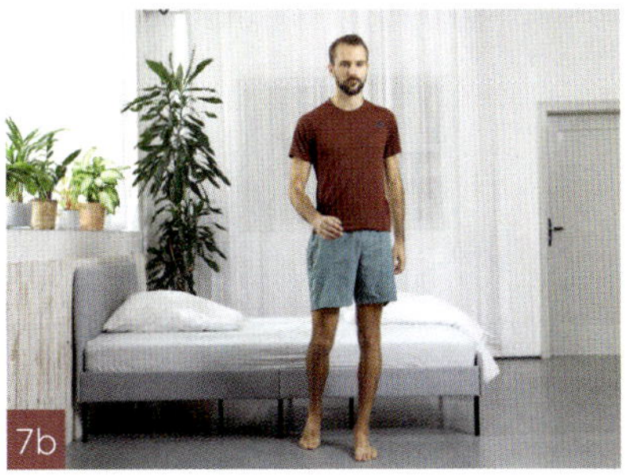
7b

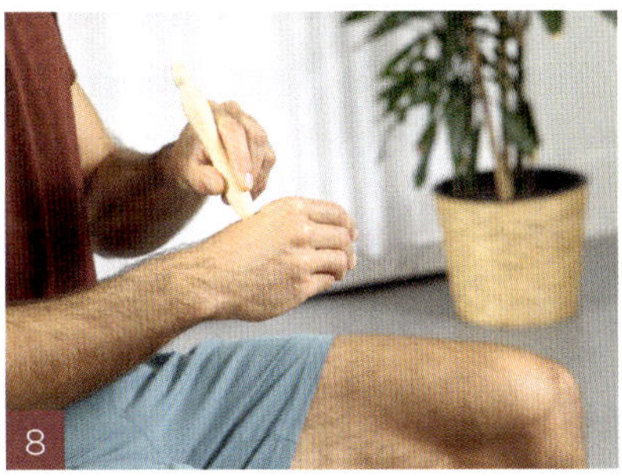
8

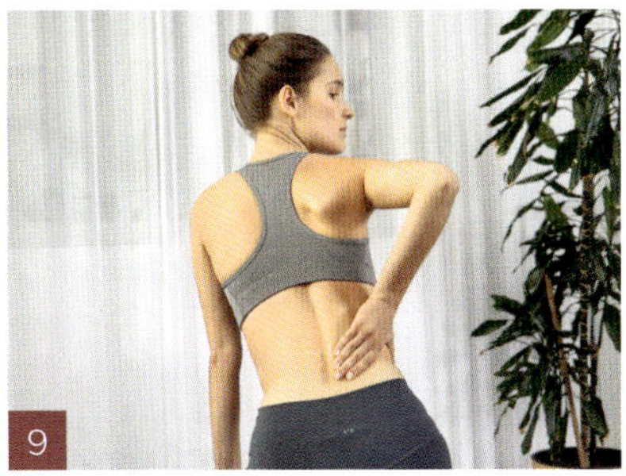
9

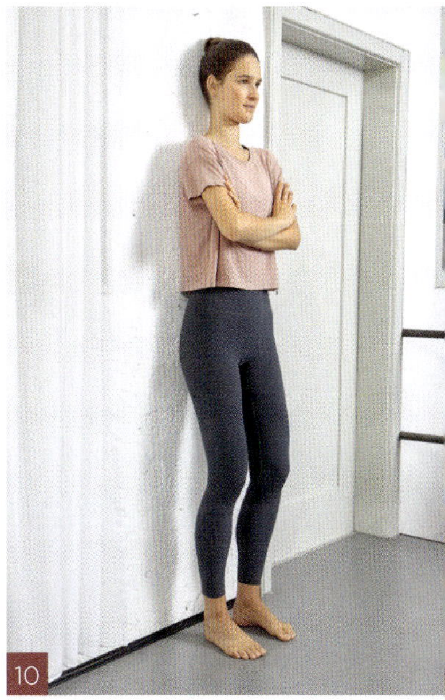
10

TAG 3

Tagesthema: Drücken hilft!

Die Akupressur ist eine Selbstbehandlungsmöglichkeit aus der Traditionellen Chinesischen Medizin (TCM). Durch gezielten, stumpfen Druck auf genau definierte Punkte können Sie Ihre eigenen Hände wirksam gegen Ihre Rückenschmerzen einsetzen.

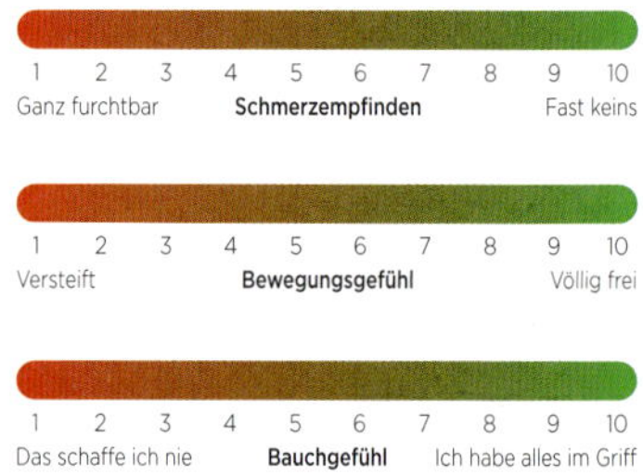

Tagesprogramm

	Übung	Wiederholung/Dauer	Seite
1	Schmerzpressur	5-mal	124
2	Muskelpressur	5-mal	125
3	Sehnen- und Bänderpressur	5-mal	126
4	Entlastungslagerung mit Keilkissen	2-mal für 15 Minuten	140
5	Becken mobilisieren	10-mal	156
6	Anhocken	2-mal	158
7	Luftboxen	10-mal	164
8	Im Bett aufrichten	2-mal	135
9	Hip-drop	5-mal	173
10	Schuhe binden	2-mal	114

NICHT NUR FÜR IHREN RÜCKEN

Zwölf Hauptmeridiane, die nach Organen benannt und mit ihnen in Verbindung stehen, durchlaufen parallel den Körper. Wichtig ist, die richtigen Zustimmungspunkte zu kennen (siehe Abbildung auf Seite 125). Der Schmerzpressurpunkt Dickdarm 4 steht im Zusammenhang mit vielen Beschwerden wie Rücken-, aber auch Kopfschmerzen, Verkrampfungen, Verstopfungen oder Nasennebenhöhlenaffektionen. Mit der Muskelpressur des Magen 36 regen Sie die Energie im Faszien- und Muskelsystem an. Der Punkt Gallenblase 34 aktiviert Sehnen und Bänder und wirkt auch gegen Muskelatrophie.

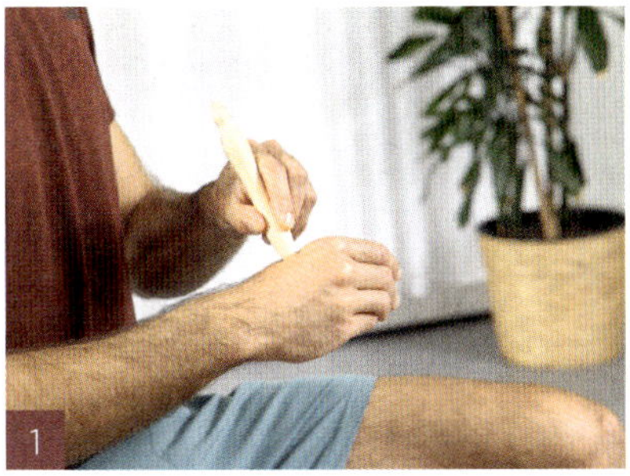
1

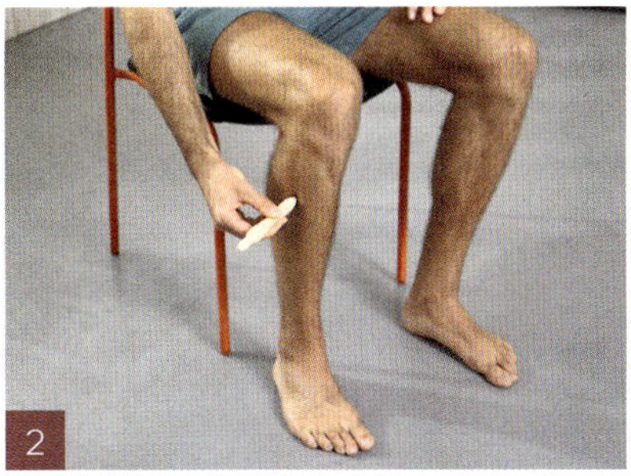
2

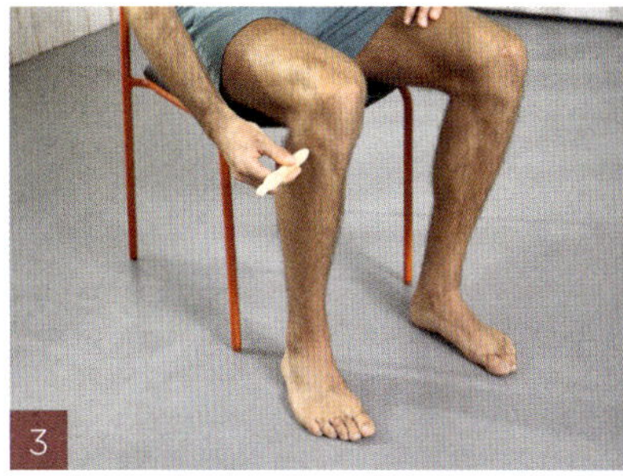
3

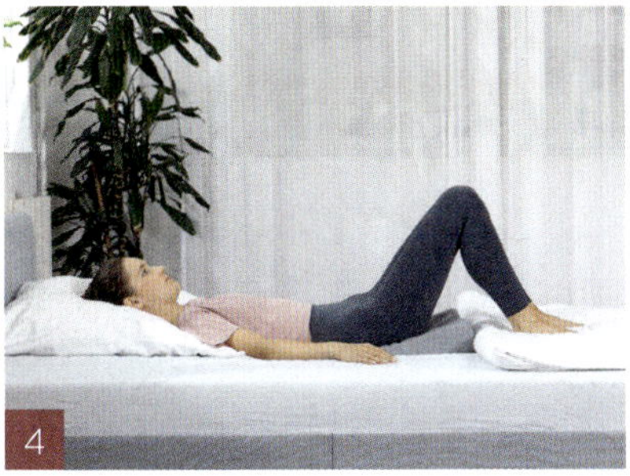
4

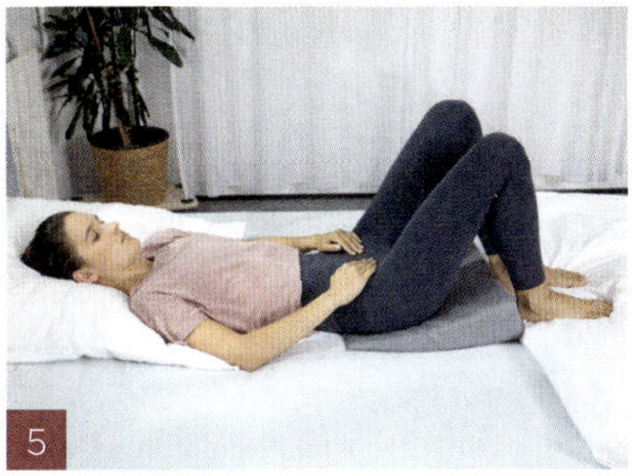
5

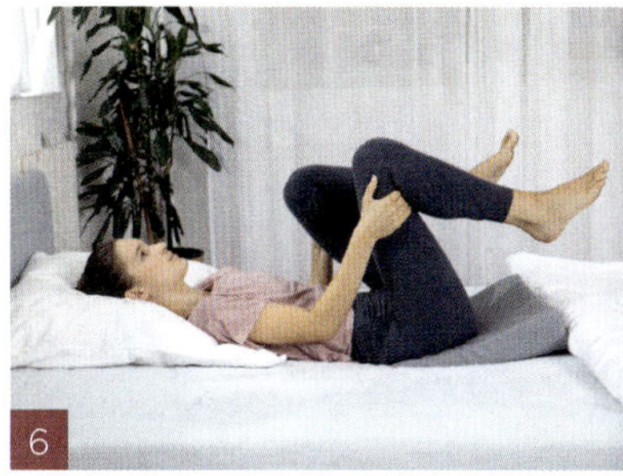
6

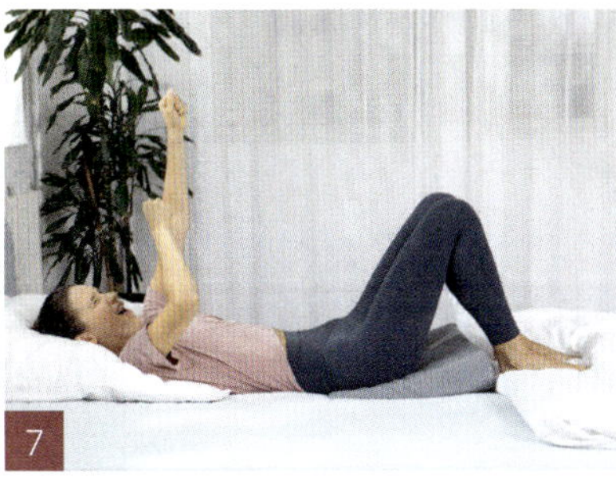
7

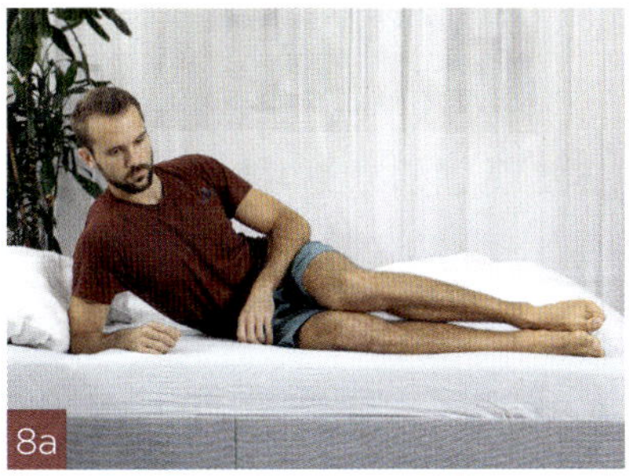
8a

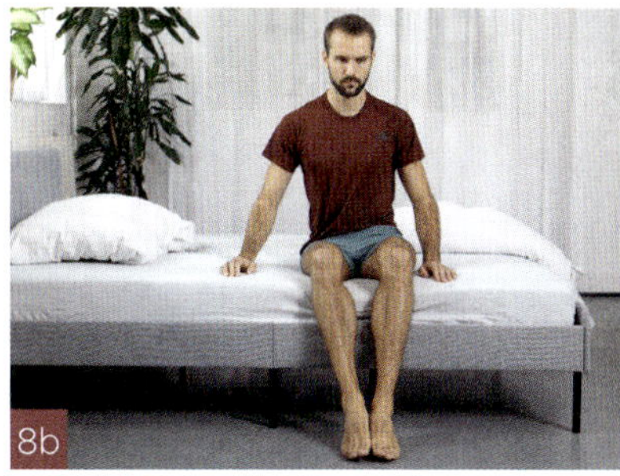
8b

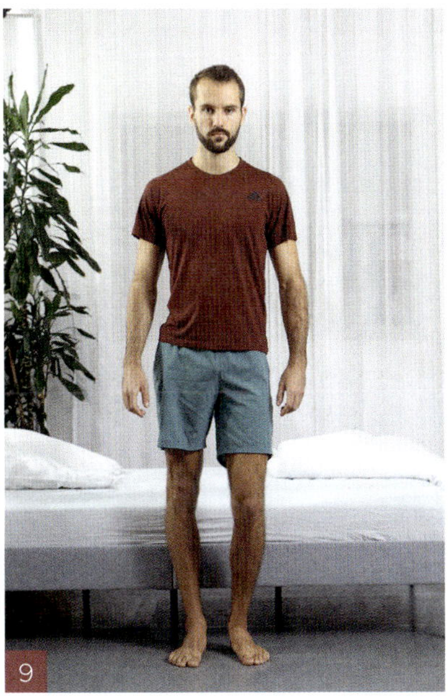
9

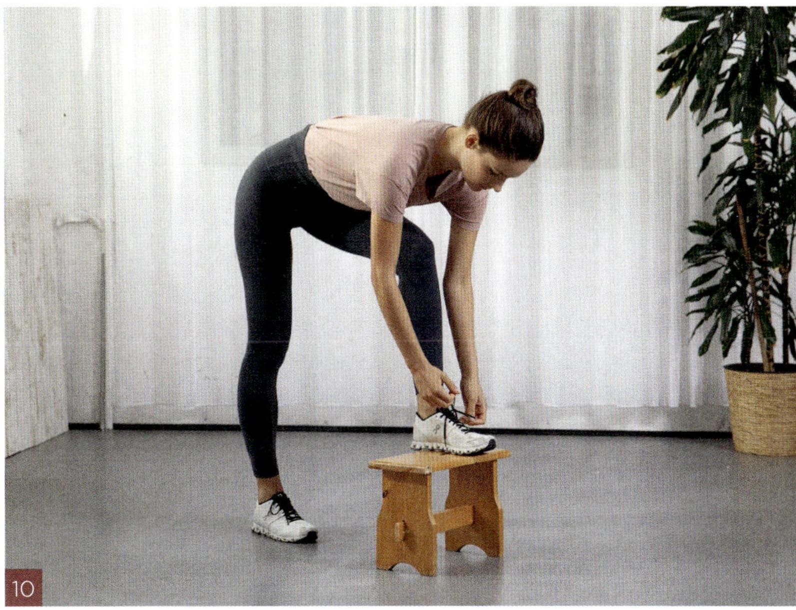
10

TAG 4

Tagesthema: Mein Bett als Übungsplatz

Wie gut eignet sich doch das Bett für Maßnahmen gegen die Rückenschmerzen! Es ist weich, trocken, warm und Sie müssen nicht auf dem Boden üben. Das Drehen in die Seitenlage will geübt sein. Die entspannende Entlastungslagerung und die sanfte Rückenmobilisation wirken schmerzlindernd. Der Rücken ist entlastet und dennoch beweglich.

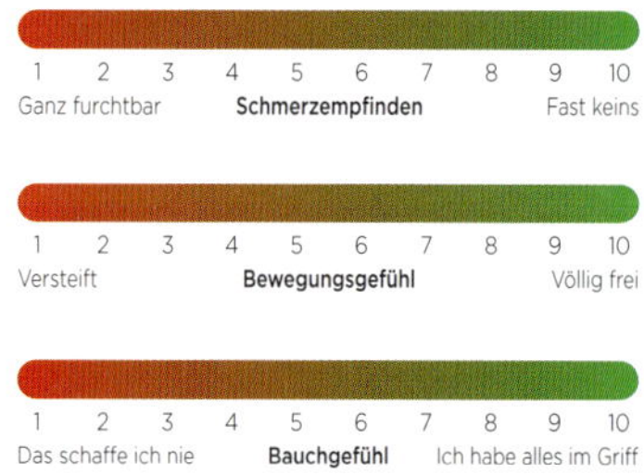

Tagesprogramm

	Übung	Wiederholung/Dauer	Seite
1	Umdrehen im Bett	5-mal	132
2	Entlastungslagerung in Seitenlage	5-mal	141
3	Entlastungsmobilisation in Seitenlage	5-mal	142
4	Anhocken	5-mal	158
5	Hackebeilchen	3-mal für 15 Minuten	163
6	Becken mobilisieren	3-mal	156
7	Lendenwirbelsäule mobilisieren	2-mal	157
8	Aufstützen auf der Bettkante	2-mal	136
9	Kinesiotaping auf Lendenwirbelsäule	3-mal	147
10	In Schrittstellung aufstehen	2-mal	137

RAUS AUS DEN FEDERN

Wenn Sie gut und vor allem schmerzfrei in Ihr Bett gekommen sind, beginnen Sie vorsichtig mit den Übungen. Spüren Sie selbst, was Ihnen heute guttut. Stellen Sie bitte bei auftretenden Schmerzen vielleicht noch einige Übungen zurück. Falls es Ihnen schon besser geht, schauen Sie ruhig etwas weiter in der Tageseinteilung darauf, was Ihnen behagt.

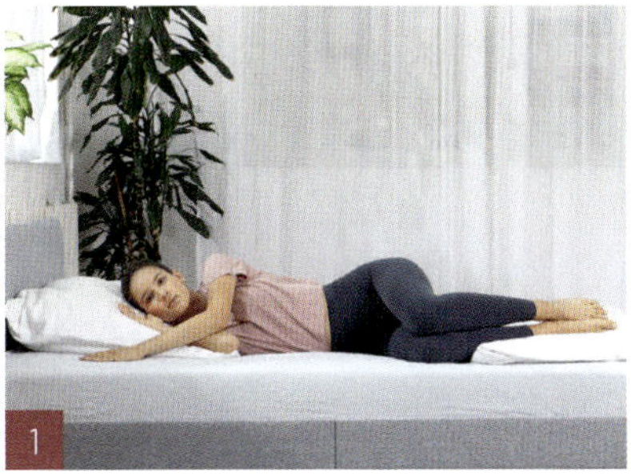
1

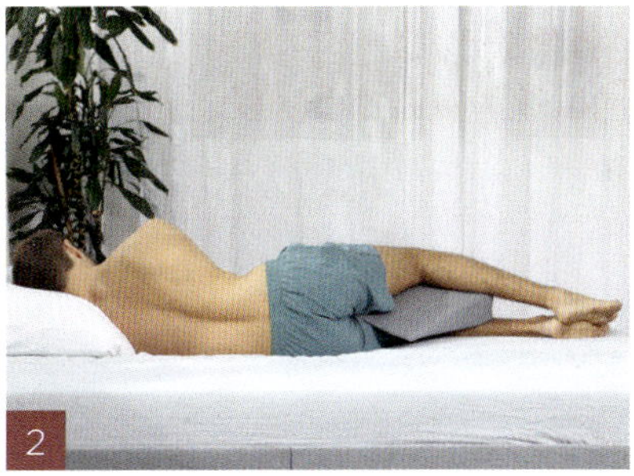
2

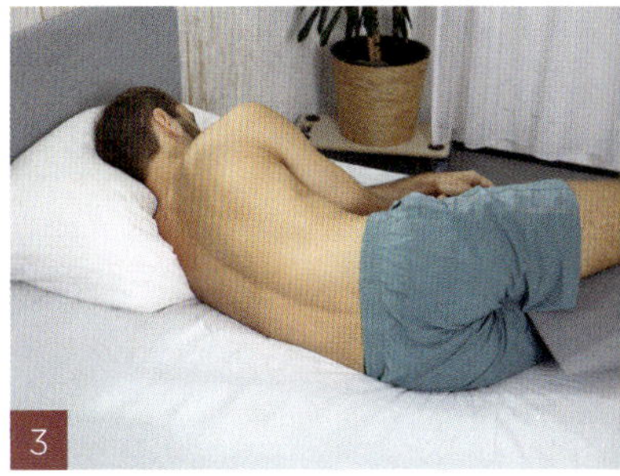
3

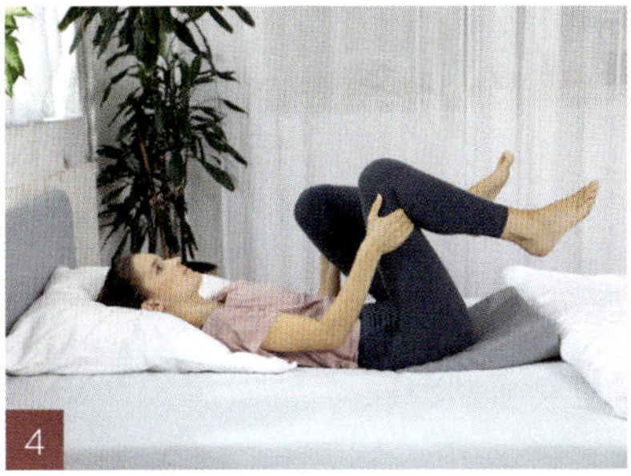
4

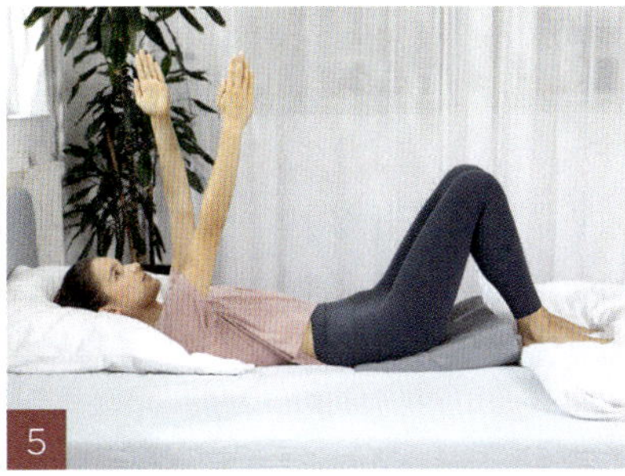
5

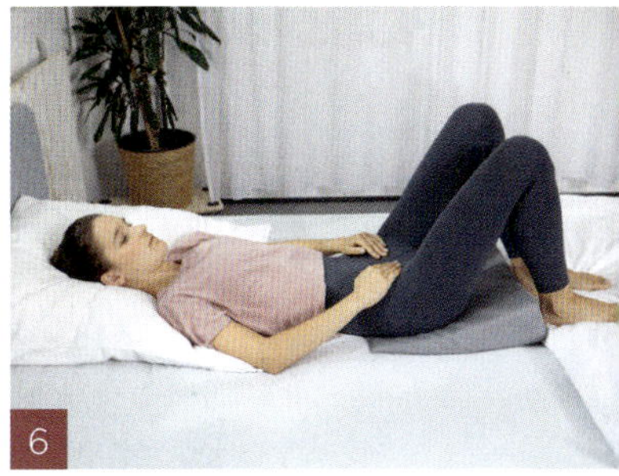
6

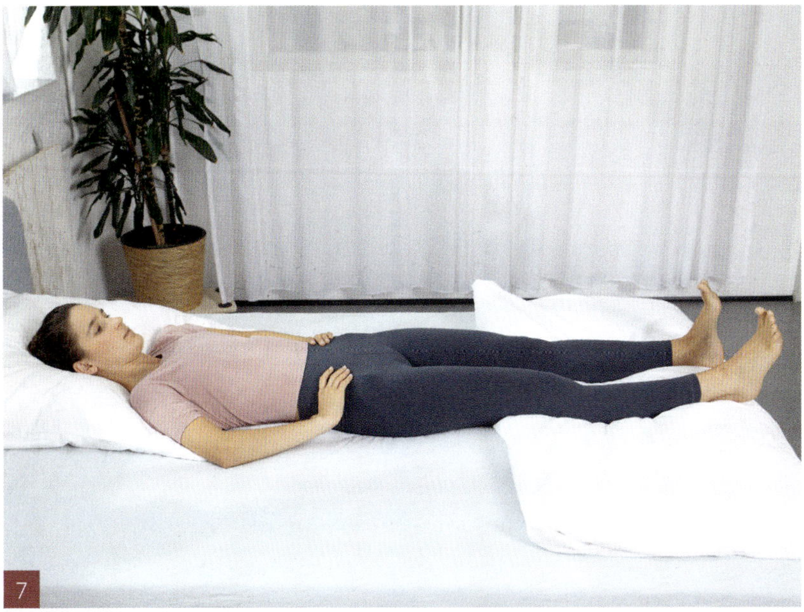
7

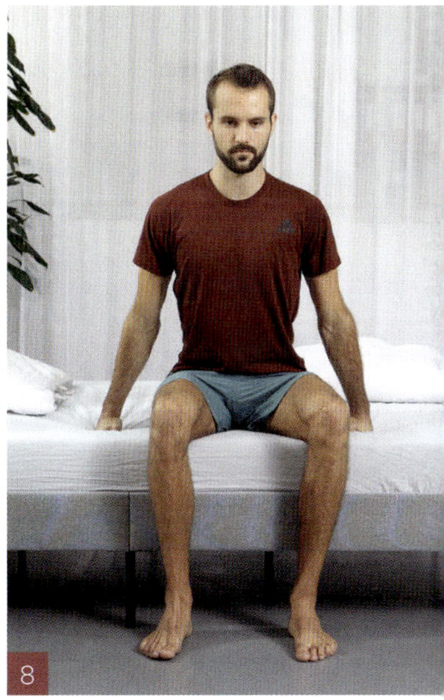
8

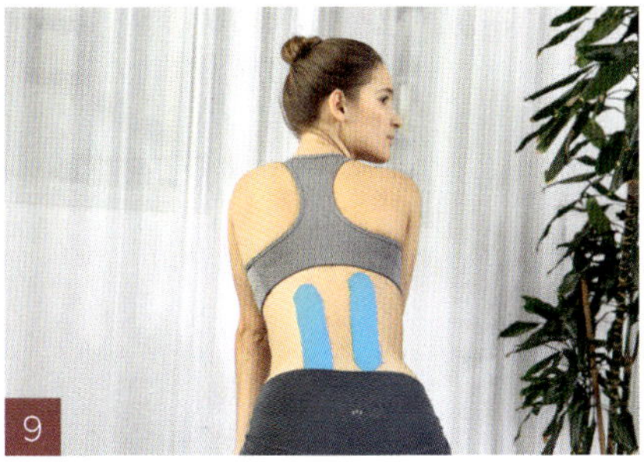
9

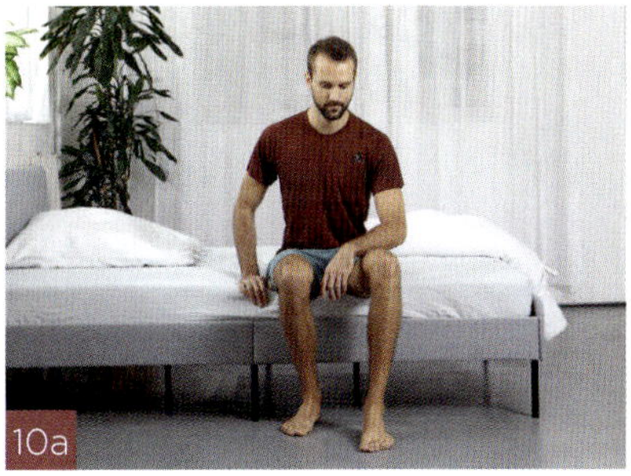
10a

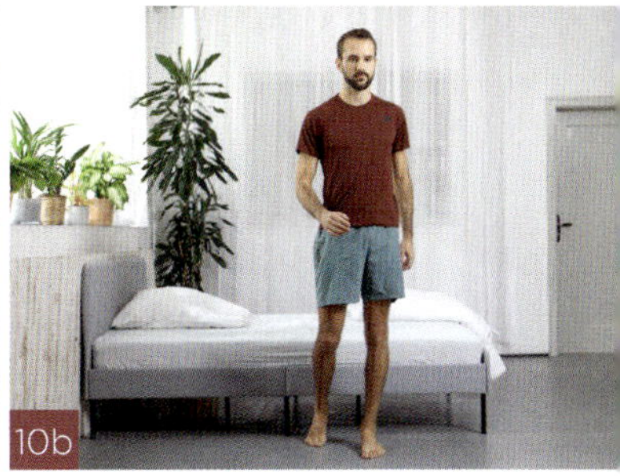
10b

TAG 5

Tagesthema: Vorsicht auch im Bett

Heute beginnen Sie mit Training im Bett. Vorsicht und vor allem die richtige Ausführung der Übungen sind dabei besonders wichtig. Das Bett bietet mit seiner flexiblen Matratze und seiner großen Unterstützungsfläche einen optimalen Platz für Übungen im Akutzustand. Aber auch darüber hinaus können Sie Ihr Bett als Übungsplatz nutzen.

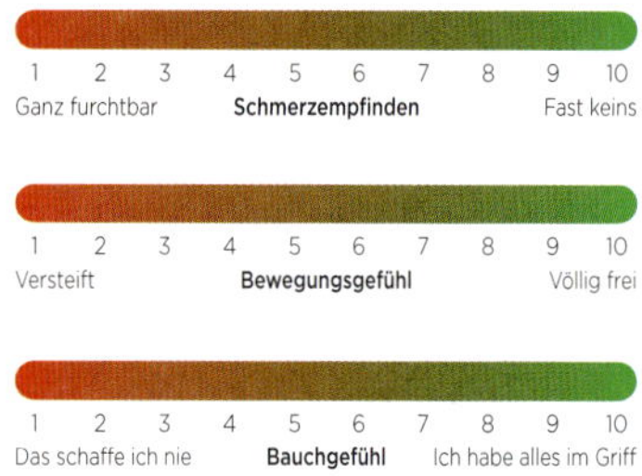

Tagesprogramm

	Übung	Wiederholung/Dauer	Seite
1	Kraftvoller Armzug abwärts	5-mal	159
2	Kraftvoller Armzug aufwärts	5-mal	160
3	Von der Rücken- in die Bauchlage drehen	2-mal	133
4	Fersensitz	3-mal	168
5	Vierfüßlerstand	1-mal	167
6	Diagonale Armstreckung	5-mal	172
7	Diagonale Beinstreckung	5-mal	171
8	Von der Bauch- in die Rückenlage drehen	2-mal	134
9	Rückencupping	3-mal	151
10	Oberschenkelcupping	3-mal	152

WIEDER ENTSPANNT SCHLAFEN

Können Sie schon wieder Ihre Lieblingsposition zum Schlafen einnehmen? Das wäre bereits ein großer Gewinn für die Linderung Ihrer Schmerzen. Falls das noch nicht geht, üben Sie diese Position erst einmal kurz und ganz vorsichtig ein.

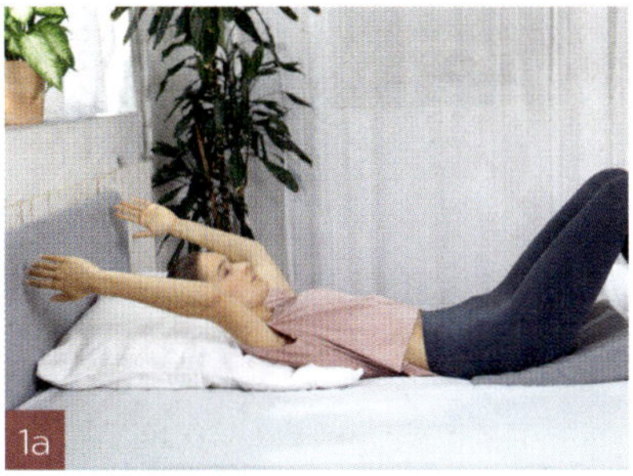
1a

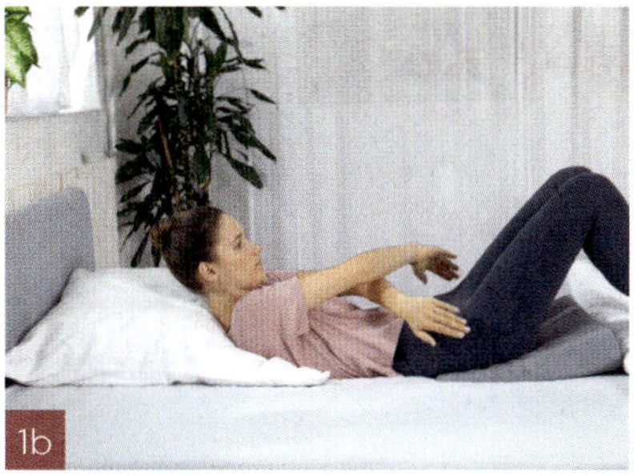
1b

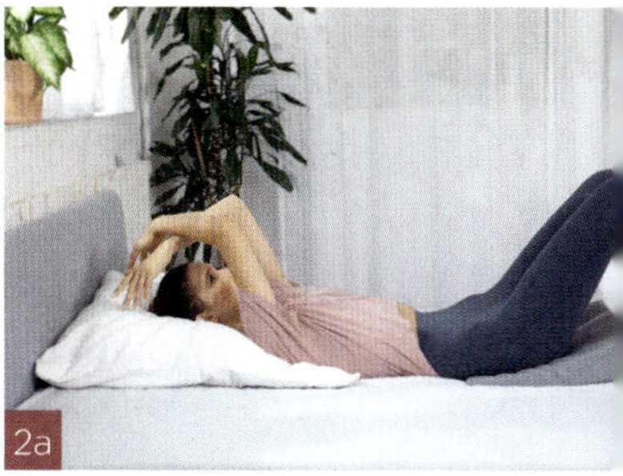
2a

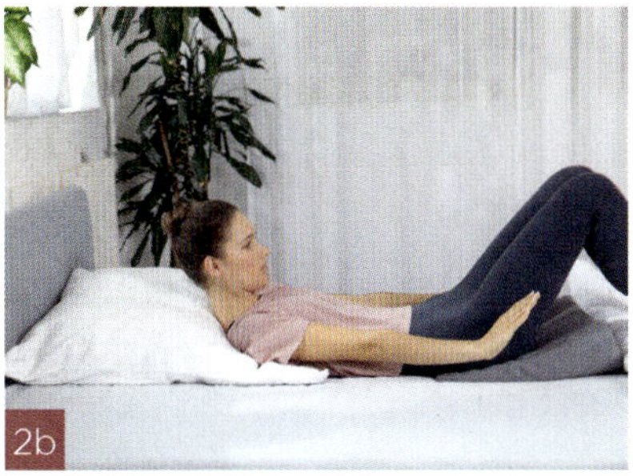
2b

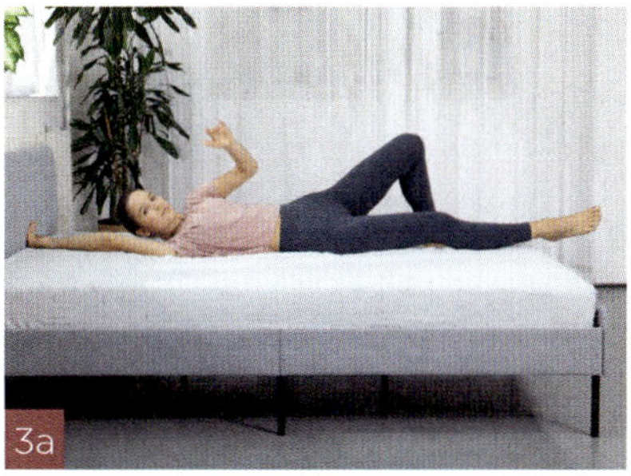
3a

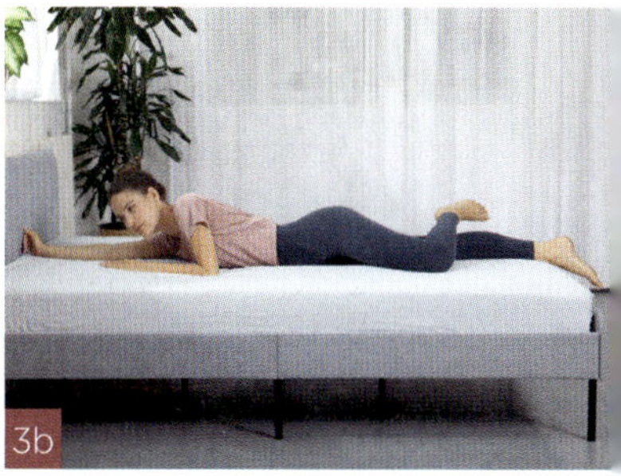
3b

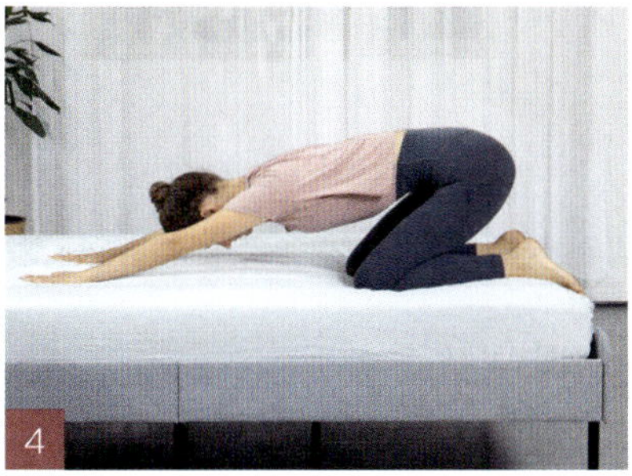
4

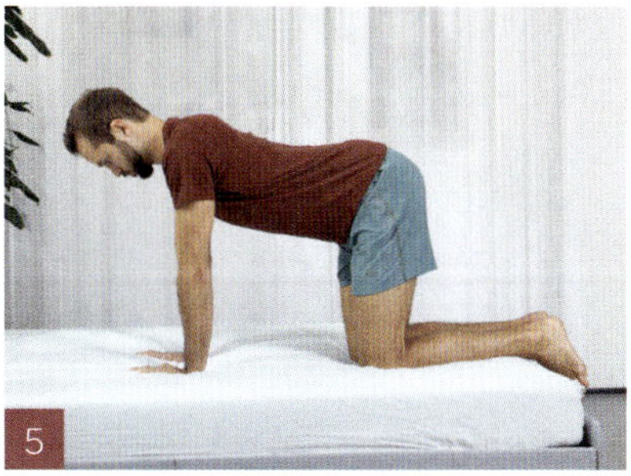
5

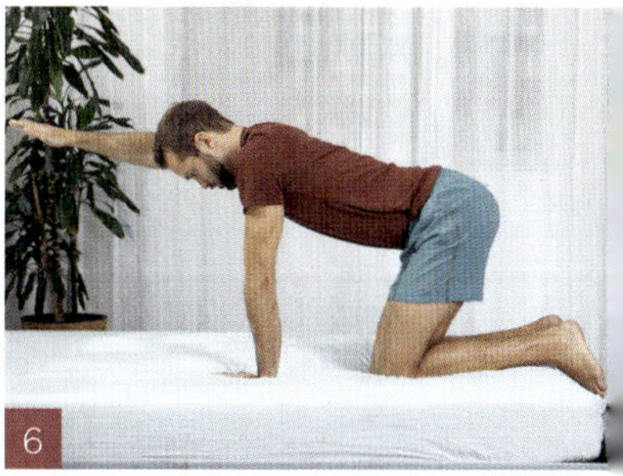
6

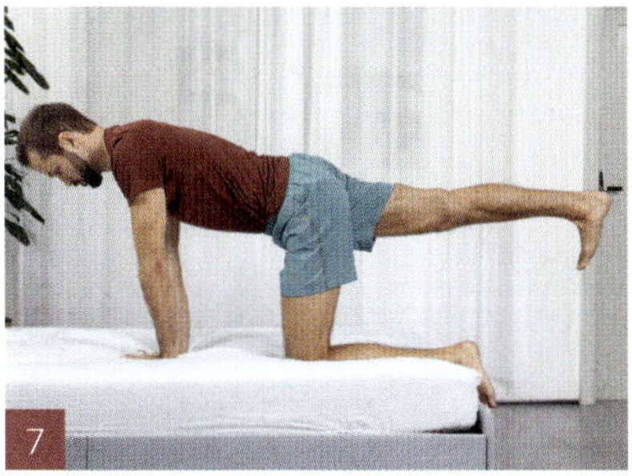
7

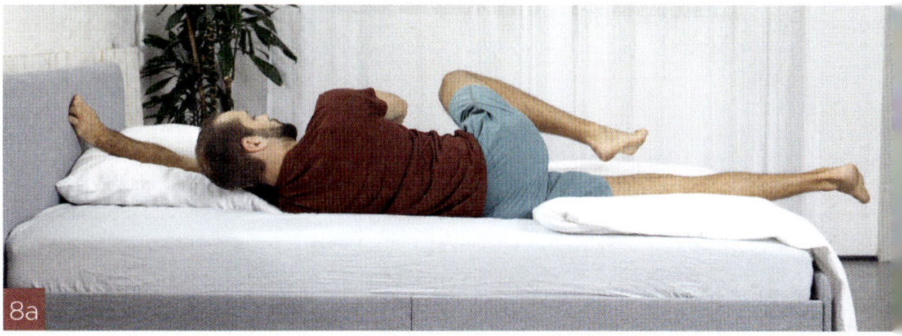
8a

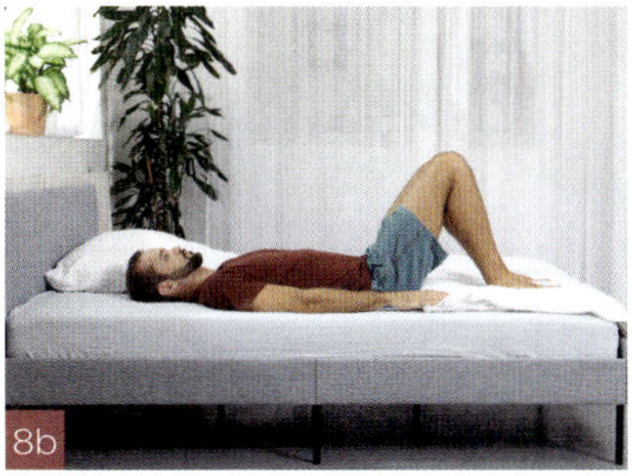
8b

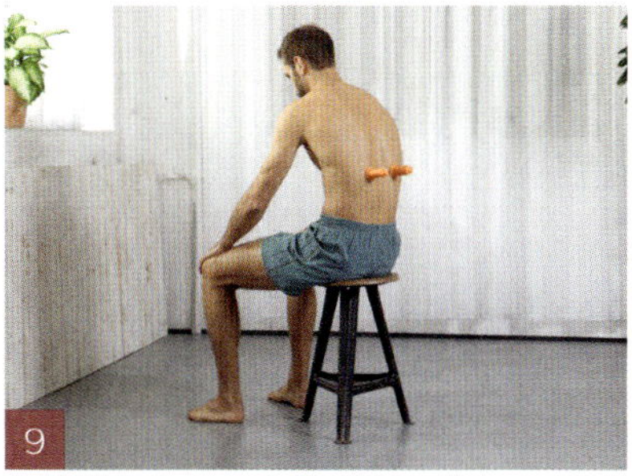
9

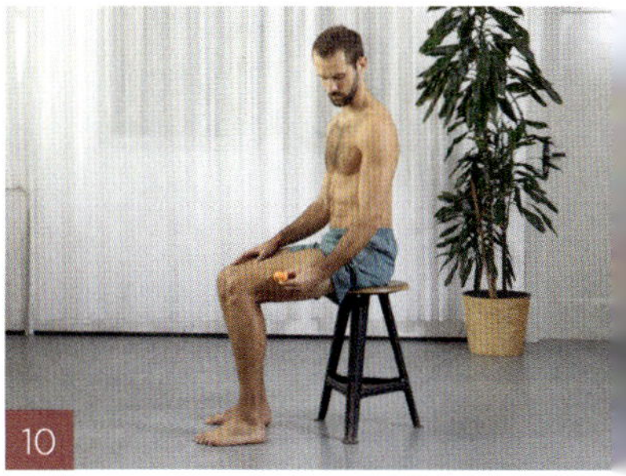
10

TAG 6

Tagesthema: Langsam, aber sicher aus dem Bett kommen

Schon vor dem Bett können Sie mit Übungen beginnen. Rennen Sie vor allem morgens nicht gleich los. Wirbelsäule und Gewebe brauchen gerade dann noch Rücksicht, um nicht die gefürchteten Anlaufschmerzen auszubilden. Zum Trost sei gesagt, dass sich der Anlaufschmerz in der Regel nach 15 bis 20 Minuten verliert. Lästig ist ein zunehmend nerviger Schmerz. Hier helfen dann die beschriebenen Entlastungen, Einreibung oder die Akupressur.

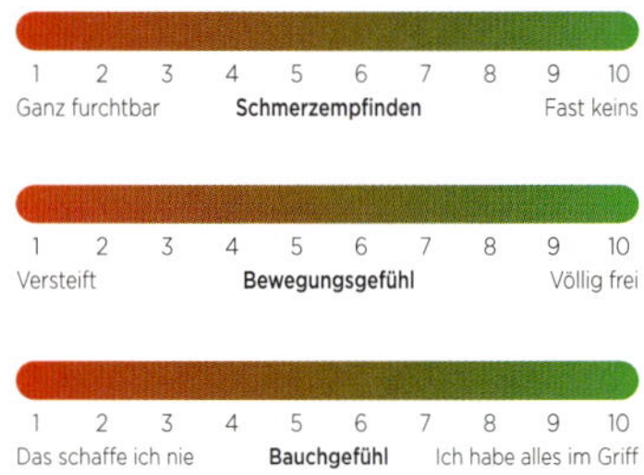

Tagesprogramm

	Übung	Wiederholung/Dauer	Seite
1	Aufstützen auf der Bettkante	3-mal	136
2	In Schrittstellung aufstehen	3-mal	137
3	Hip-drop	3-mal	173
4	Gesunde Kniebeuge	3-mal	174
5	Gegenstand aufheben	3-mal	115
6	Sitzen verstehen	3-mal	123
7	Zähne putzen und gurgeln	2-mal	120
8	Crosstaping	1-mal	148
9	Liegen auf der Akupressurmatte	15 Minuten	130
10	Eckensitz-Entlastungshaltung	2-mal für 5 Minuten	144

RICHTIG AUFSTEHEN

Die ersten drei Übungen können Sie auch gut im Tagesverlauf beim Aufstehen von einem Stuhl durchführen. Probieren Sie es immer wieder für sich aus und automatisieren Sie diesen rückenschonenden Bewegungsablauf. Mögen andere auch darüber lächeln, lassen Sie sich nicht aus dem Konzept bringen.

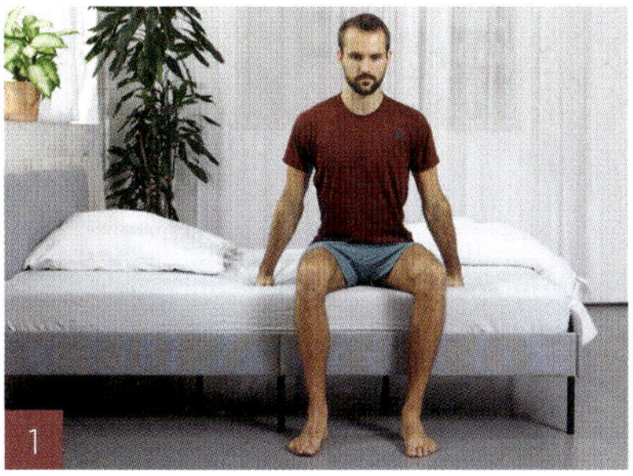
1

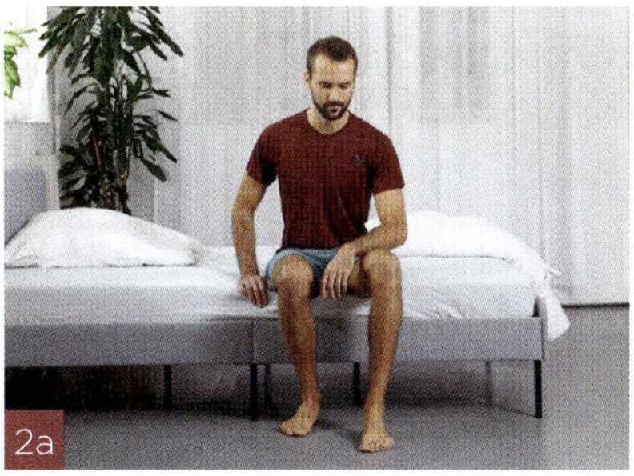
2a

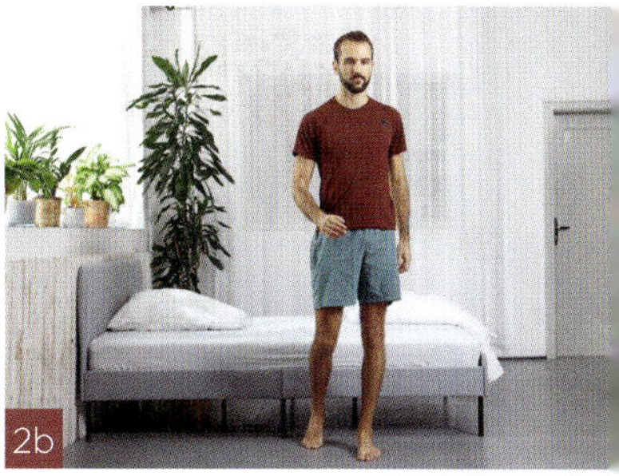
2b

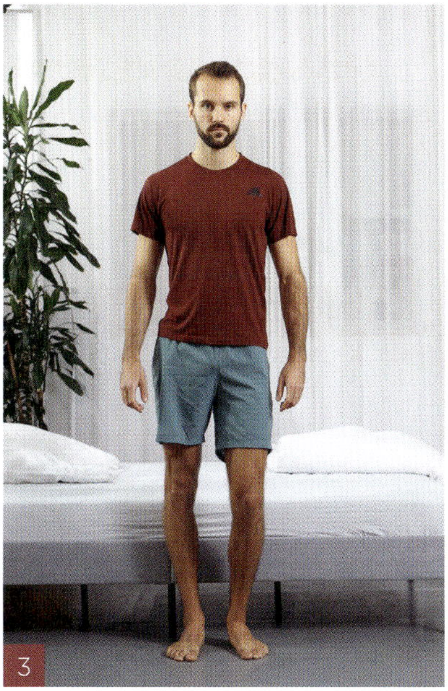
3

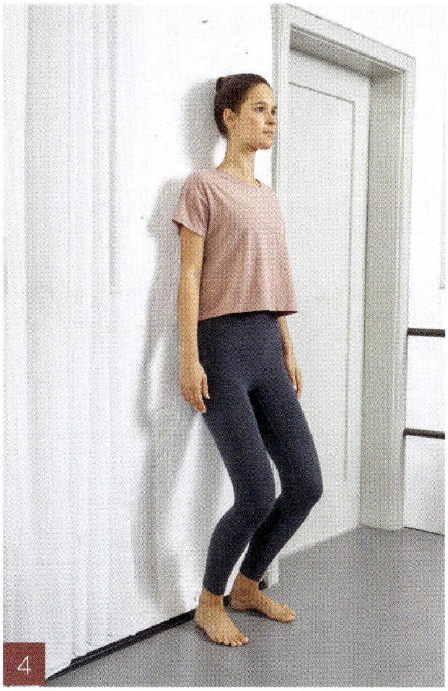
4

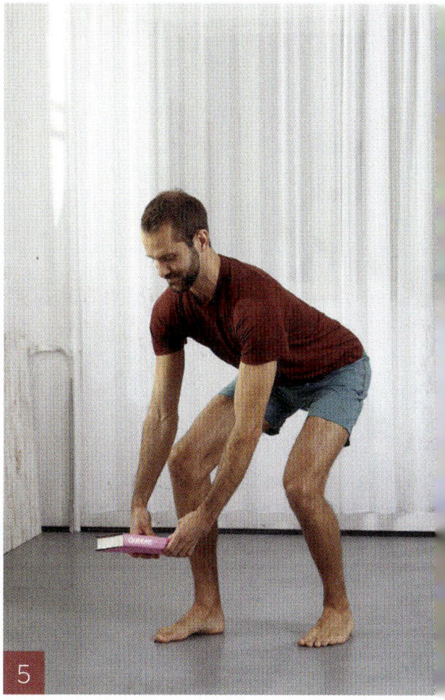
5

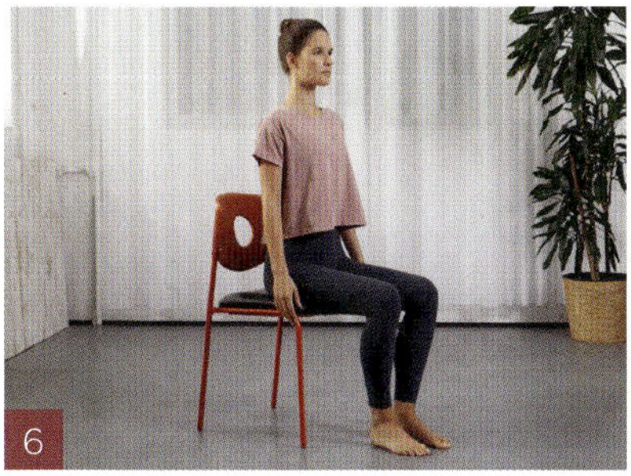
6

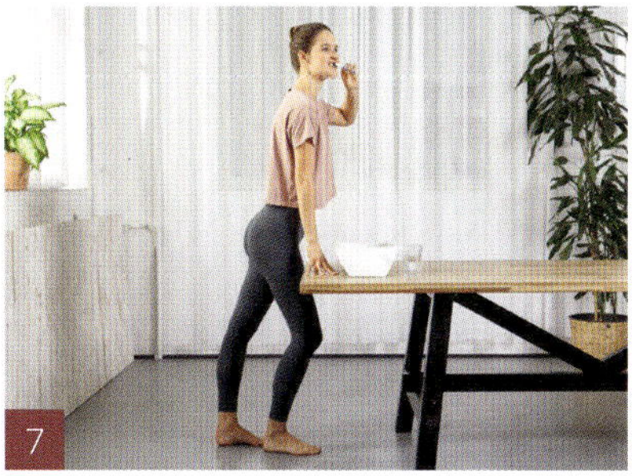
7

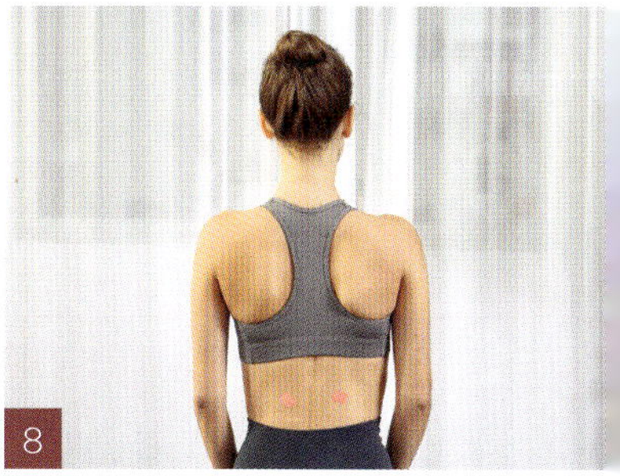
8

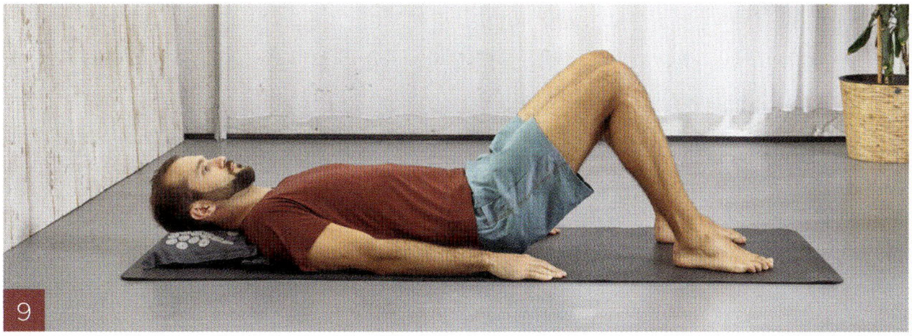
9

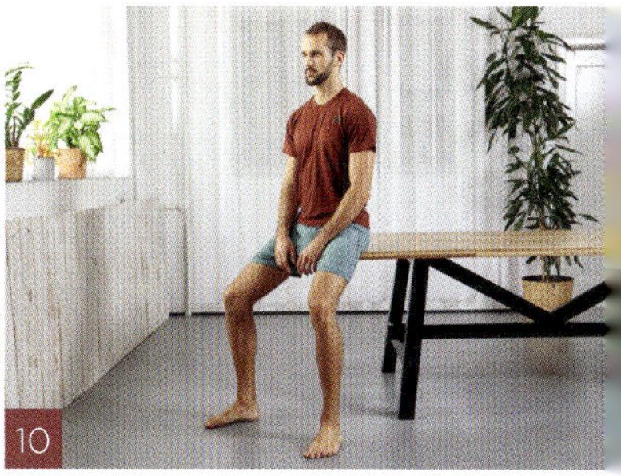
10

TAG 7

Tagesthema: Das erste Workout im Bett und für den Alltag

Machen Sie Ihr Bett zum Gesundheitszentrum! Einige Workouts lassen sich hier optimal und ohne Geräte durchführen. Sportlich wird's also im Bett. Sie werden es spüren. Auch im Alltag können Sie Ihr Workout einbauen.

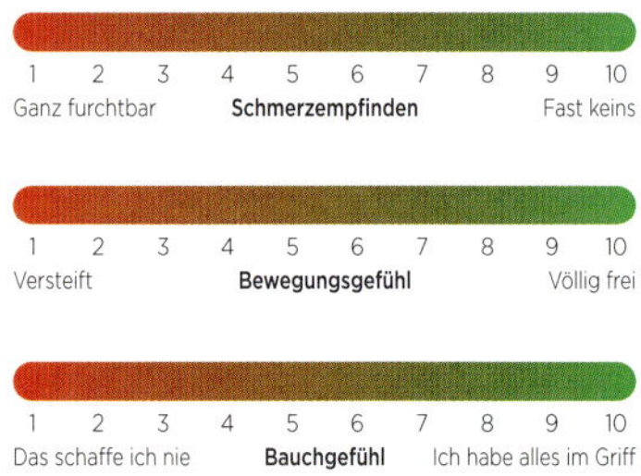

Tagesprogramm

	Übung	Wiederholung/Dauer	Seite
1	Gesäß schwingen	3-mal	169
2	Unterlagendruck	3-mal	170
3	Diagonale Beinstreckung	3-mal	171
4	Diagonale Armstreckung	3-mal	172
5	Kraftvoller Beinstoß aufwärts	5-mal	161
6	Kraftvoller Beinzug abwärts	5-mal	162
7	In Schrittstellung aufstehen	3-mal	137
8	Stehen verstehen	3-mal	121
9	Gehen verstehen	3-mal	122
10	Entlastungslagerung mit Keilkissen	2-mal für 15 Minuten	140

VON DER VORSICHT ZUR RÜCKSICHT MIT ZUVERSICHT

Am Ende der ersten Woche des Programms ist zwar immer noch Vorsicht geboten. Ein wenig mehr Zuversicht darf aber schon aufschimmern, wenn das Erfolgsdiagramm positive Ergebnisse zeigt. Setzen Sie die schmerzlindernden Maßnahmen wie Wärme, Kälte, Kinesiotape oder Akupressur nach Bedarf weiterhin ein.

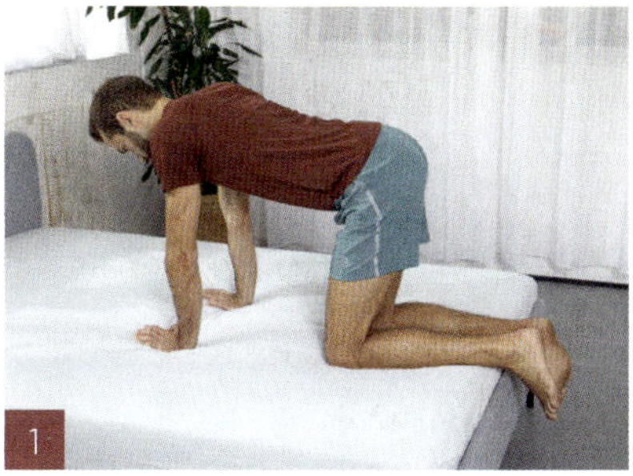
1

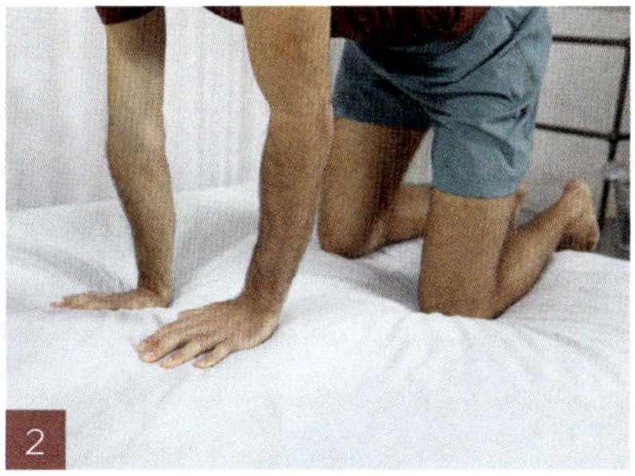
2

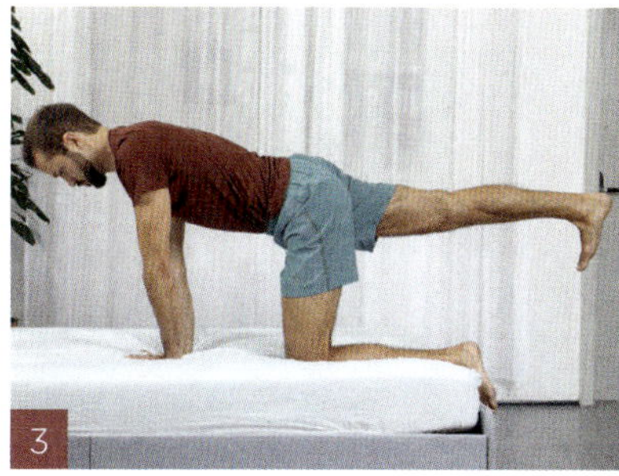
3

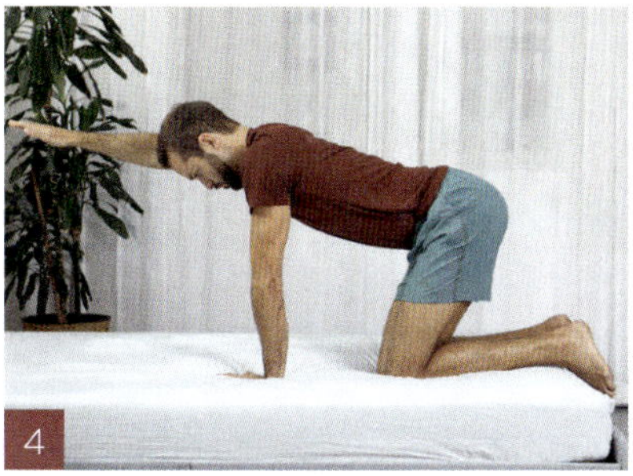
4

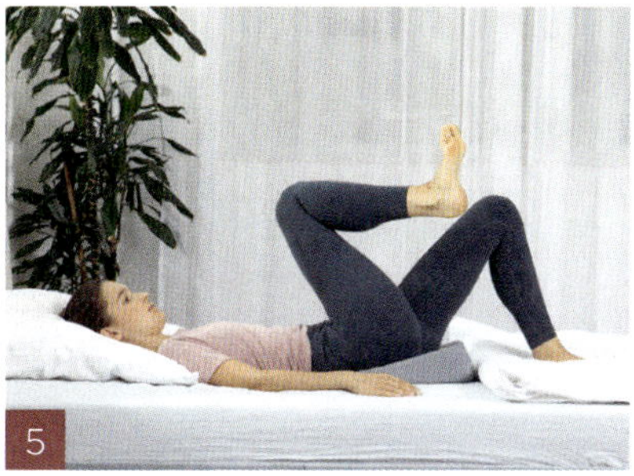
5

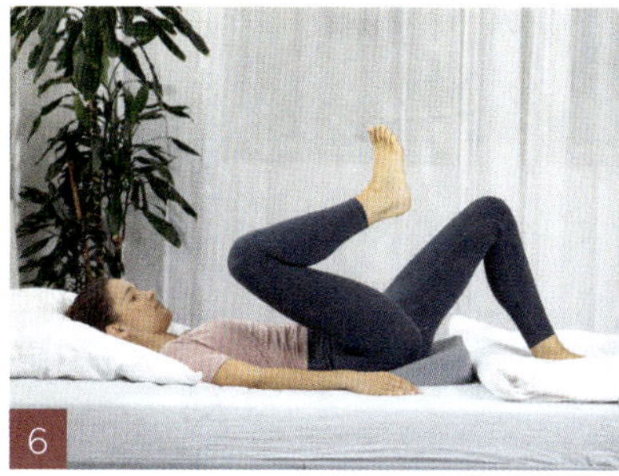
6

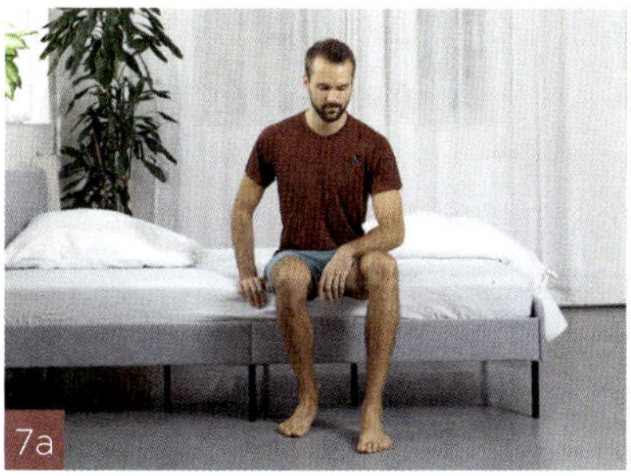
7a

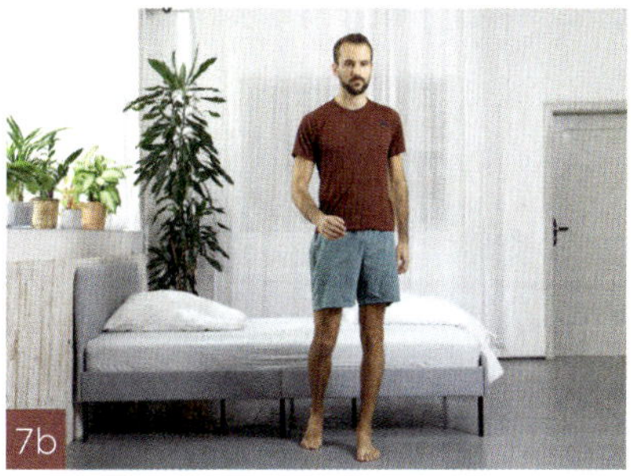
7b

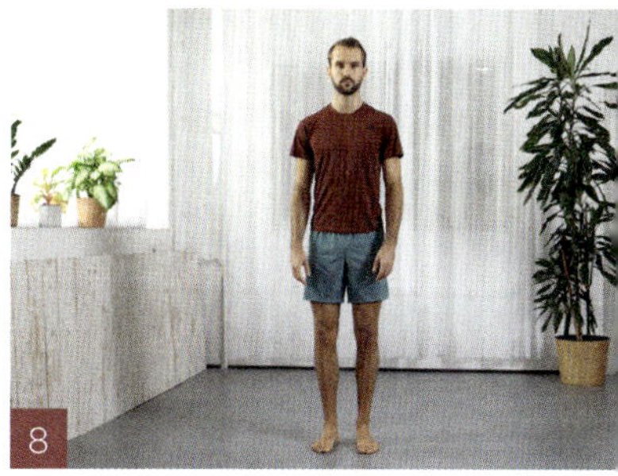
8

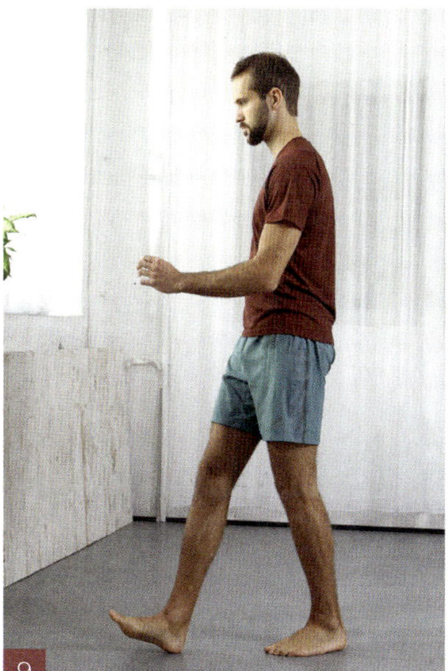
9

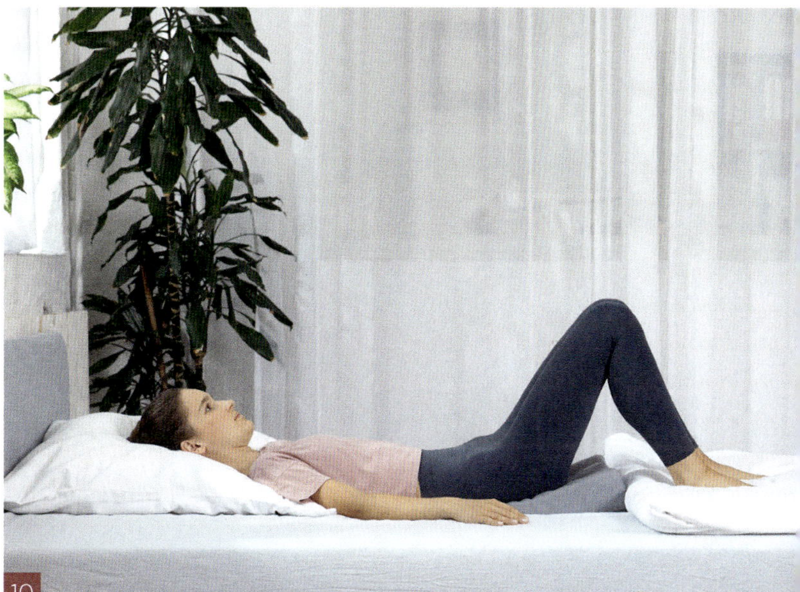
10

WOCHE 2: DIE RÜCKSICHTSWOCHE

Nach einer Woche sind Sie schon mobiler und vor allem sicherer in Ihren Bewegungen und den Übungen im Bett sowie im Alltag geworden. Deswegen können Sie das Level der Übungen und Maßnahmen jetzt steigern. Bleiben Sie rücksichtsvoll mit sich selbst.

TAG 8

Tagesthema: Das zweite Workout im Bett

Weiter geht es in Ihrem Bett als Gesundheitszentrum! Jetzt kommt die Kraftausdauer ins Spiel. Ähnlich wie beim Sport- und Fitnesstraining sind eine definierte Wiederholungsanzahl (Reps), die Pausen dazwischen und die Übungsserien (Sets) entscheidend. Trainieren Sie programmiert und machen Sie Erfolge sicht- und spürbar.

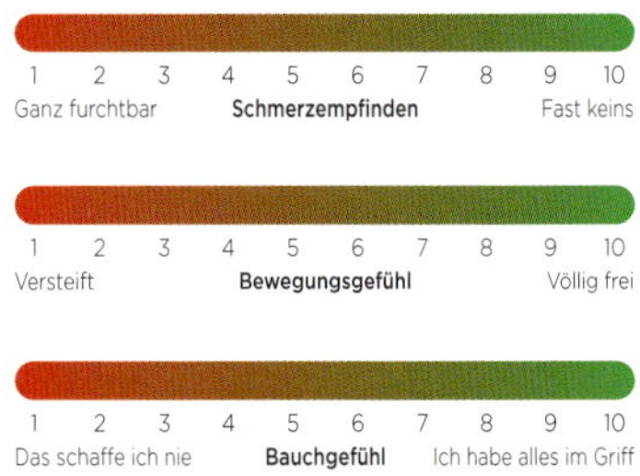

Tagesprogramm			
	Übung	Wiederholung/Dauer	Seite
1	Beinpendel	10 Reps/1 Minute Pause/3 Sets	165
2	Hackebeilchen	10 Reps/1 Minute Pause/3 Sets	163
3	Luftboxen	10 Reps/1 Minute Pause/3 Sets	164
4	Hochatmung	10-mal	153
5	Von der Rücken- in die Bauchlage drehen	3-mal	133
6	Unterschenkelpendel	10 Reps/1 Minute Pause/3 Sets	166
7	Fersensitz	3-mal für 1 Minute	168
8	Unterlagendruck	10 Reps/1 Minute Pause/3 Sets	170
9	Diagonale Beinstreckung	10 Reps/1 Minute Pause/3 Sets	171
10	Diagonale Armstreckung	10 Reps/1 Minute Pause/3 Sets	172

WIE STEHE ICH DA?

Wie fühlt sich die Mobilisation der Lendenwirbelsäule an? Geht die Bewegung zu beiden Seiten gleich gut? Falls noch Asymmetrien bestehen, mobilisieren Sie Ihr Becken zusätzlich (siehe Seite 156).

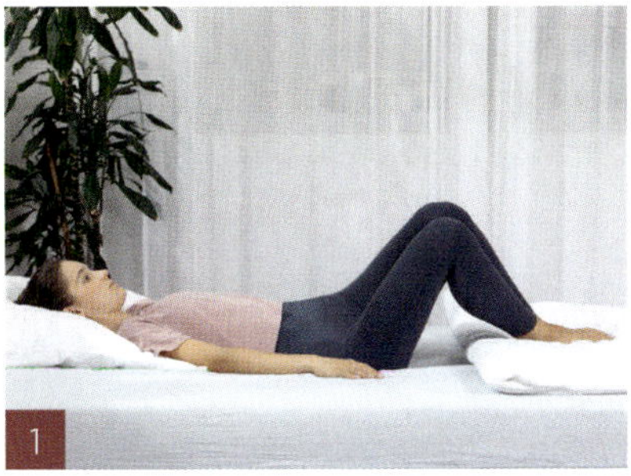
1

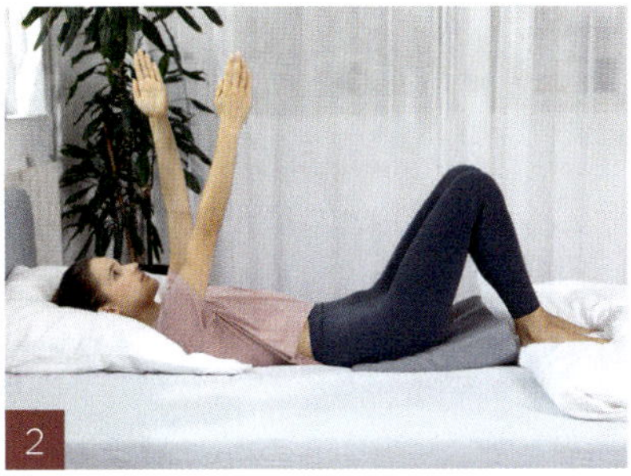
2

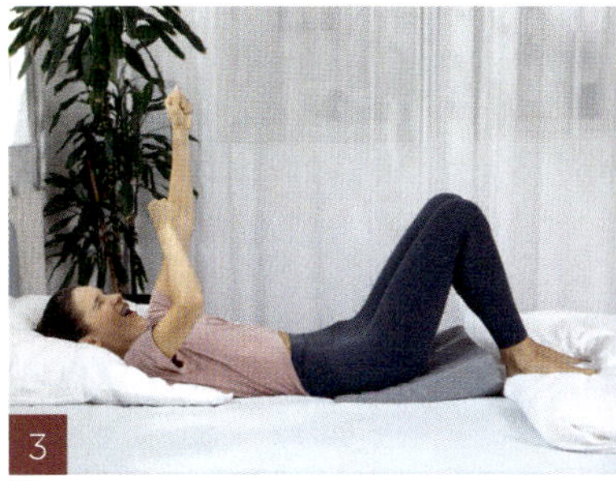
3

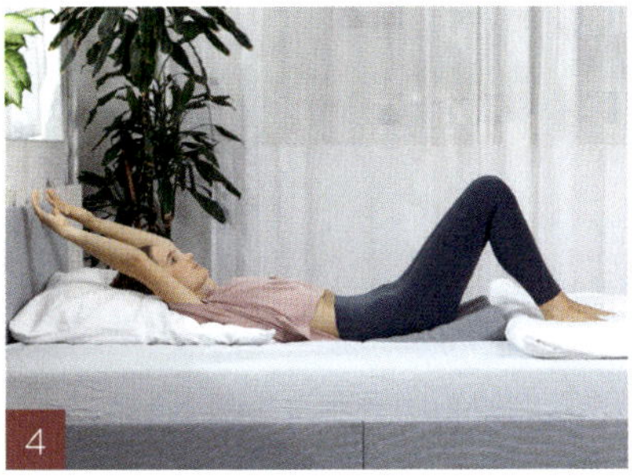
4

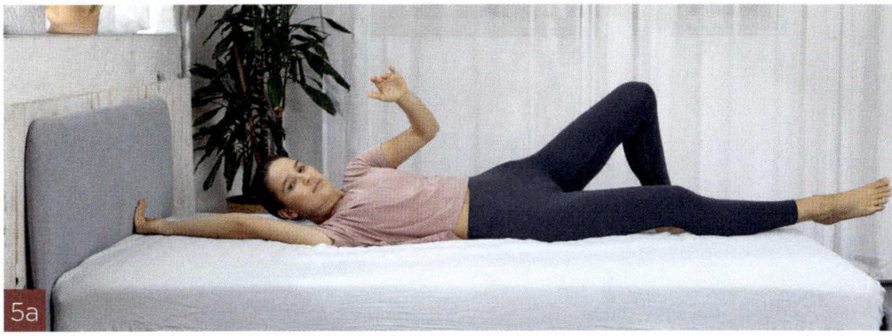
5a

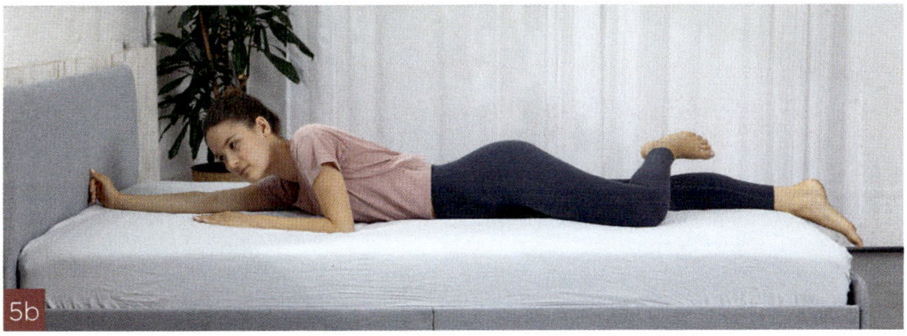
5b

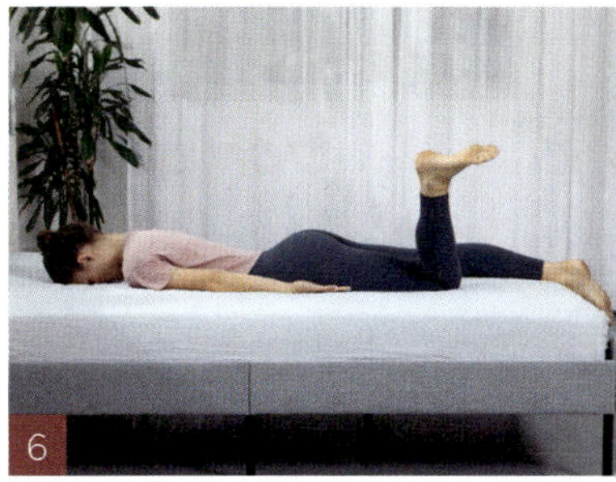
6

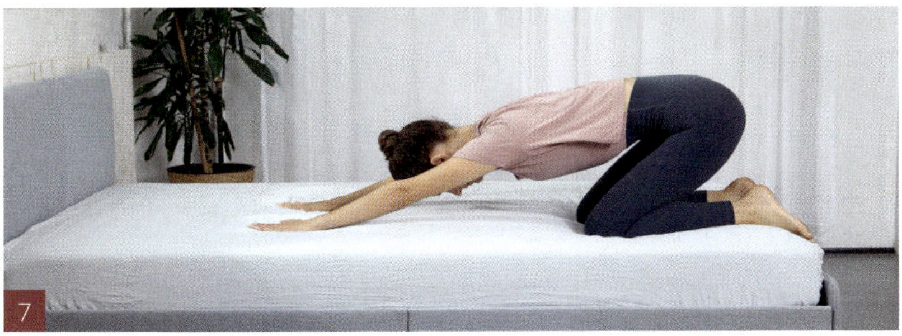
7

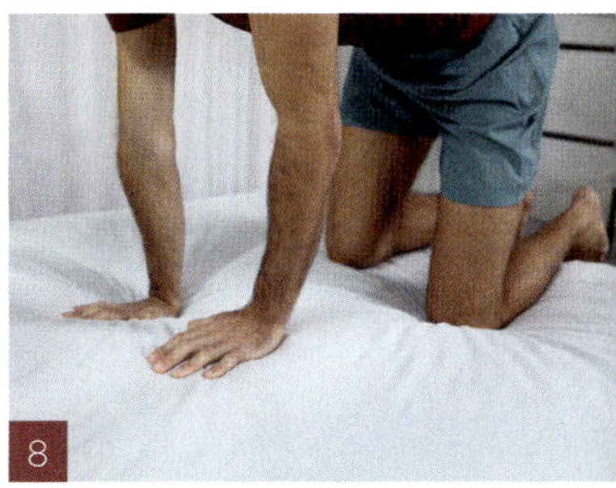
8

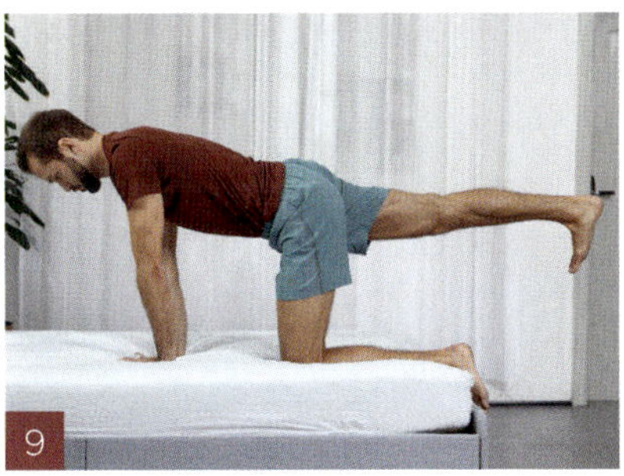
9

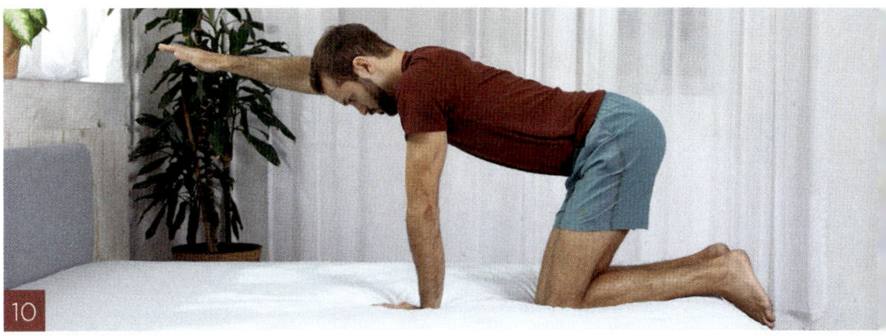
10

TAG 9

Tagesthema: Geben Sie sich selbst Feedback.

Wie geht es Ihnen im Vergleich zum ersten Tag? Was haben Sie schon in Ihre Tagesroutine übernommen? Suchen Sie sich heute Ihr Lieblingsprogramm aus den zurückliegenden Tagen aus. Meine Übungen für heute könnten der Vertiefung Ihres Programms dienen.

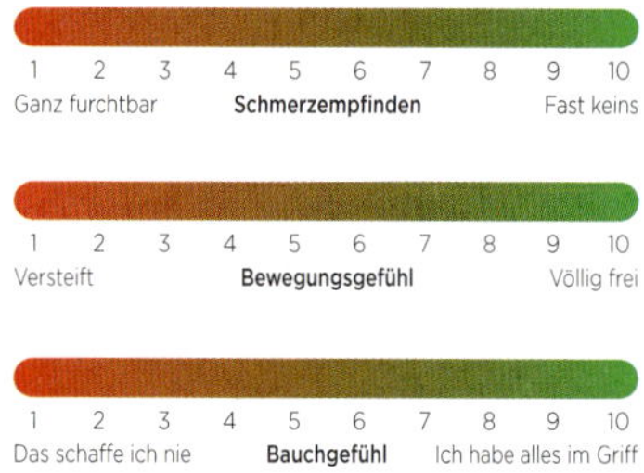

Tagesprogramm

	Übung	Wiederholung/Dauer	Seite
1	Wärmflasche/Coolpack	1-mal	129
2	Kinesiotaping auf Lendenwirbelsäule und Iliosakralgelenk	1-mal	147
3	Gehen verstehen	3-mal	122
4	Stehen verstehen	3-mal	121
5	Richtig ins Bett gehen	2-mal	131
6	Aufstützen auf der Bettkante	3-mal	136
7	In Schrittstellung aufstehen	3-mal	137
8	Hip-drop	5-mal	173
9	Im Bett aufrichten	2-mal	135
10	Entlastungslagerung mit Keilkissen	2-mal für 15 Minuten	140

DIE RICHTIGE DOSIERUNG MACHT'S

Wiederholungen sind das Salz in der Suppe in der Rehabilitation. Aber: »Versalzen« Sie sie nicht. Erinnern Sie sich noch an das Motto des ersten Tages? Weniger ist oft mehr!

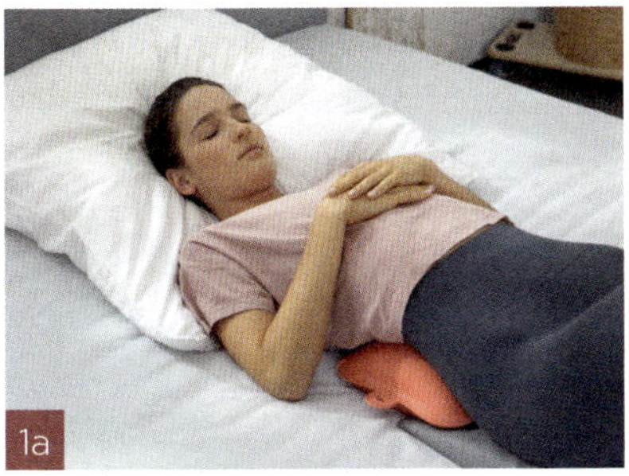
1a

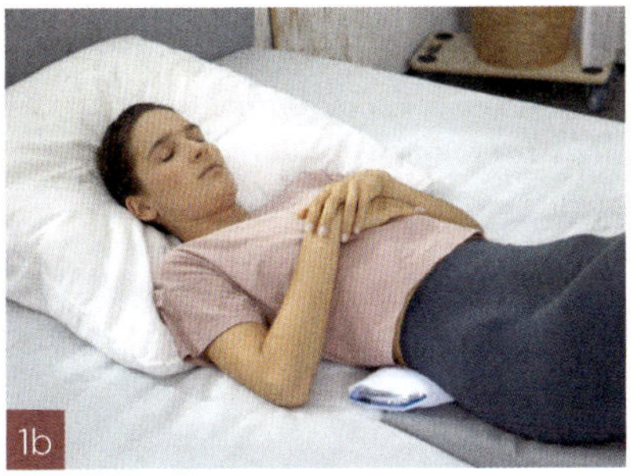
1b

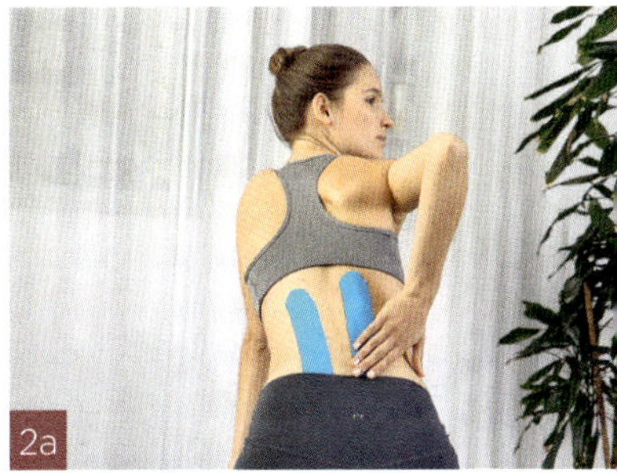
2a

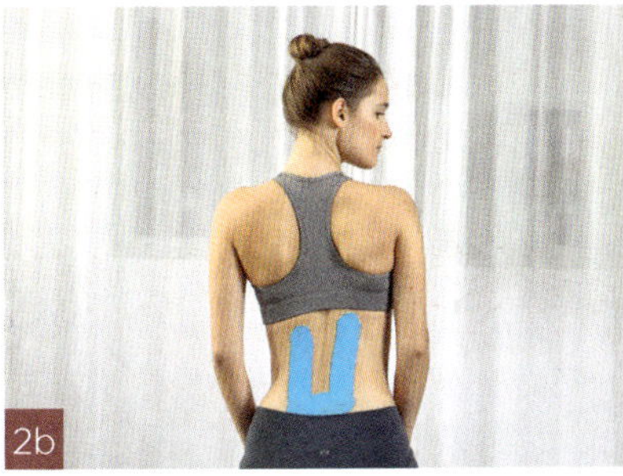
2b

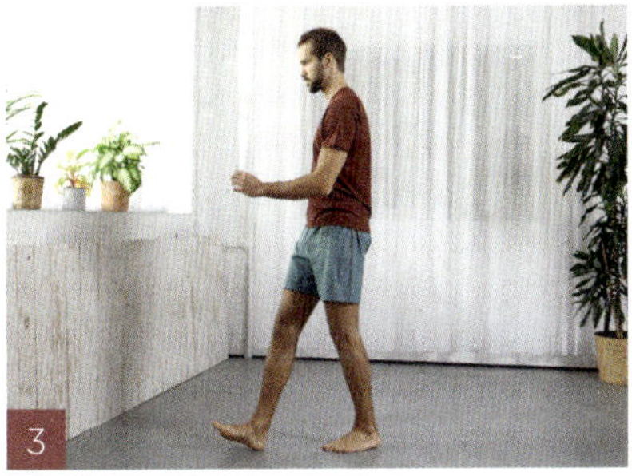
3

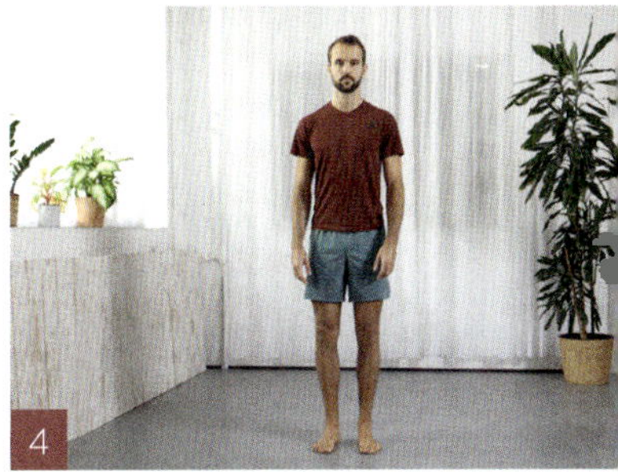
4

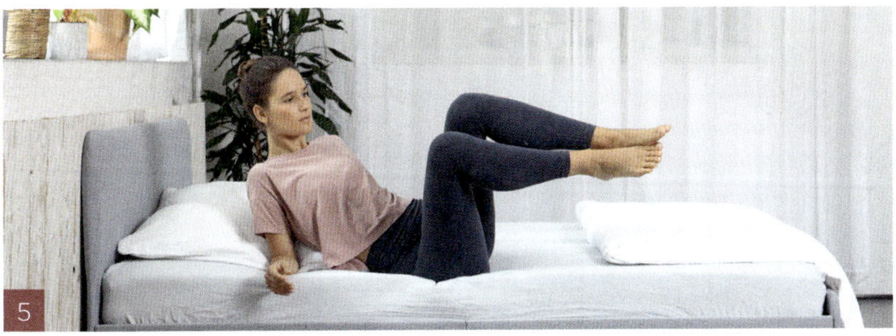
5

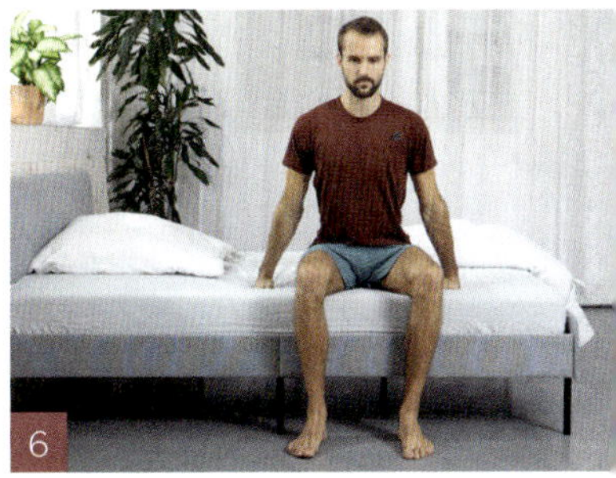
6

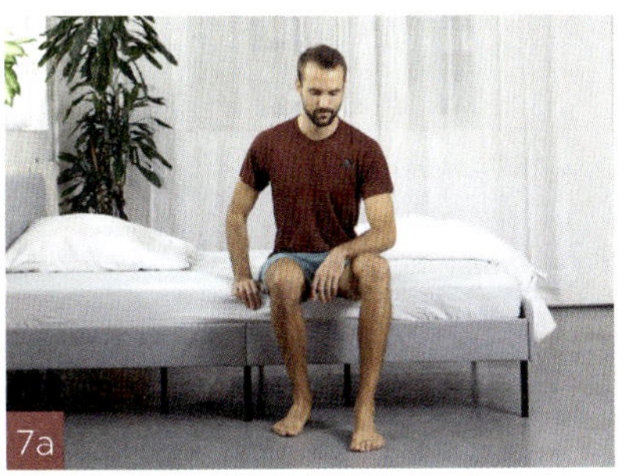
7a

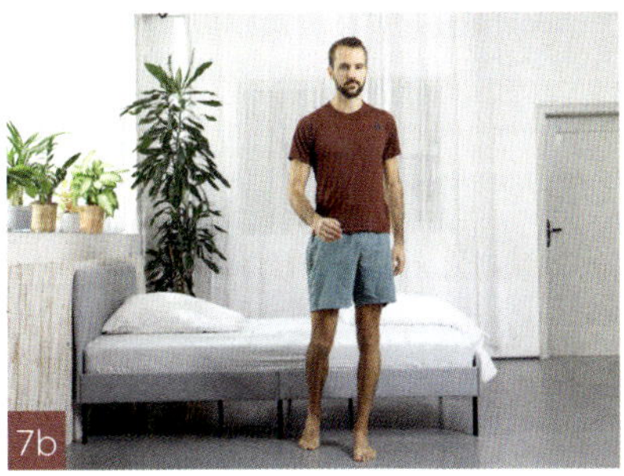
7b

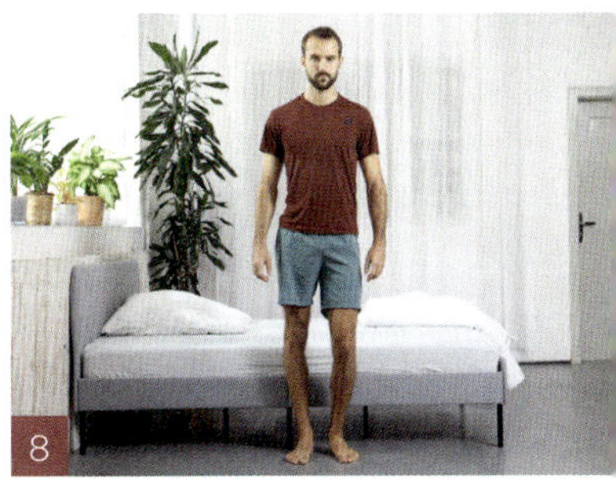
8

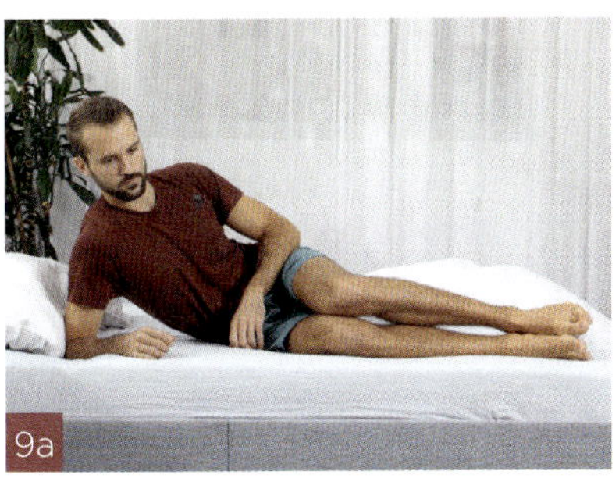
9a

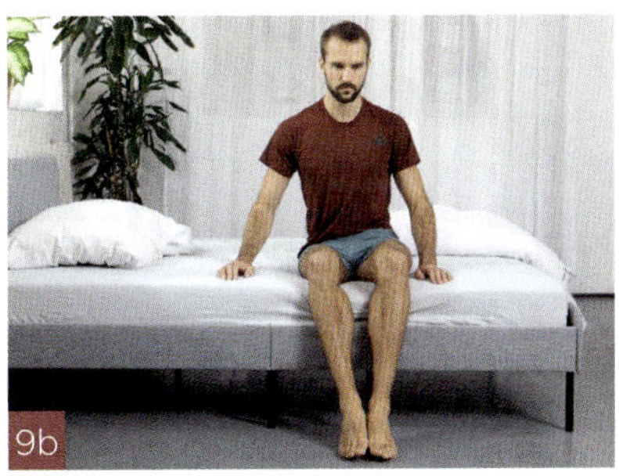
9b

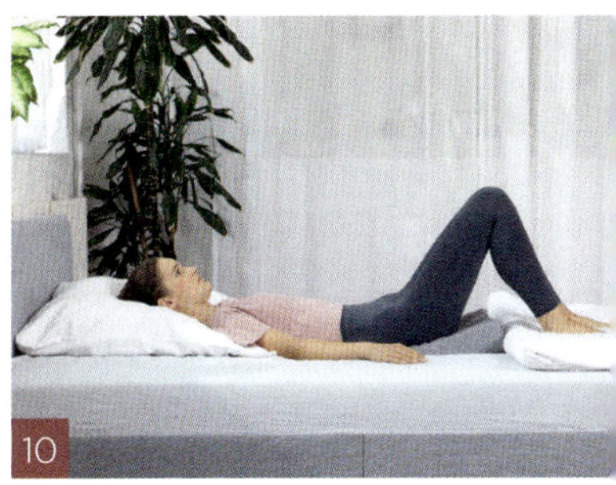
10

TAG 10

Tagesthema: Jetzt wird's alltäglich!

Sicher haben Sie schon einmal etwas von der Rückenschule gehört. Dabei geht es um das Erlernen von rückenschonendem Verhalten im Alltag. Das will geübt sein. Sie haben sich in verschiedenen Situationen Ihres Lebens einen stereotypen Bewegungsablauf angewöhnt, der vielleicht nicht sehr zuträglich für Ihre Rückengesundheit ist. Fangen Sie an, das zu ändern.

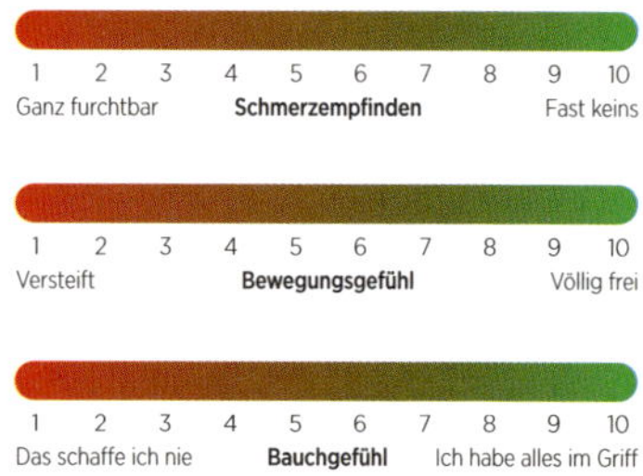

Tagesprogramm

	Übung	Wiederholung/Dauer	Seite
1	Schuhe binden	3-mal	114
2	Bücken	3-mal	117
3	Gegenstand aufheben	3-mal	115
4	Lasten heben	2-mal	116
5	Sitzen verstehen	3-mal	123
6	Gegenstand schieben	3-mal	118
7	Hinsetzen und aufstehen	3-mal	119
8	Hausarbeiten	2-mal	117
9	Zähne putzen und gurgeln	2-mal	120
10	Gehen verstehen	2-mal	122

MACHE ICH NOCH ETWAS FALSCH?

Rückenschulung beginnt mit dem Erkennen des falschen Bewegungsmusters. Seien Sie gnädig mit sich. Beim nächsten Mal wird es vielleicht schon besser klappen. Zum vollständigen Umschulen des Bewegungsstereotyps sind bis zu zwei Jahre möglich und üblich. Nehmen Sie sich also Zeit dafür.

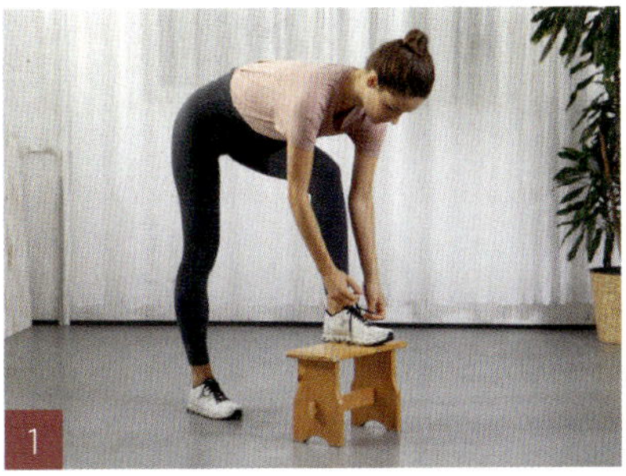
1

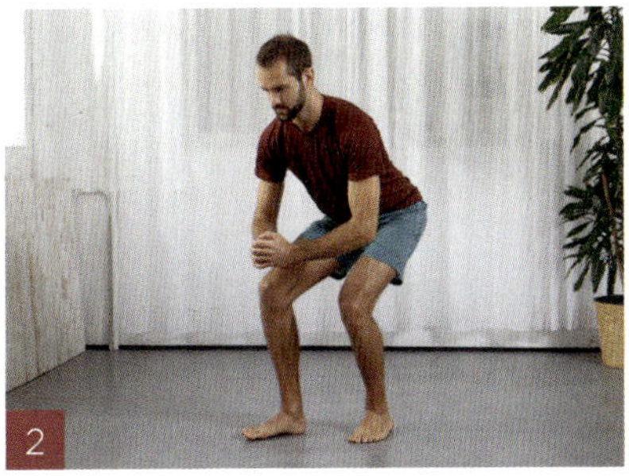
2

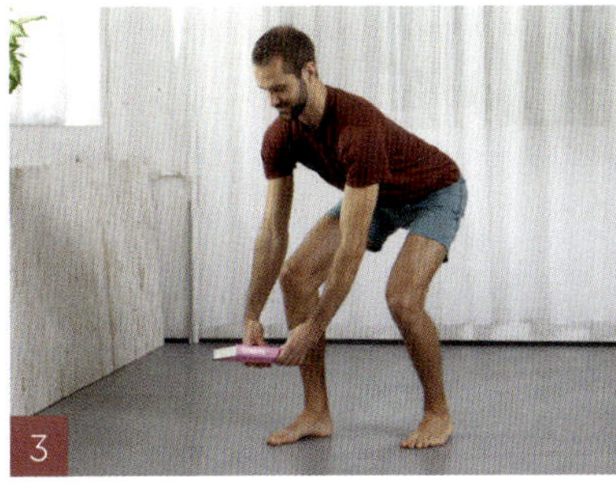
3

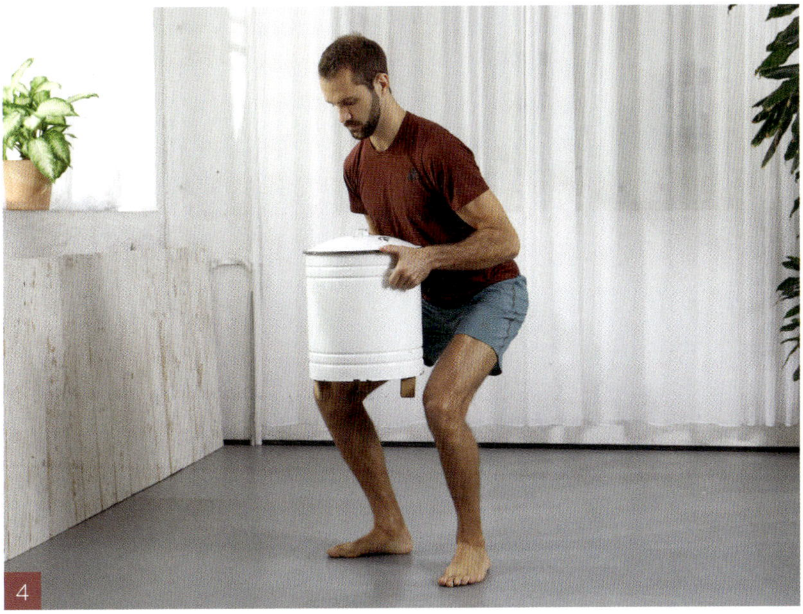
4

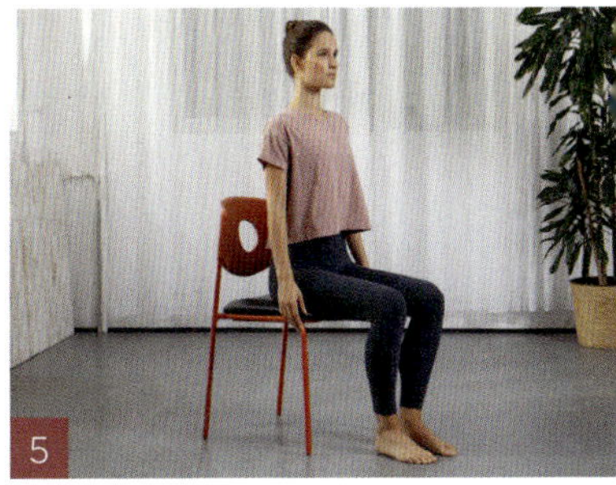
5

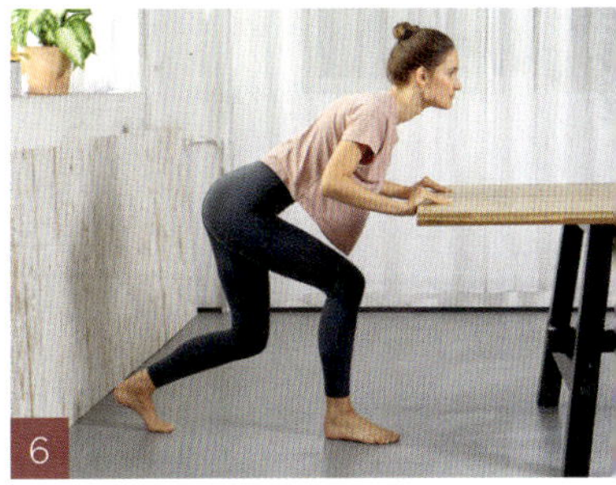
6

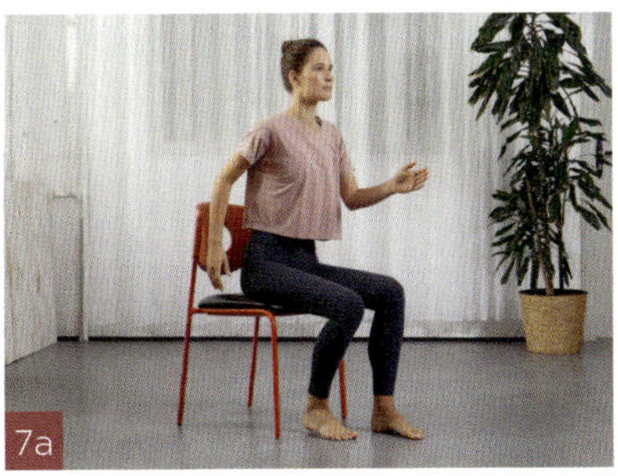
7a

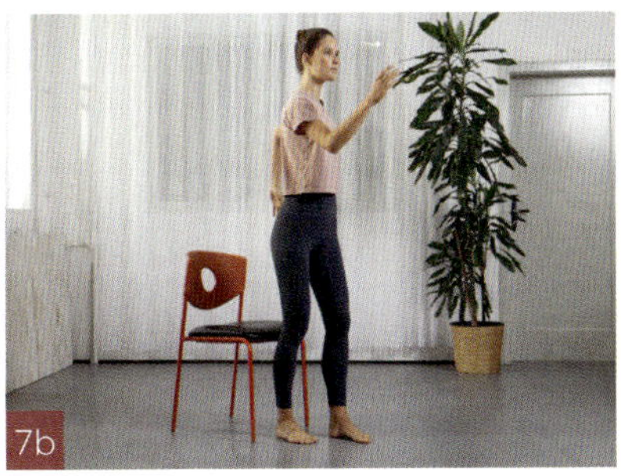
7b

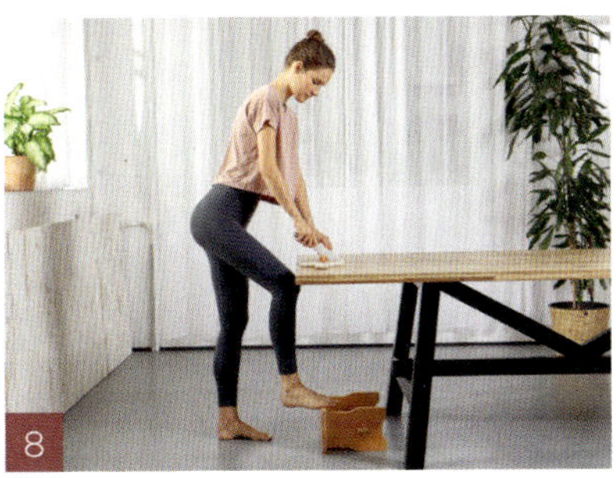
8

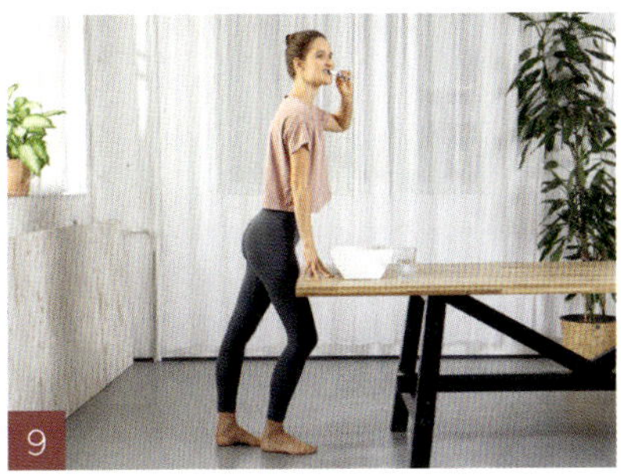
9

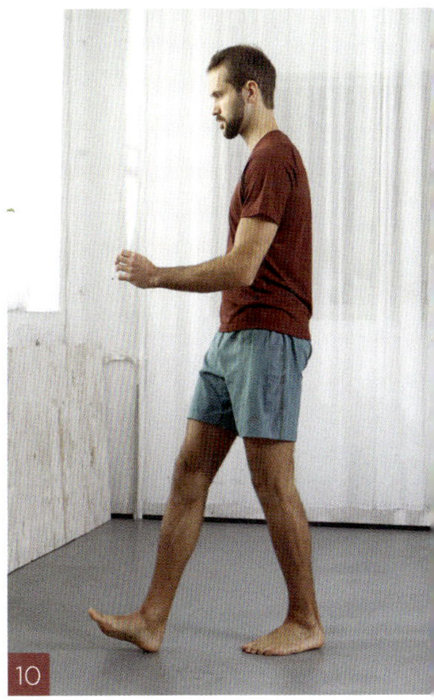
10

TAG 11

Tagesthema: Ab auf den Boden!

Es wird Zeit, wieder auf den Boden zu kommen. Mit schlimmen Rückenschmerzen ist das ja kaum möglich. Erst mal ist der schmerzfreie Transfer wichtig. Keine Angst, ich zeige Ihnen, wie es geht. Die Entlastungs- und Mobilisationsübungen (Übungen 3 und 4) können Sie jetzt auch sehr gut auf dem Boden ausführen.

1 2 3 4 5 6 7 8 9 10
Ganz furchtbar **Schmerzempfinden** Fast keins

1 2 3 4 5 6 7 8 9 10
Versteift **Bewegungsgefühl** Völlig frei

1 2 3 4 5 6 7 8 9 10
Das schaffe ich nie **Bauchgefühl** Ich habe alles im Griff

Tagesprogramm

	Übung	Wiederholung/Dauer	Seite
1	Gesunde Kniebeuge	3-mal	174
2	Vom Stand auf die Matte	1-mal	138
3	Entlastungslagerung mit Keilkissen	1-mal für 15 Minuten	140
4	Becken mobilisieren	10-mal	156
5	Von der Matte in den Stand	1-mal	139
6	Hinsetzen und aufstehen	3-mal	119
7	Hip-drop	3-mal	173
8	Schmerzpressur	3-mal	124
9	Muskelpressur	3-mal	125
10	Sehnen- und Bänderpressur	3-mal	126

ÜBUNGSPLATZ EINRICHTEN

Die Bodenübungen lassen sich am besten auf einer Matte durchführen. Falls Sie keine Matte haben, eignet sich auch ein weicher Teppich. Legen Sie sich außerdem ein Kopfkissen und den Rückenkeil zurecht. Dann brauchen Sie nicht unnötig aufstehen.

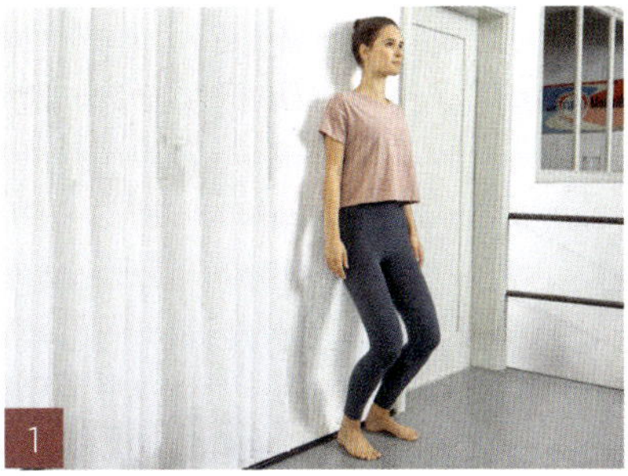
1

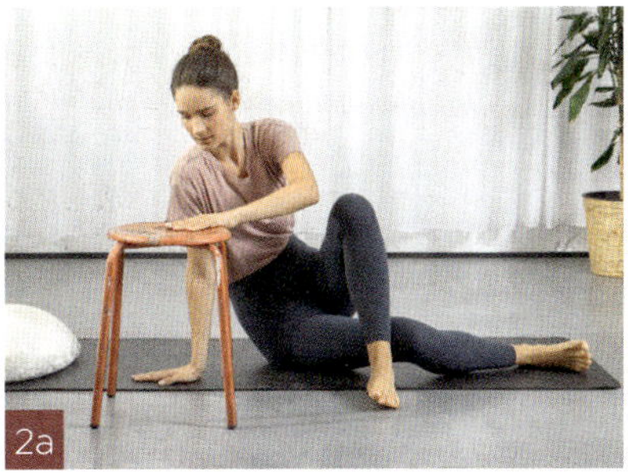
2a

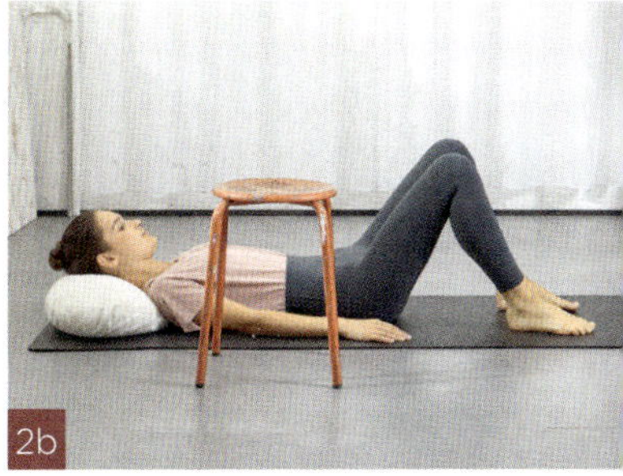
2b

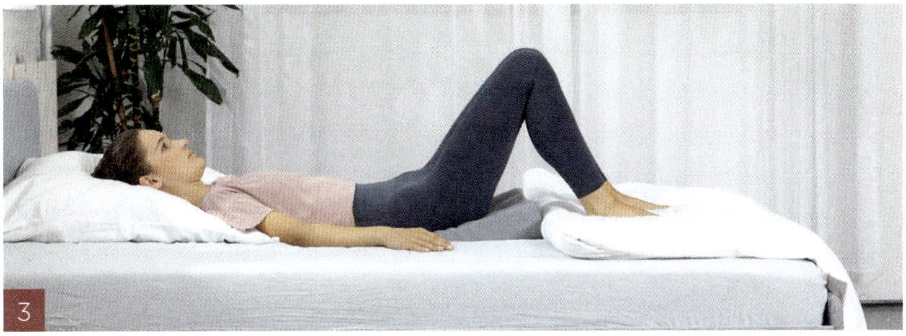
3

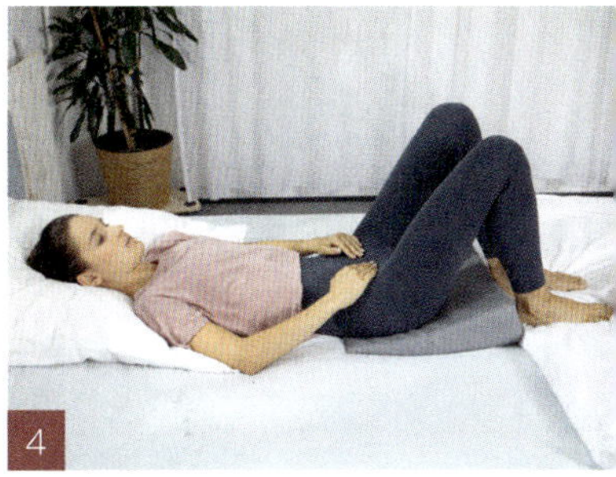
4

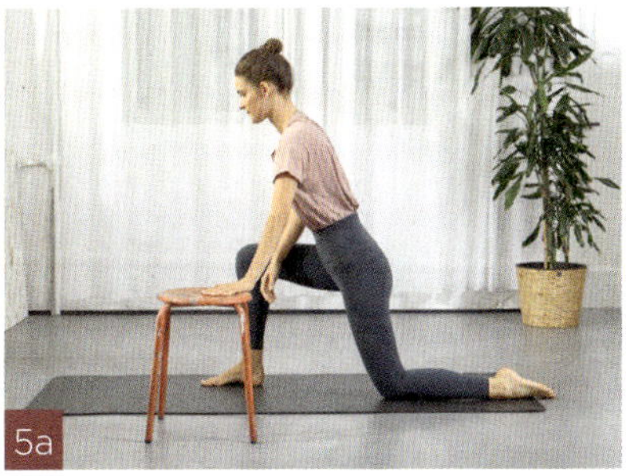
5a

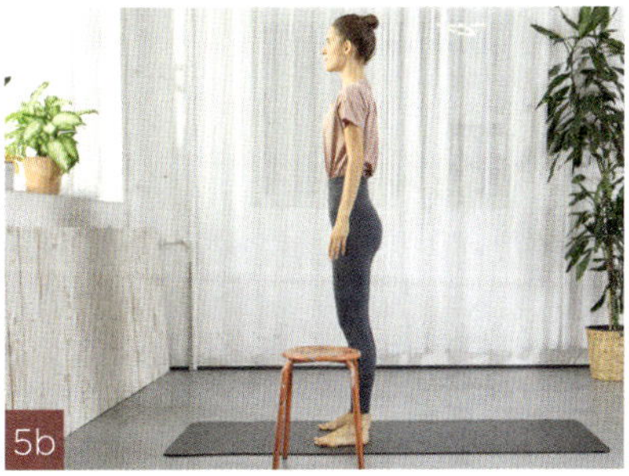
5b

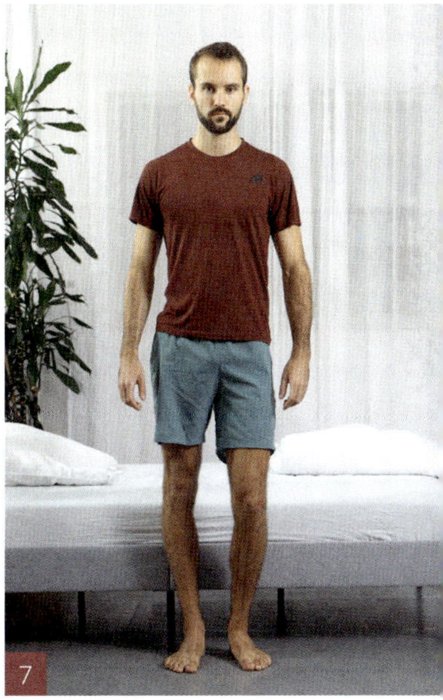
7

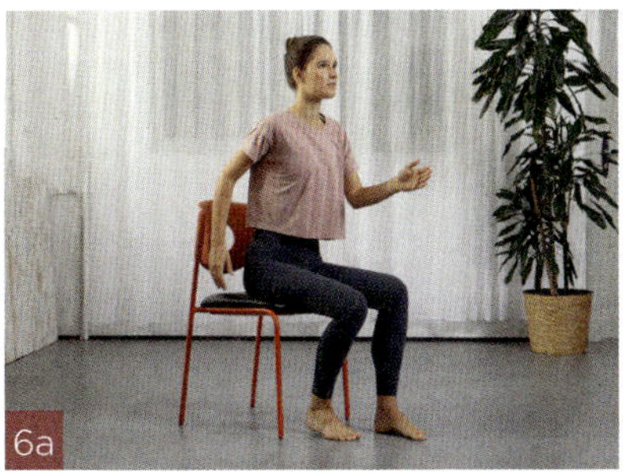
6a

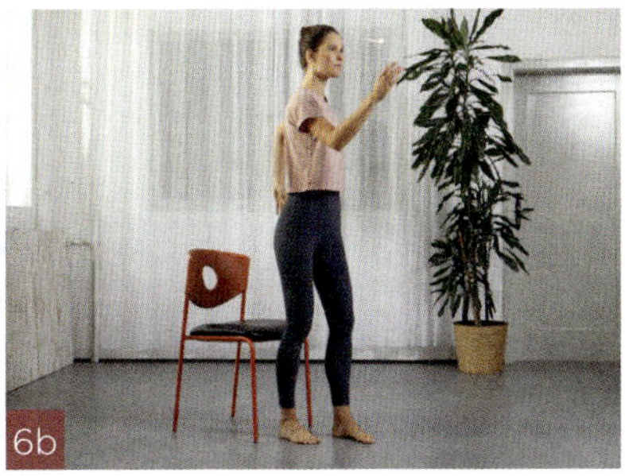
6b

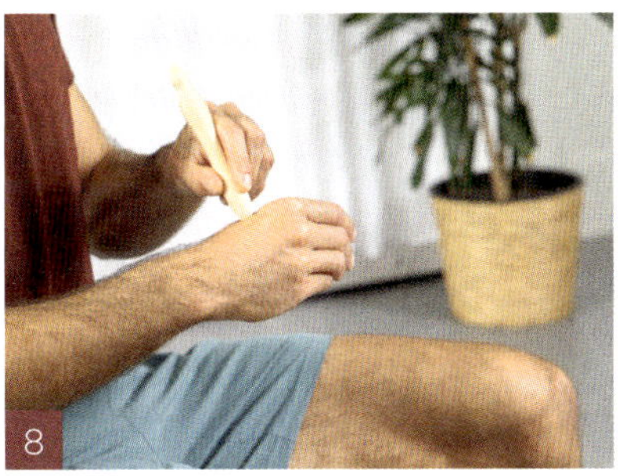
8

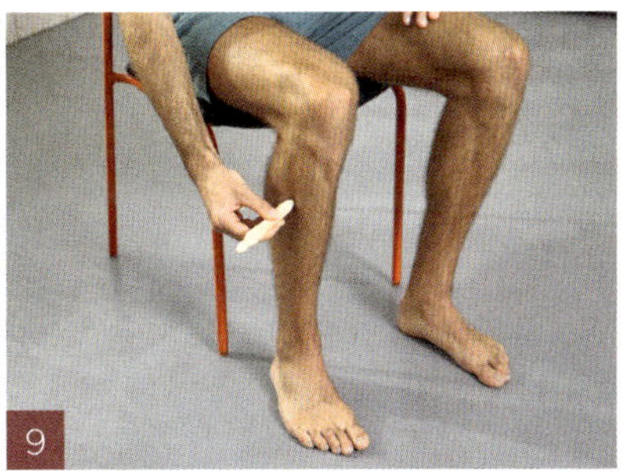
9

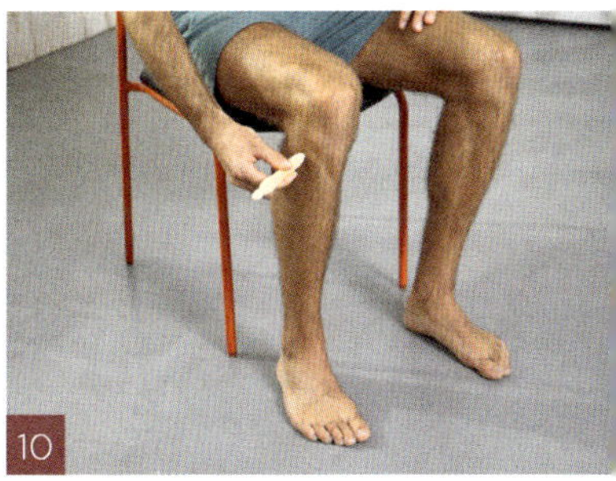
10

TAG 12

Tagesthema: Auf die Rolle

Zur Faszienlösung eignet sich eine Minifaszienrolle. Die längste Faszienbahn in Ihrem Körper beginnt unter den Fußsohlen, zieht sich über die hintere Beinseite, das Gesäß und den gesamten Rücken parallel zur Wirbelsäule bis zum Hinterkopf und endet an der Stirn. Durch das regelmäßige Rollen Ihrer Fußsohlen beleben Sie Ihre große Rückenfaszie. Sie ist in den meisten Fällen der Hauptverursacher von unspezifischen Rückenschmerzen.

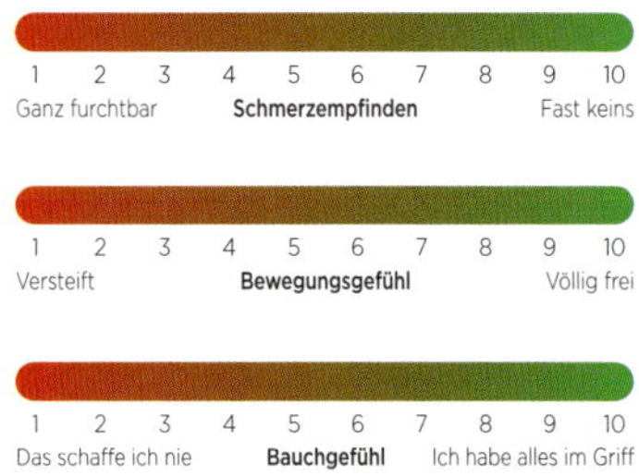

Tagesprogramm

	Übung	Wiederholung/Dauer	Seite
1	Doppelter Fußroller	3-mal	148
2	Lendenroller	3-mal	149
3	Gesäßroller	3-mal	150
4	Rückseitige Entlastungshaltung	5 Minuten	143
5	Vom Stand auf die Matte	1-mal	138
6	Entlastungslagerung mit Keilkissen	15 Minuten	140
7	Lendenwirbelsäule mobilisieren	3-mal	157
8	Von der Matte in den Stand	1-mal	139
9	Muskelpressur	3-mal	125
10	Crosstaping	1-mal	148

DIE RICHTIGE DOSIS

Denken Sie beim Faszienrollen immer an den Wohlwehschmerz. Auf der visuellen Analogskala (VAS) sollte er nicht stärker als 2 bis 3 sein (siehe Seite 22). Er wirkt gezielt, mild und zeigt bessere Effekte als das leider zu oft propagierte starke Rollen, bis blaue Flecken auftreten oder die Tränen kommen.

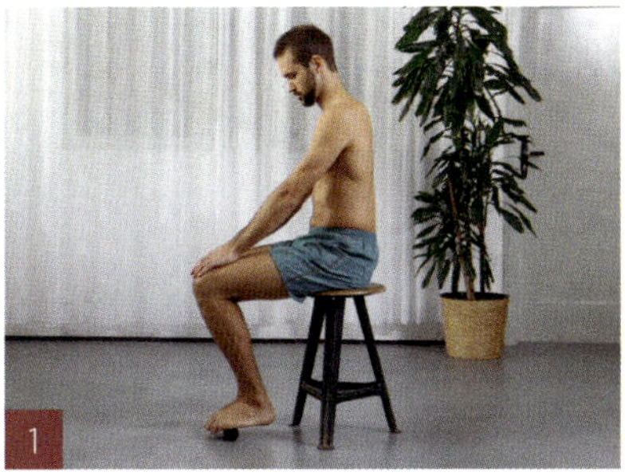
1

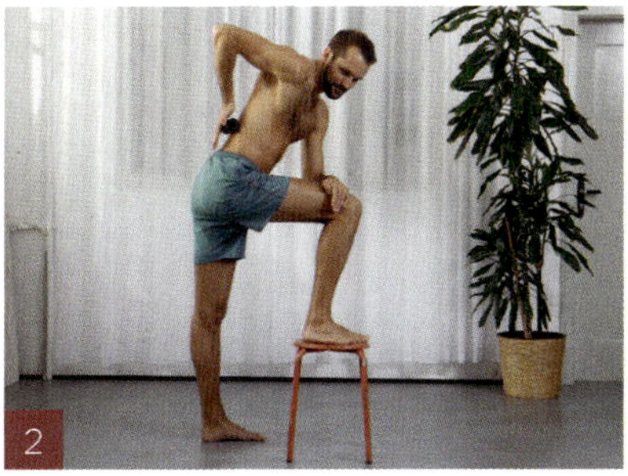
2

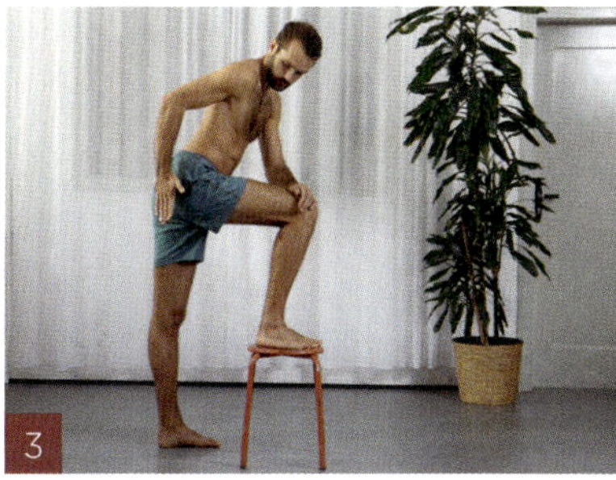
3

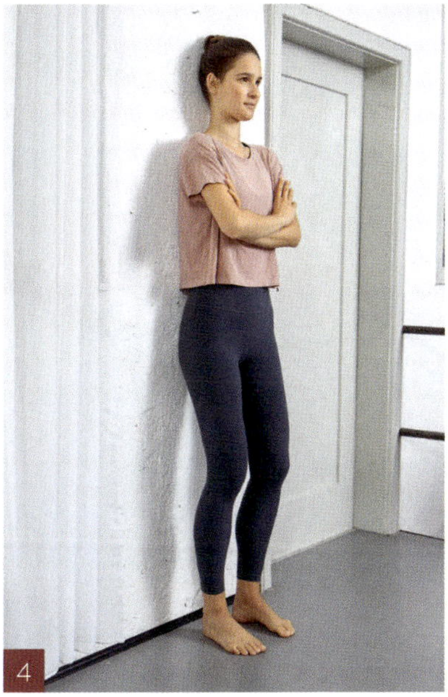
4

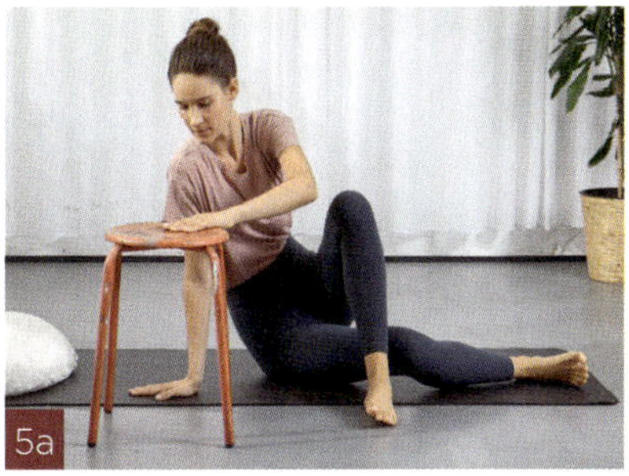
5a

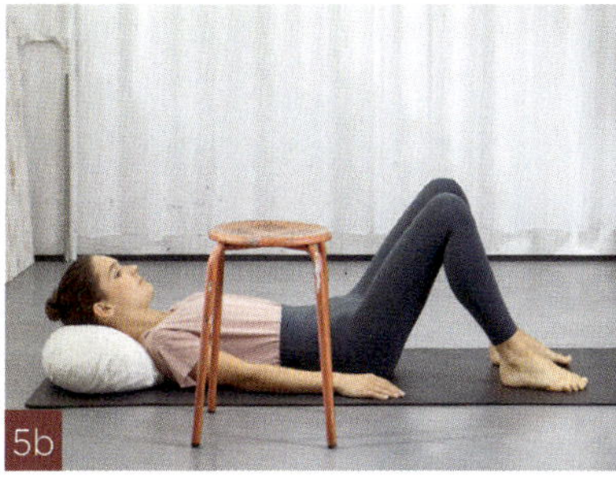
5b

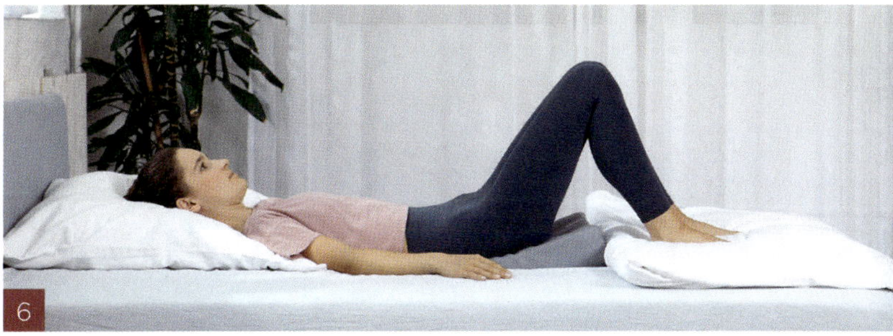
6

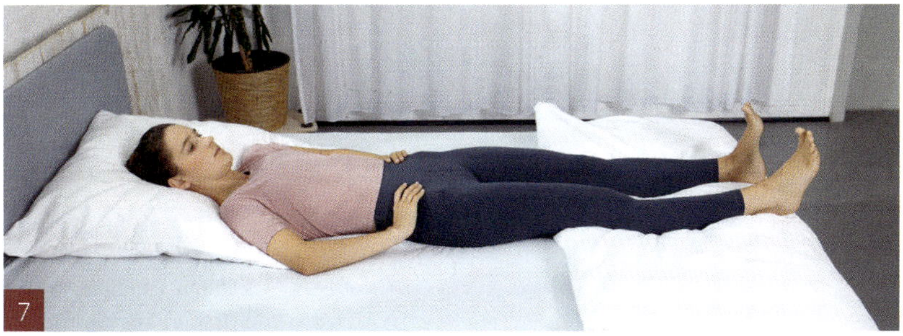
7

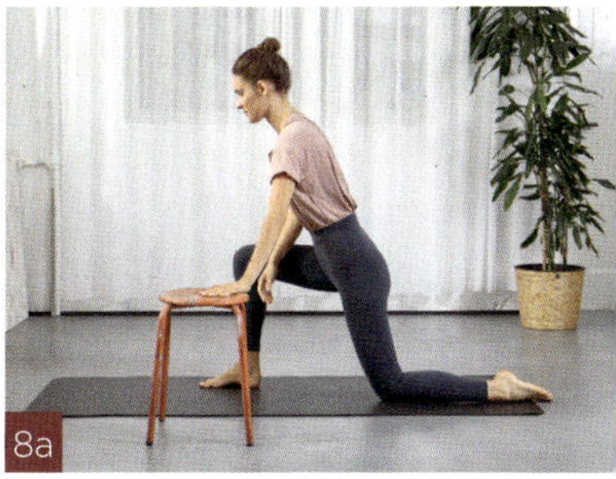
8a

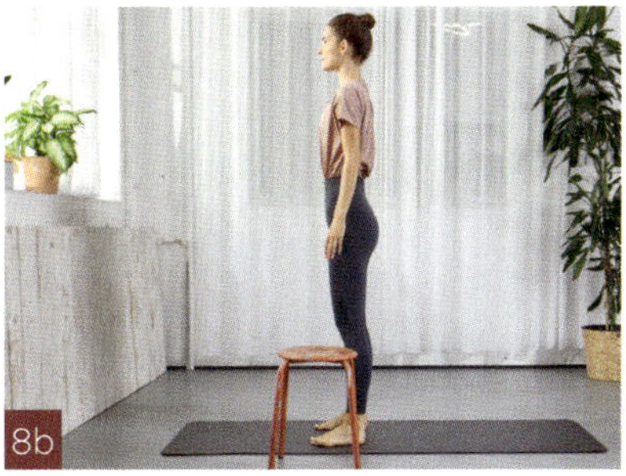
8b

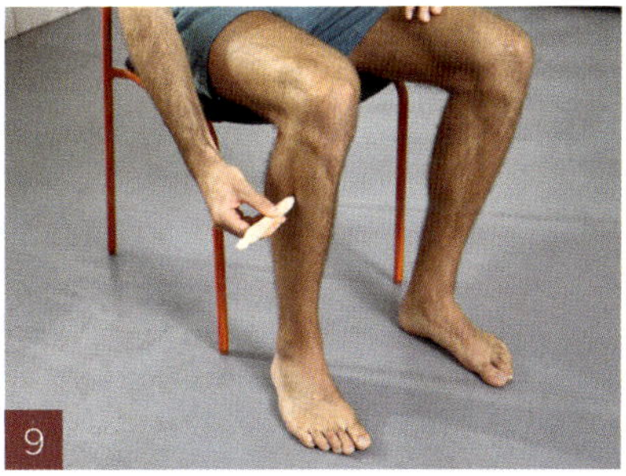
9

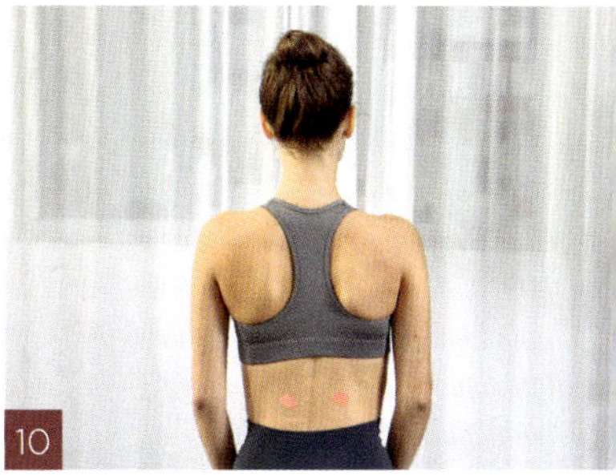
10

TAG 13

Tagesthema: Cupping, das moderne Schröpfen

Cupping ist wichtig, um die Faszien zu lösen. Das Rollen löst mit Druck die Faszien, während beim Cupping mit Unterdruck gearbeitet wird. Das dreidimensionale Fasziengewebe reagiert erstaunlich gut auf die Cups aus Biosilikon mit einem flexiblen Rand. Die herkömmlichen Schröpfgläser haben einen starren Rand und sind für die von mir vorgeschlagenen Übungen nicht geeignet.

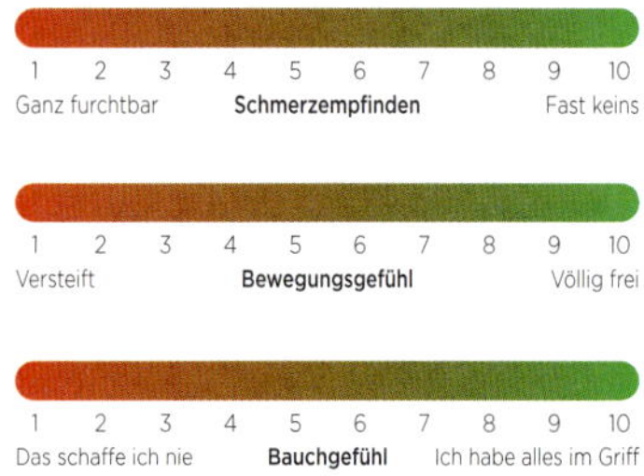

Tagesprogramm

	Übung	Wiederholung/Dauer	Seite
1	Oberschenkelcupping	3-mal	152
2	Rückencupping	3-mal	151
3	Vom Stand auf die Matte	1-mal	138
4	Liegen auf der Akupressurmatte	10–15 Minuten	130
5	Von der Matte in den Stand	1-mal	139
6	Gesunde Kniebeuge	10-mal/1 Minute Pause/3 Sets	174
7	Hip-drop	15-mal/1 Minute Pause/3 Sets	173
8	Doppelter Fußroller	3-mal	148
9	Gesäßroller	3-mal	150
10	Lendenroller	3-mal	149

FALLS SIE NOCH MEHR CUPPEN MÖCHTEN

In meinem Buch *Schmerzfrei durch Cupping* (siehe Literaturverzeichnis auf Seite 206) zeige ich mehr als 100 Anwendungen mit den Cups für den ganzen Körper.

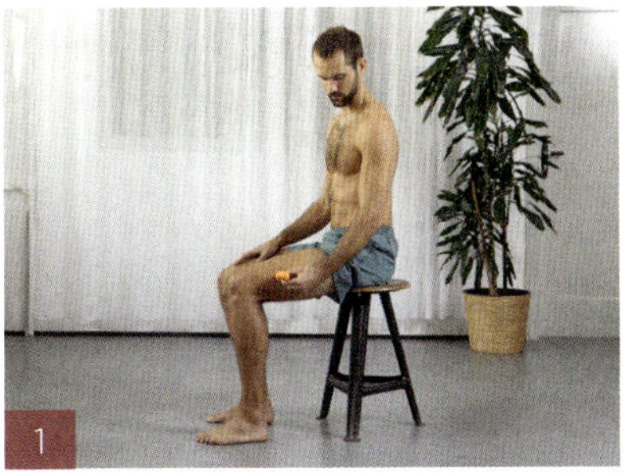
1

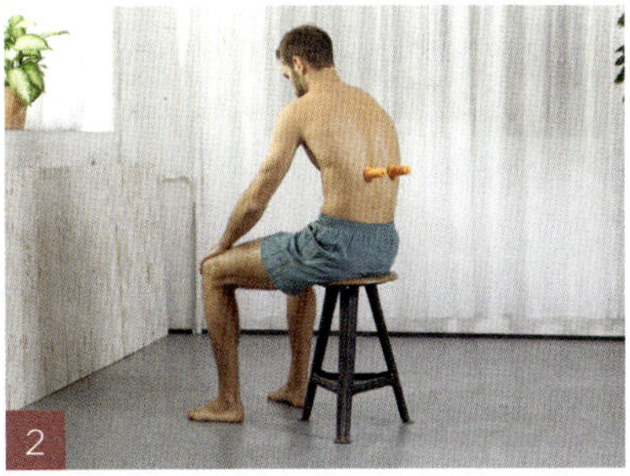
2

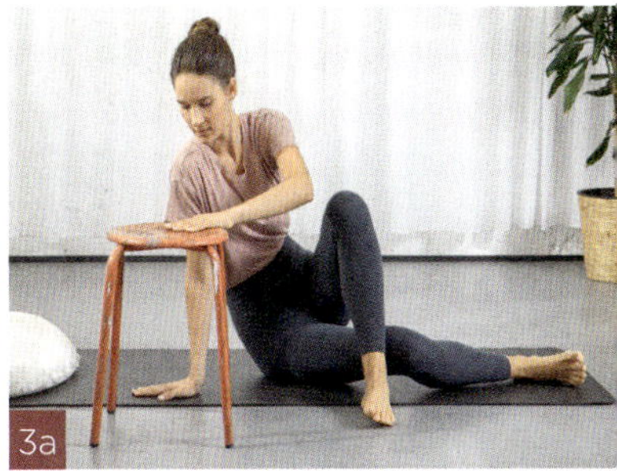
3a

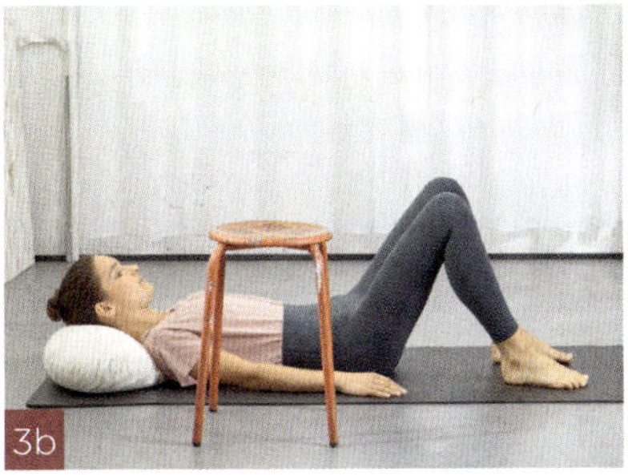
3b

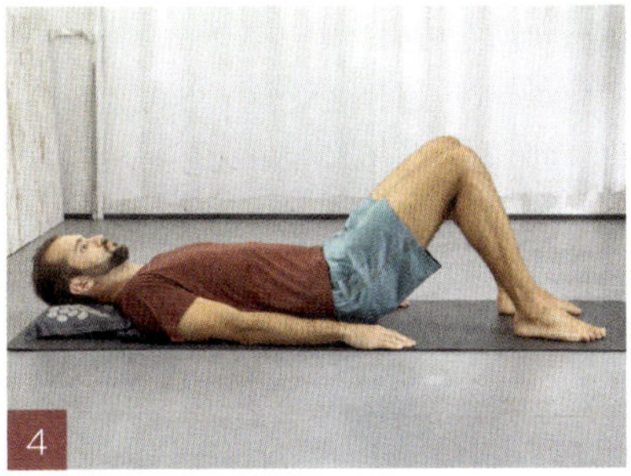
4

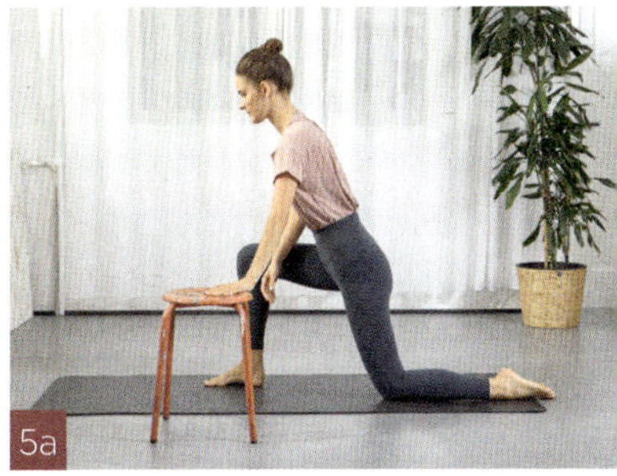
5a

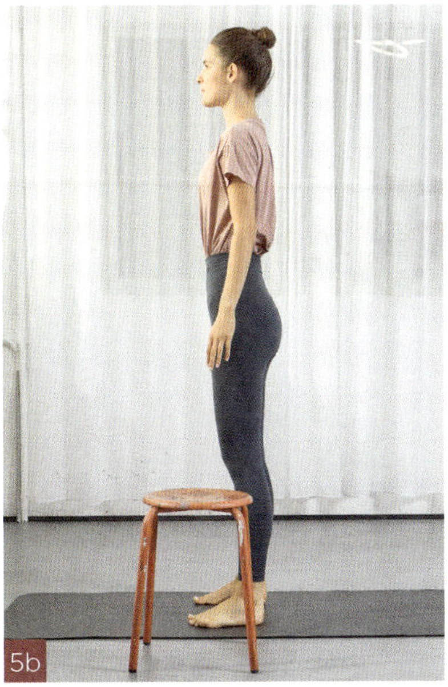
5b

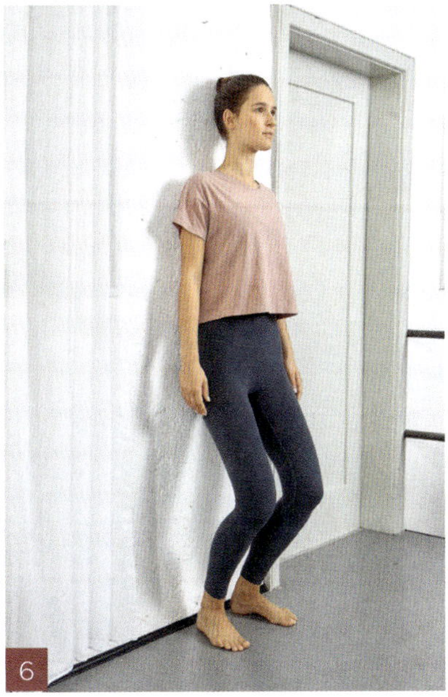
6

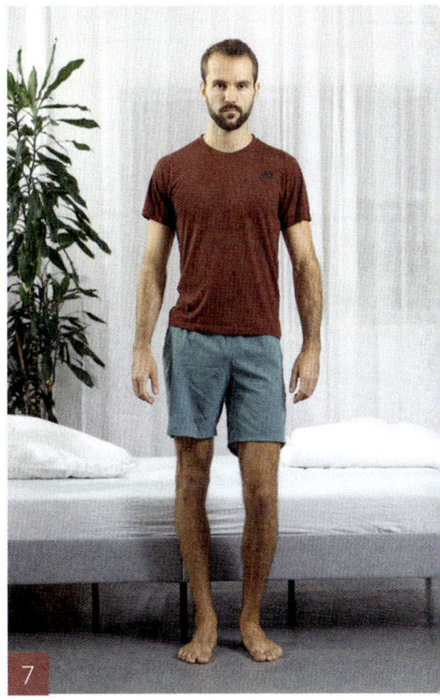
7

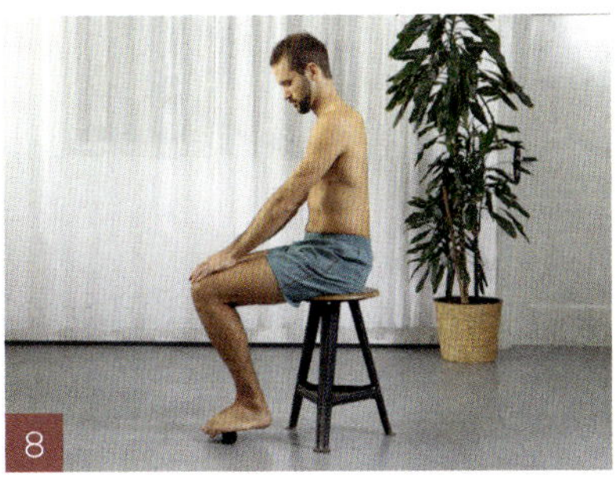
8

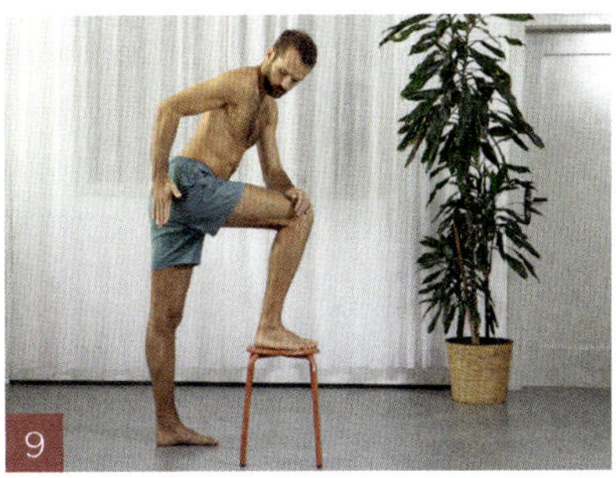
9

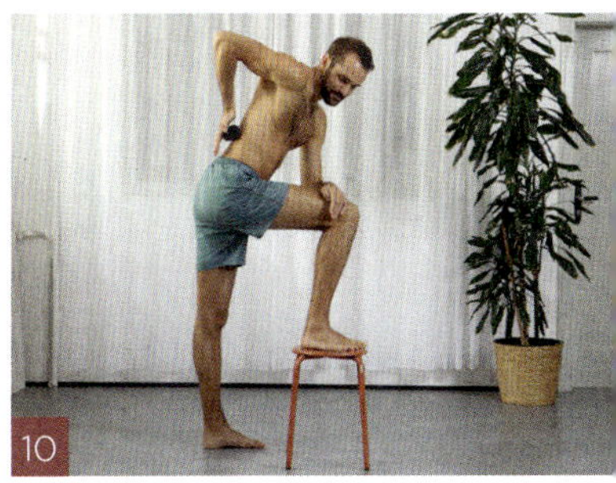
10

TAG 14

Tagesthema: Ordentlich gedehnt ist halb gewonnen

Heute ist der Dehntag für Ihre Muskeln und Faszien. Von den Waden bis zum Rückenstrecker bringen Sie peu à peu Ihre verkürzten Muskeln wieder gekonnt in Schwung und auf ihre Solllänge. Spüren Sie nach den Dehnungen die Leichtigkeit und Frische in den Beinen und dem Rücken. Suchen Sie sich einen passenden Zeitpunkt für Ihre Dehn-Challenge aus. Morgens ist die Dehnfähigkeit geringer als abends – das nur zu Ihrer Information. Die Auswirkung auf Ihre Muskeln ist tageszeitunabhängig.

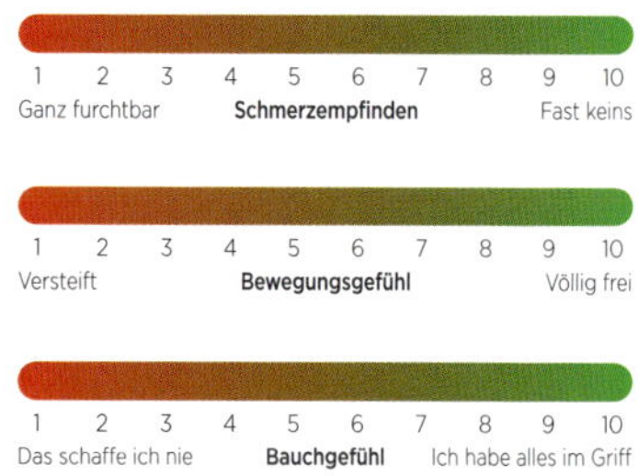

Tagesprogramm

	Übung	Wiederholung/Dauer	Seite
1	Wadendehnung	1 Minute	180
2	Hamstring-Dehnung	1 Minute	177
3	Adduktorendehnung	1 Minute	179
4	Iliopsoasdehnung	1 Minute	175
5	Hip-drop	15-mal/1 Minute Pause/3 Sets	173
6	Vom Stand auf die Matte	1-mal	138
7	Liegen auf der Akupressurmatte	1-mal	130
8	Becken mobilisieren	10-mal	156
9	Von der Matte in den Stand	1-mal	139
10	Oberschenkelcupping	3-mal	152

DEHNEN, ABER RICHTIG

Sie wissen ja: Fünfmal pro Woche nur einmal und eine Minute lang den verkürzten Muskel zu dehnen, bringt binnen vier Wochen den gewünschten Erfolg. Suchen Sie sich zwei Tage aus, an denen Sie nicht dehnen. Das hilft dem Gewebe, sich wieder neu zu organisieren. Beim Dehnen ist der Wohlwehschmerz gewünscht. Sie spüren: »Ja, das ist genau die richtige Stelle, das tut mir gut und zieht ein wenig.« Auf der Schmerzskala ist dieser Schmerz zwischen 2 und 3 einzuordnen (siehe Seite 22).

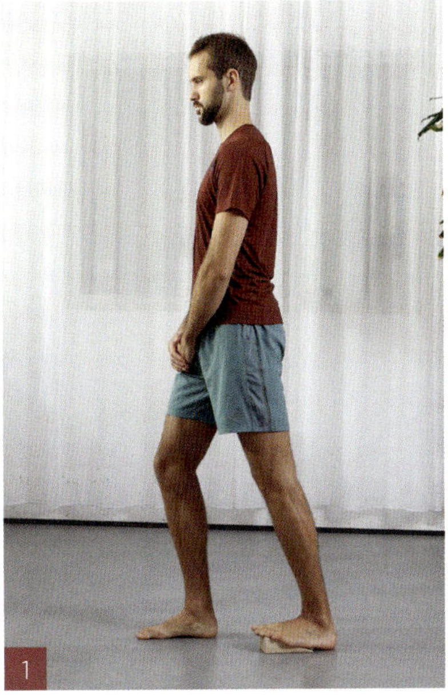
1

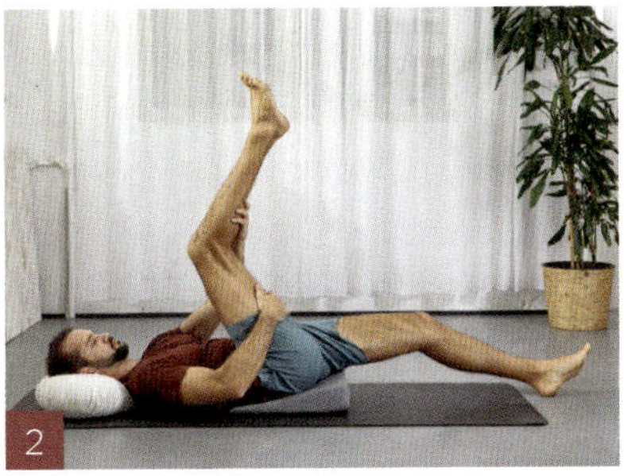
2

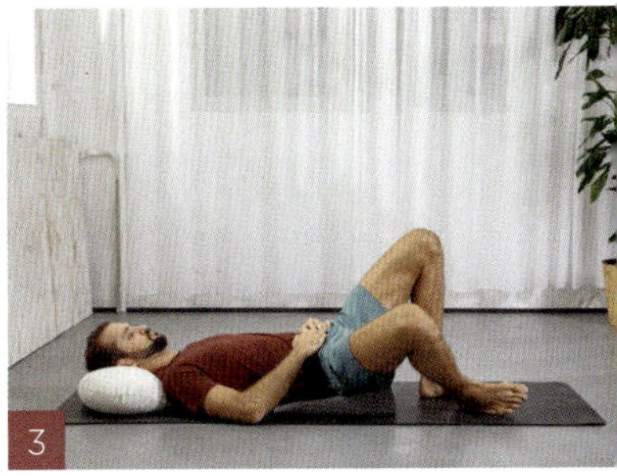
3

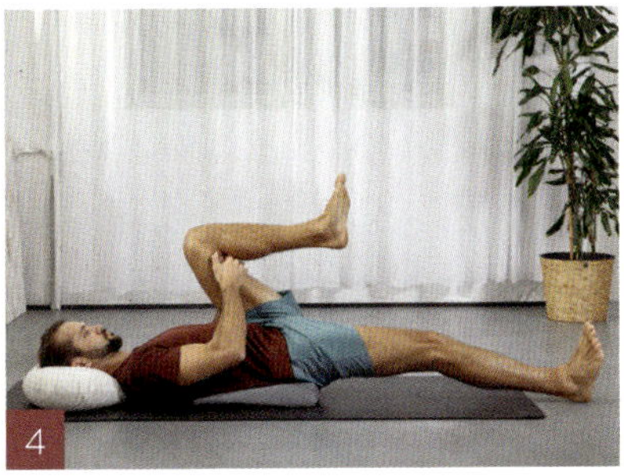
4

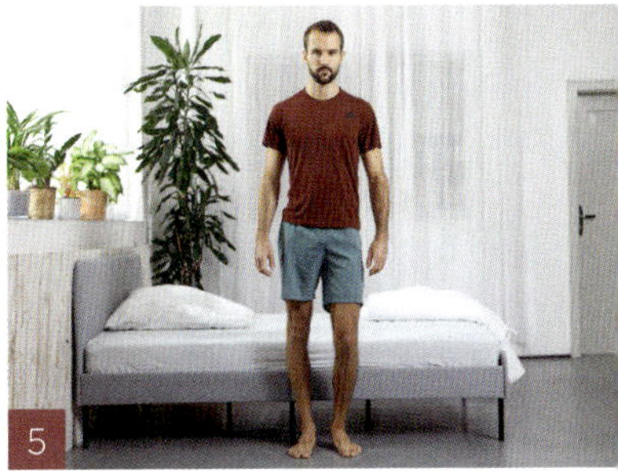
5

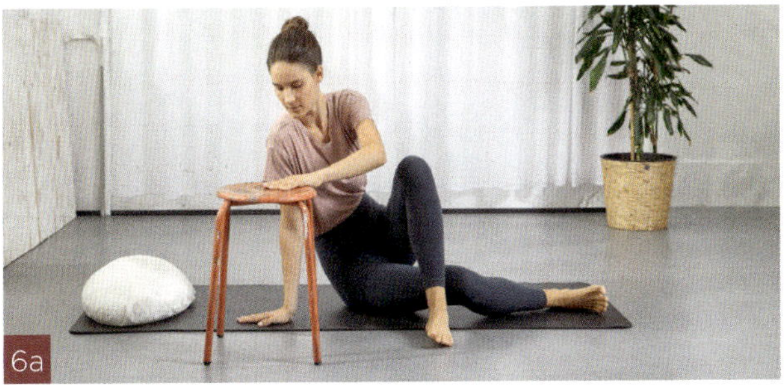
6a

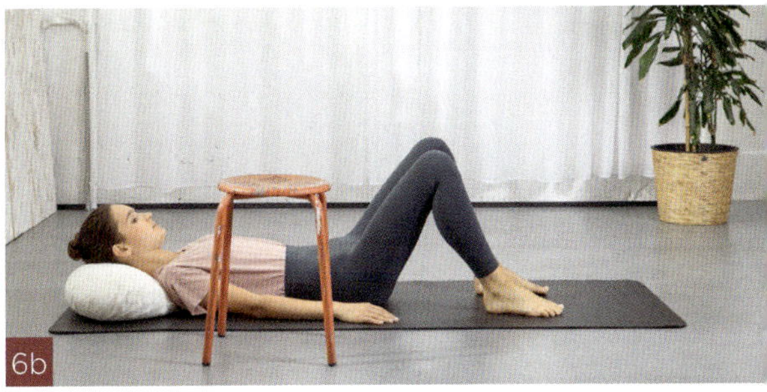
6b

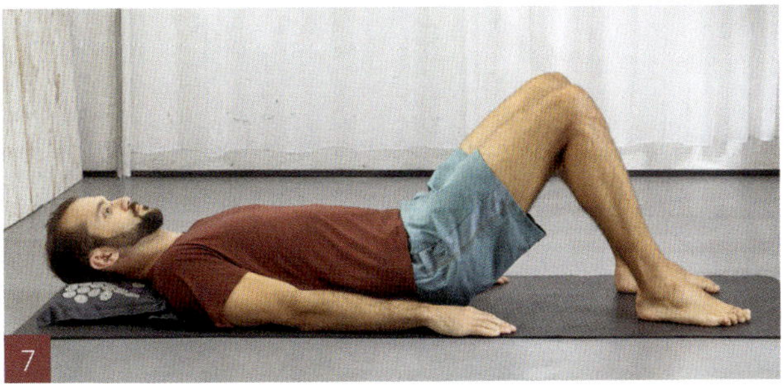
7

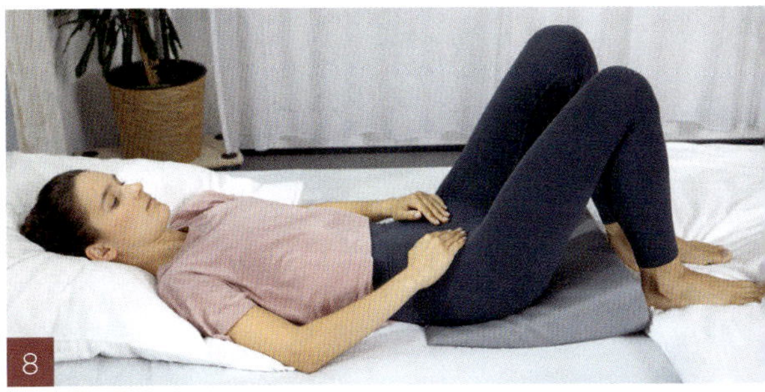
8

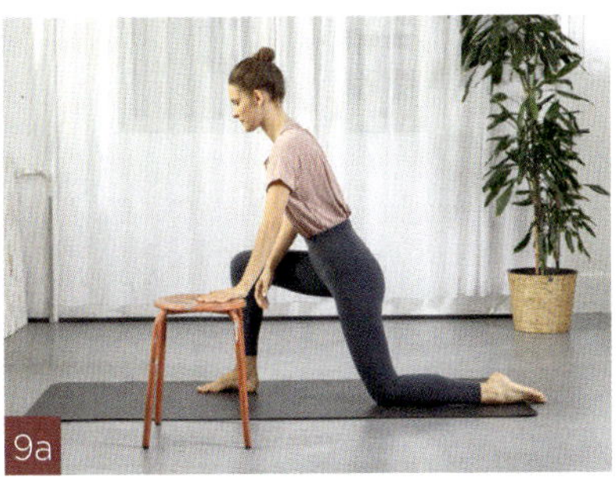
9a

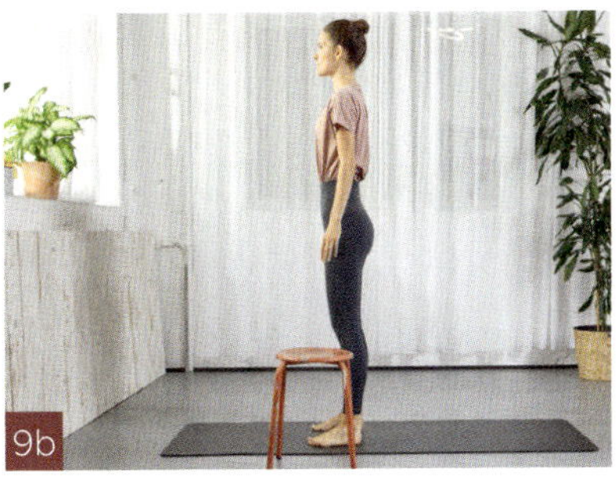
9b

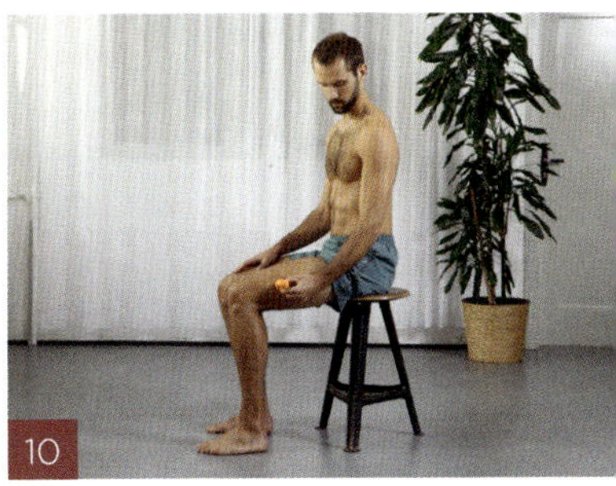
10

WOCHE 3: DIE ZUVERSICHTSWOCHE

Nach der Vorsicht und der Rücksicht kommt jetzt die Zuversicht in Riesenschritten ins Spiel. Legen Sie los und werfen Sie immer wieder einen Blick auf Ihr Erfolgsdiagramm, ob auch alle drei Linien nach rechts oben zeigen.

TAG 15

Tagesthema: Wackeln trainiert

Auf starrem Untergrund bewegen Sie sich mobil und ausgleichend. Auf beweglichem Grund stabilisiert sich Ihr Körper. Deswegen ist die flexible Matte ein wunderbares Übungsfeld. Wenn Sie darauf stehen, verändern sich Ihr Fix- und Ihr Mobilpunkt. Das trainiert die Schnellkraft, die Koordination und den Gleichgewichtssinn.

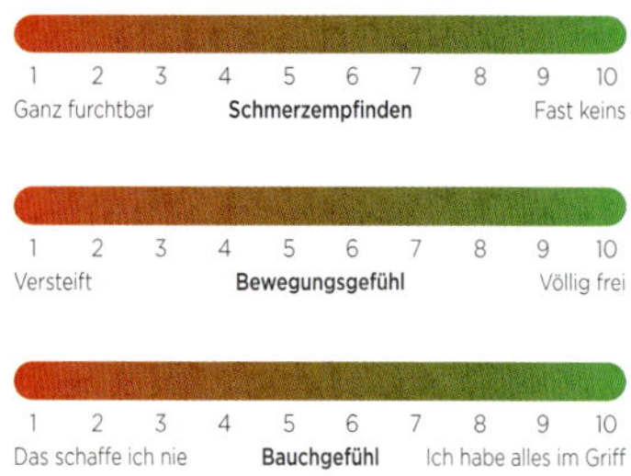

Tagesprogramm

	Übung	Wiederholung/Dauer	Seite
1	Stand auf der Flexmatte	3-mal für 3 Minuten	178
2	Hackebeilchen auf der Flexmatte	10 Reps/10 Sekunden Pause/3 Sets	183
3	Gesunde Kniebeuge	10 Reps/10 Sekunden Pause/3 Sets	174
4	Russenhocke-Entlastungshaltung	3-mal	144
5	Kinesiotaping auf Lendenwirbelsäule und Iliosakralgelenk	1-mal	147
6	Vom Stand auf die Matte	1-mal	138
7	Liegen auf der Akupressurmatte	15 Minuten	130
8	Becken mobilisieren	10-mal	156
9	Von der Matte in den Stand	1-mal	139
10	Wärmflasche/Coolpack	1-mal	129

HERUNTER UND WIEDER HERAUF

Die Gleichgewichts- und Koordinationsübungen helfen Ihnen auch beim Transfer auf den Boden und zurück in den Stand. Spüren Sie Ihren Erfolgen täglich nach.

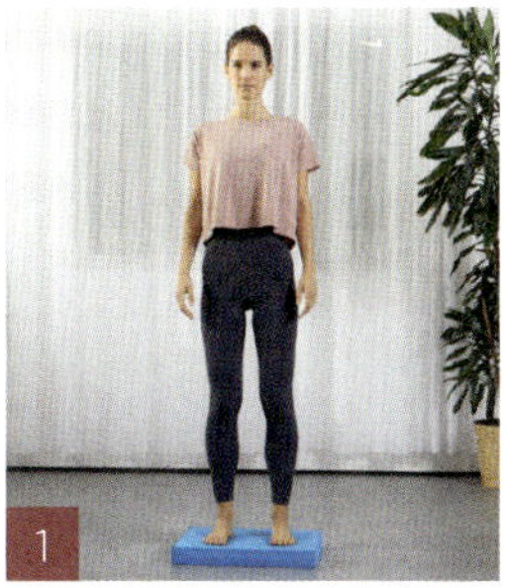
1

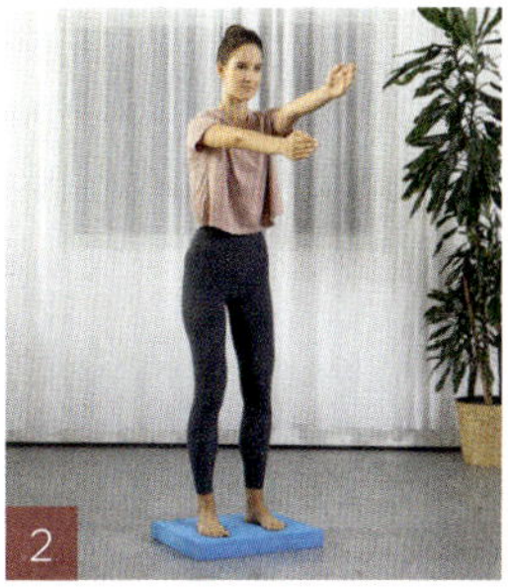
2

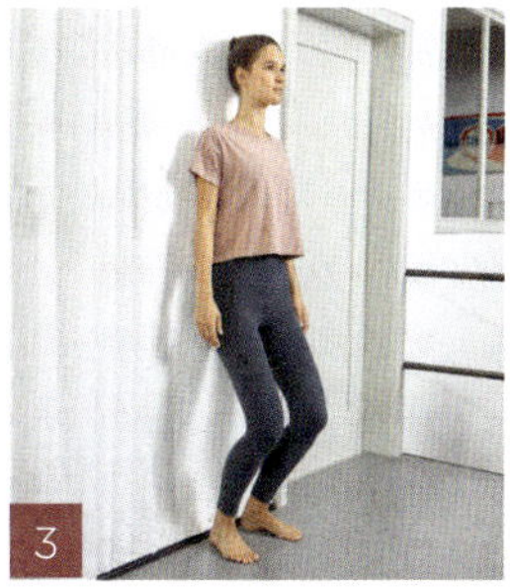
3

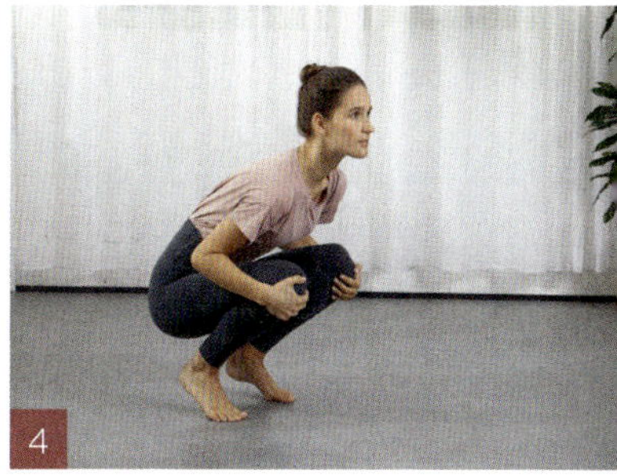
4

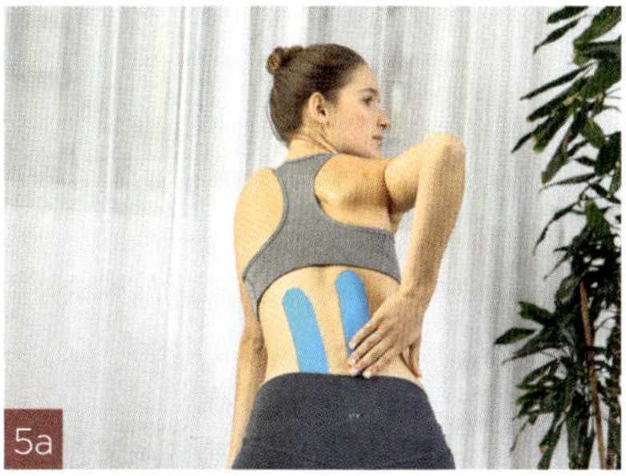
5a

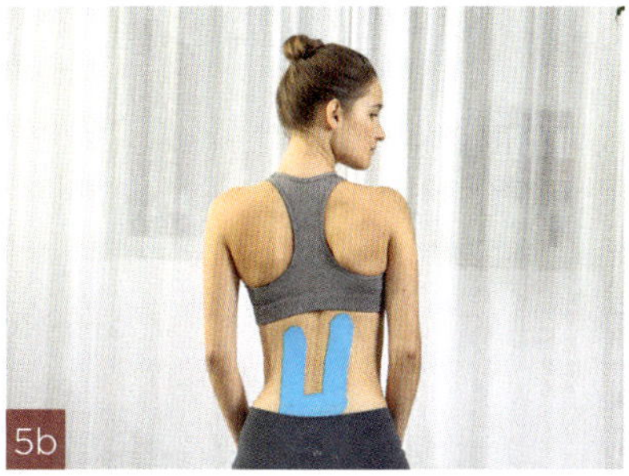
5b

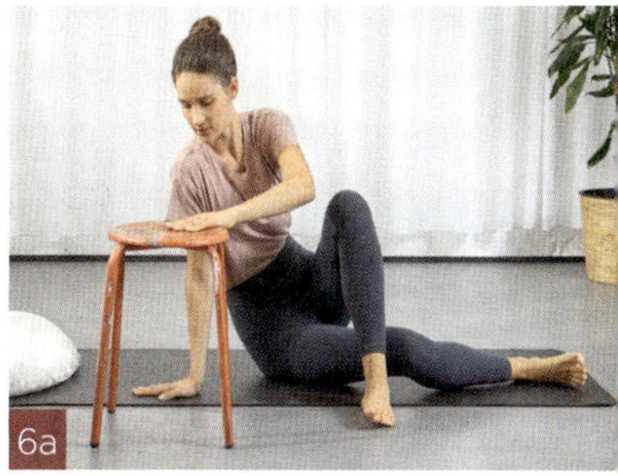
6a

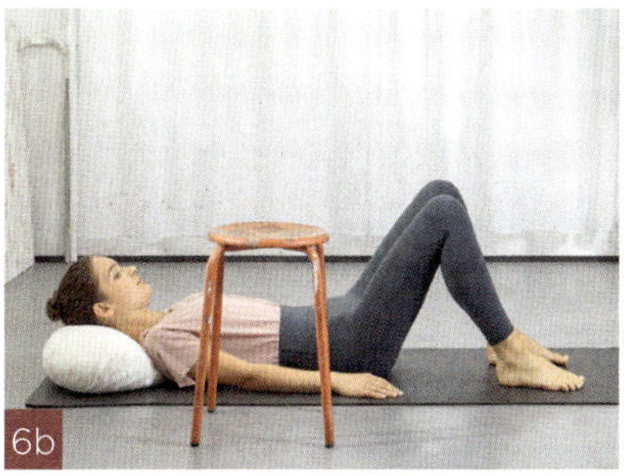
6b

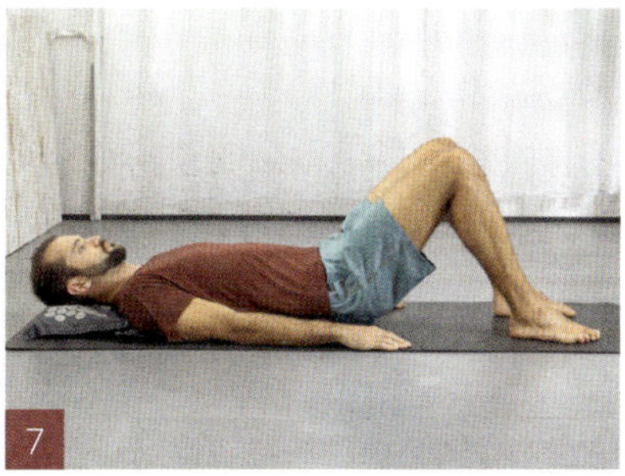
7

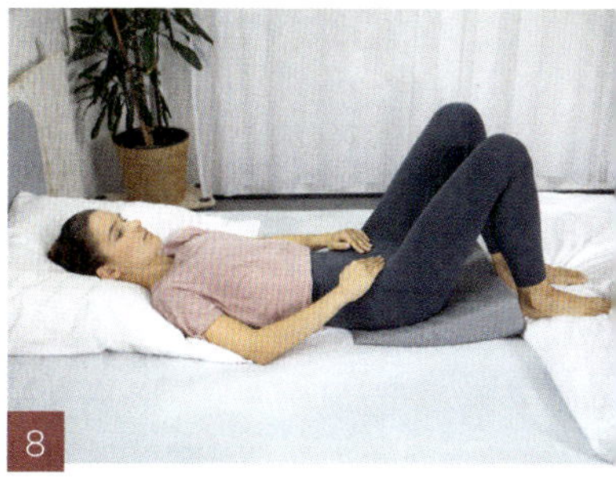
8

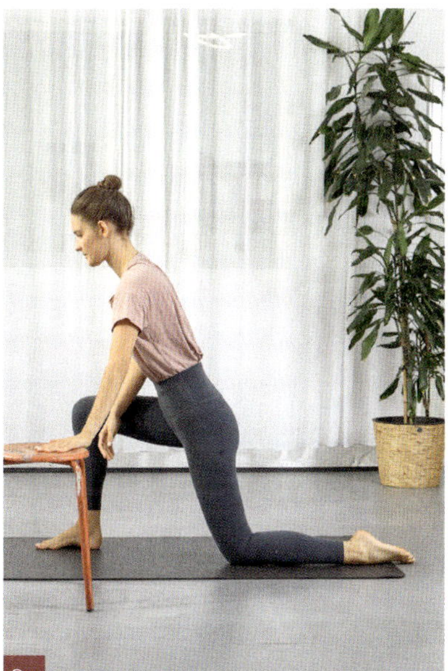
9a

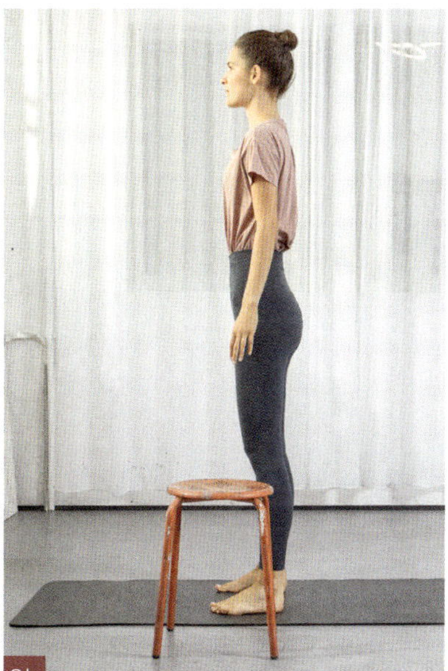
9b

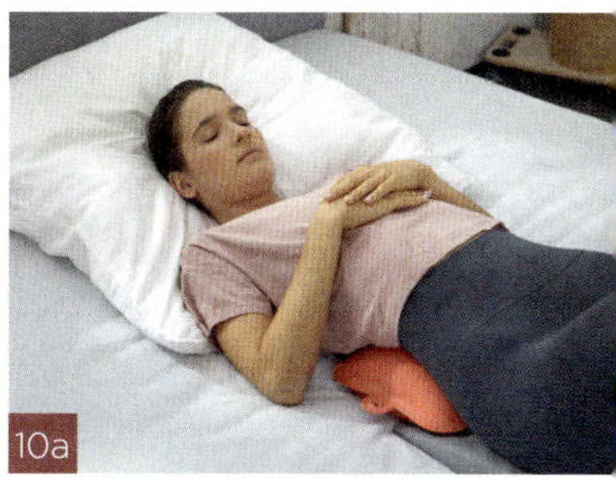
10a

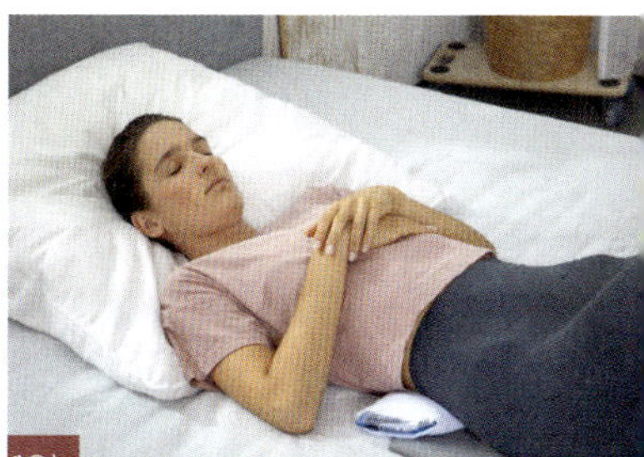
10b

TAG 16

Tagesthema: Geben Sie sich mal wieder Feedback!

Wie sieht es mit Ihren Tagesroutinen aus? Sind Sie übungsmäßig noch eher beim Betttraining oder schon mehr auf den Beinen? Klappen Bücken, Heben und Tragen zunehmend besser und ohne Schmerzen? Halten Sie sich beim Zähneputzen und in der Küche rückenfreundlich? Tunen Sie heute noch einmal etwas nach!

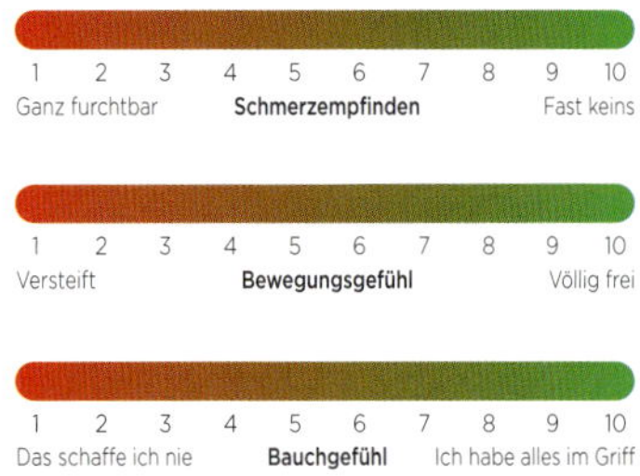

Tagesprogramm

	Übung	Wiederholung/Dauer	Seite
1	Richtig ins Bett gehen	2-mal	131
2	Von der Rücken- in die Bauchlage drehen	3-mal	133
3	Fersensitz	5-mal	168
4	In Schrittstellung aufstehen	3-mal	137
5	Aufstützen auf der Bettkante	2-mal	136
6	Zähne putzen und gurgeln	2-mal	120
7	Hausarbeiten	2-mal	117
8	Lasten heben	2-mal	116
9	Schuhe binden	2-mal	114
10	Liegen auf der Akupressurmatte	1-mal	130

SITZEN SIE SCHON RICHTIG ODER LÜMMELN SIE NOCH?

Rückenschulung braucht Übung und Zeit. Gut ist es, wenn Sie langsam und sicher vorankommen. So bauen Sie alte Bewegungsmuster systematisch ab.

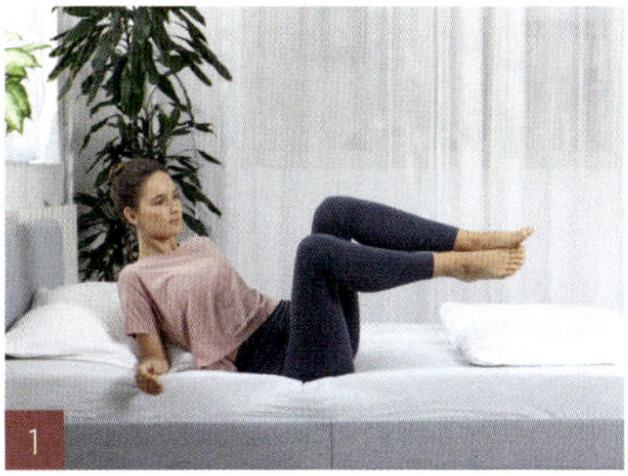
1

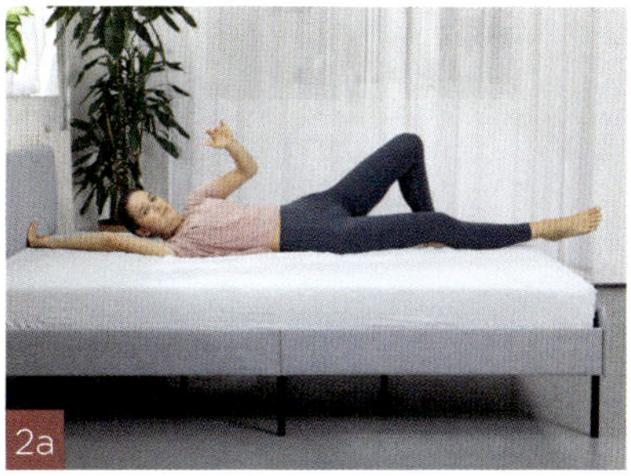
2a

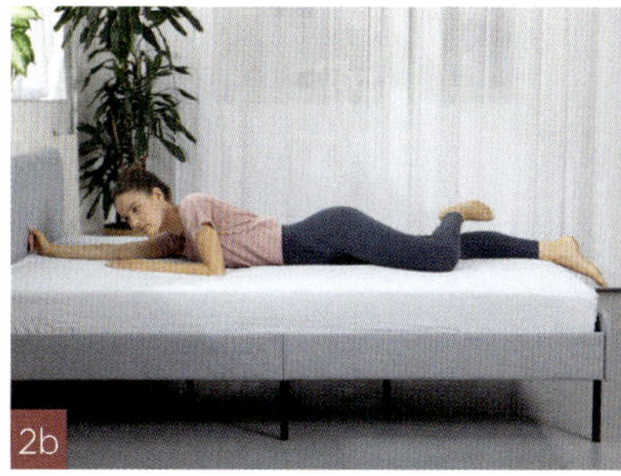
2b

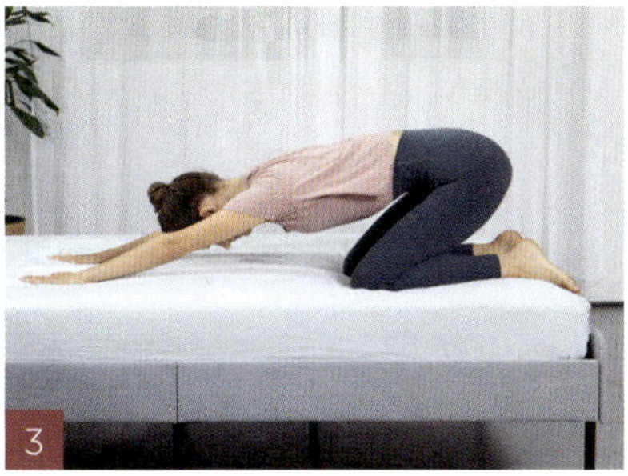
3

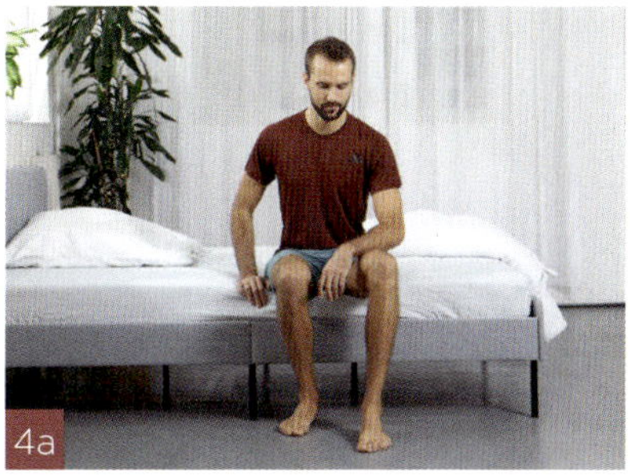
4a

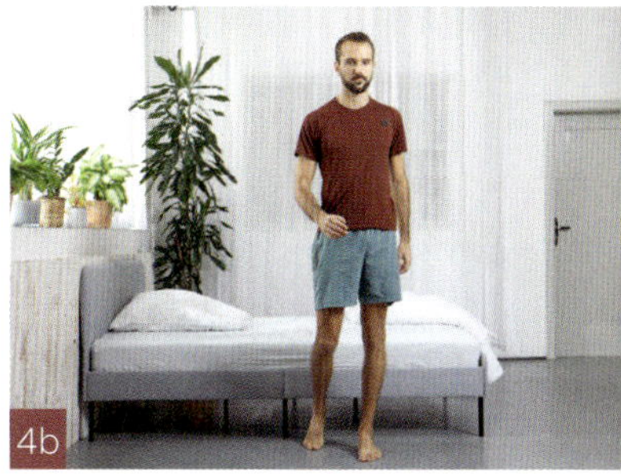
4b

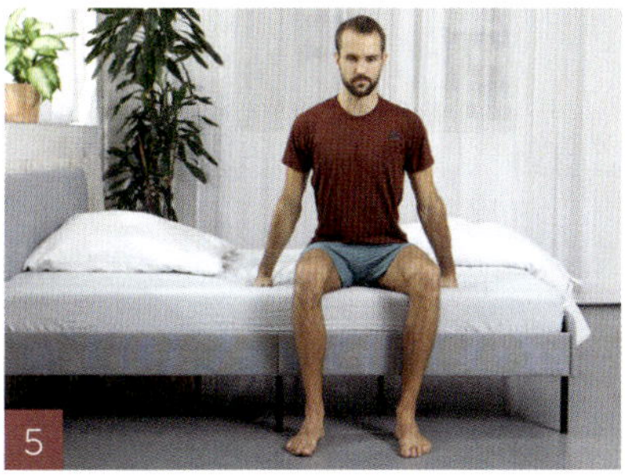
5

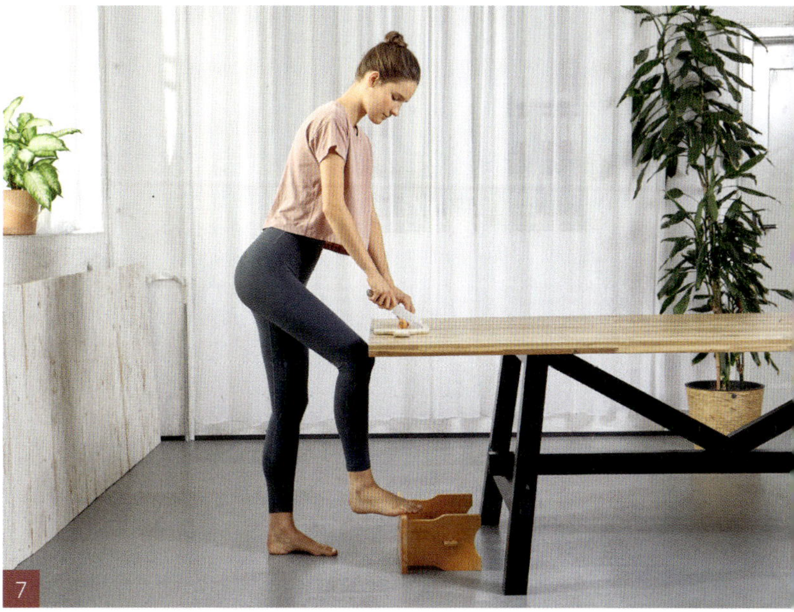
7

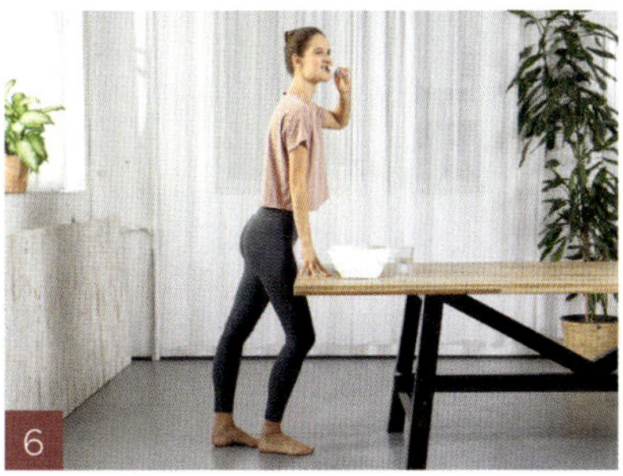
6

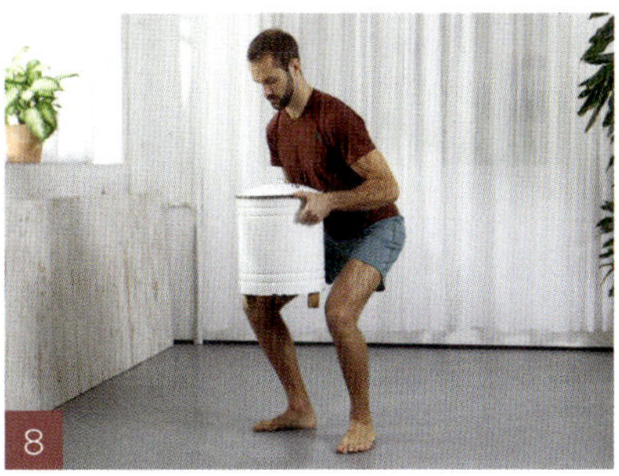
8

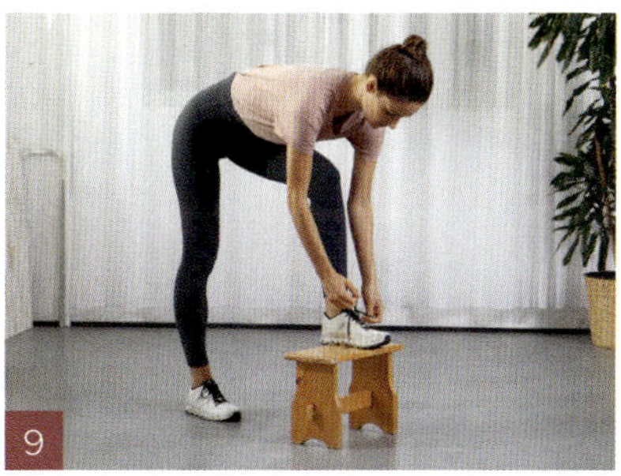
9

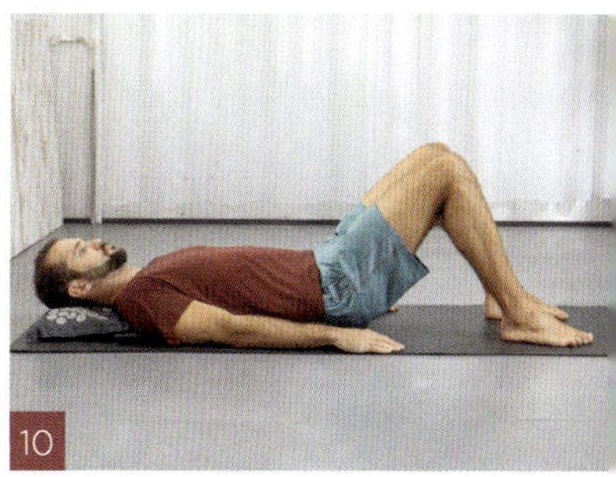
10

TAG 17

Tagesthema: Ihr Rücken-Quickie

Lernen Sie heute den Rücken-Quickie für Ihre Alltagsroutine kennen. Diese Übungsabfolge bewegt Ihren Rücken sanft und sicher in all seine sechs Bewegungsrichtungen: Streckung, Beugung, Seitneige rechts, Seitneige links sowie Rotation rechts und Rotation links. Die Reihenfolge ist so einfach und einprägsam, dass sie immer und überall in Ihren Alltag eingebaut werden kann. Beginnen Sie mit drei Wiederholungen des Zyklus, später können Sie die Anzahl beliebig steigern.

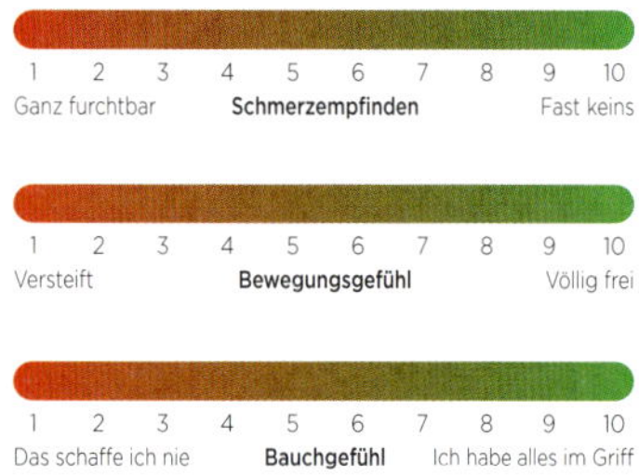

Tagesprogramm			
	Übung	Wiederholung/Dauer	Seite
1	Rund um die Wirbelsäule	3-mal	186

DEM WIRBELSÄULEN-QUICKIE NACHSPÜREN

Spüren Sie vor dem Beginn in Ihren Körper und vergleichen Sie Ihr Empfinden nach dem Üben. Meist vertieft sich als Zusatzeffekt auch angenehm Ihre Atmung.

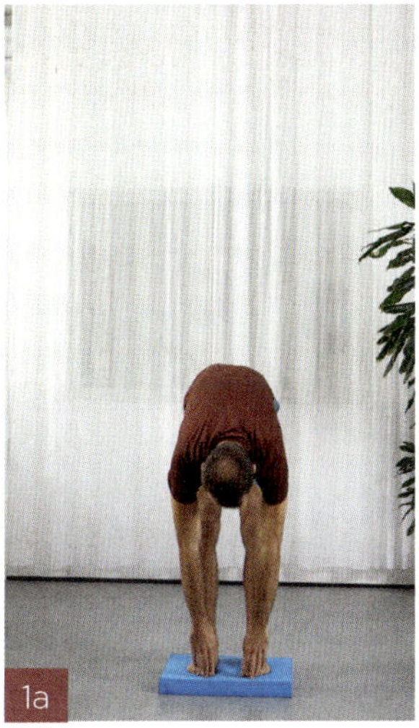
1a

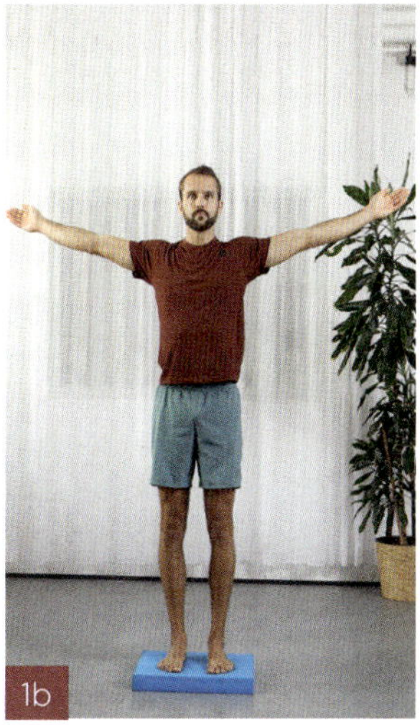
1b

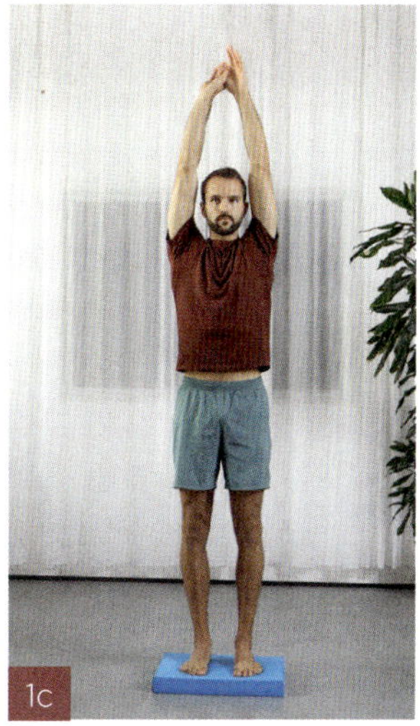
1c

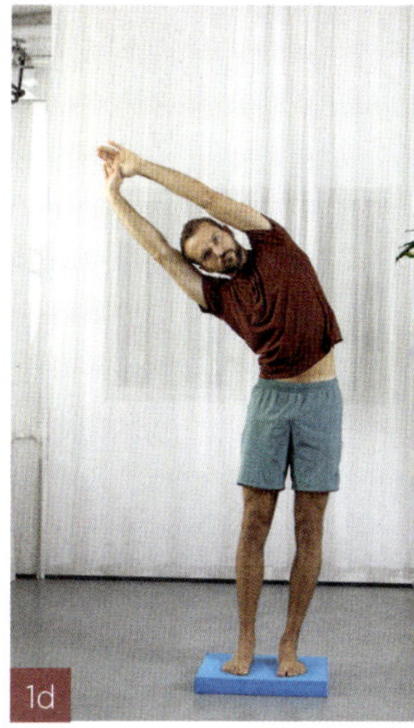
1d

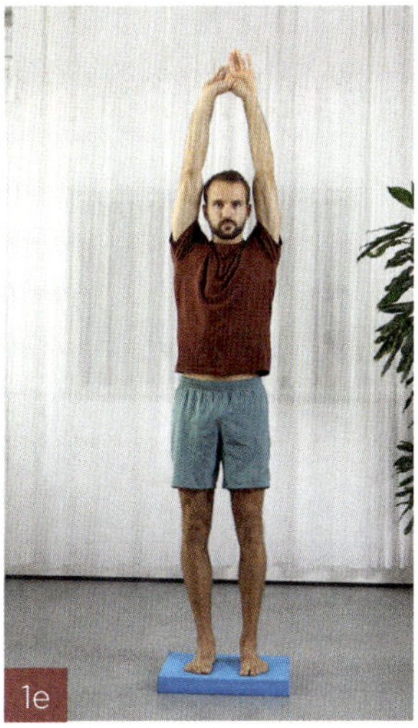
1e

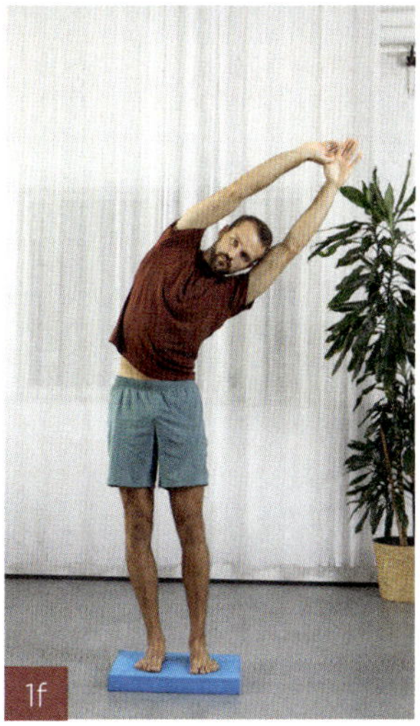
1f

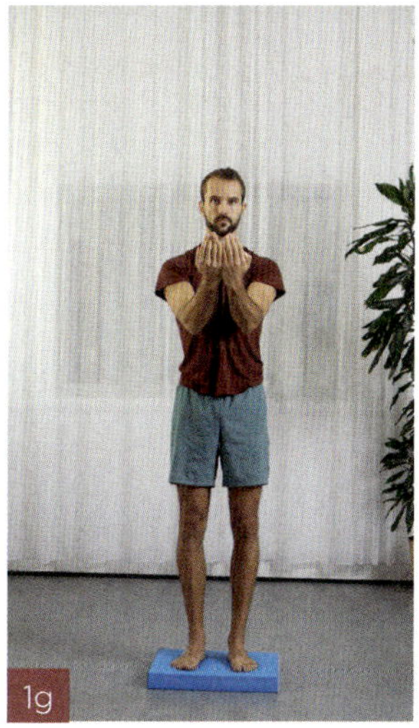
1g

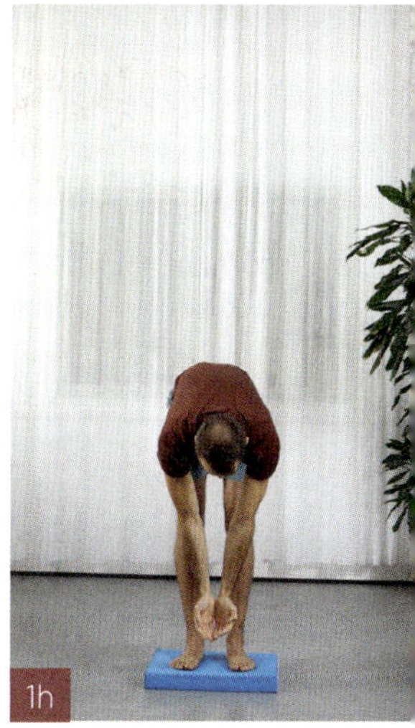
1h

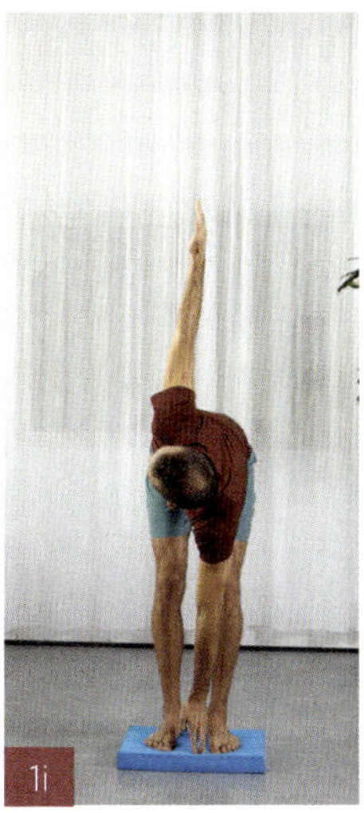
1i

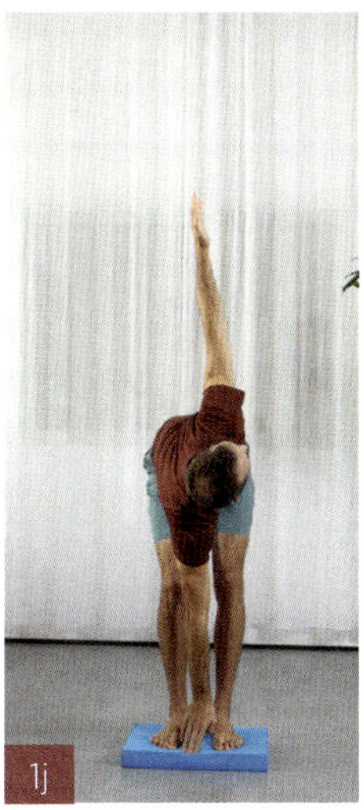
1j

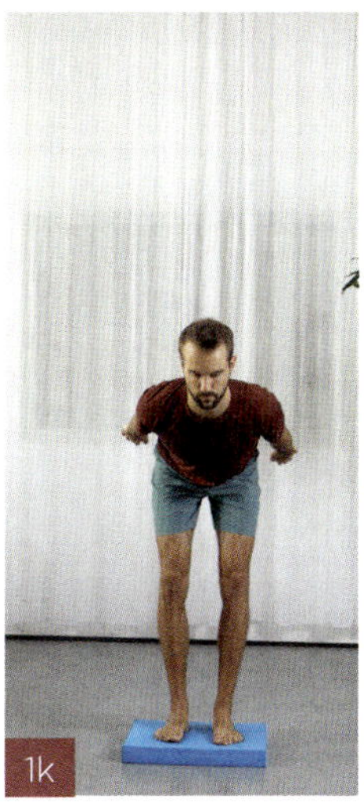
1k

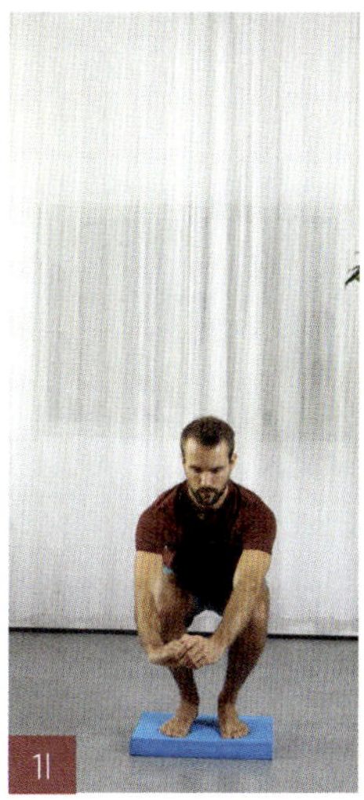
1l

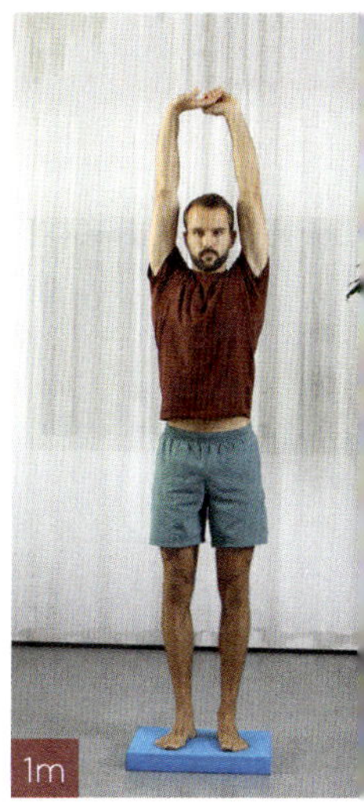
1m

TAG 18

Tagesthema: Stretching im Stand

Je besser es Ihrem Rücken geht, desto besser können Sie die auf der Matte gelernten Übungen im Stand ausführen. Das hat den Vorteil, immer und überall stretchen zu können. Im Haus oder an Ihrem Arbeitsplatz sind individuelle Möglichkeiten vorhanden. Im Freien können Sie beispielsweise eine Parkbank, eine Baumwurzel oder einen Picknickplatz als Workout-Gerät benutzen.

1 2 3 4 5 6 7 8 9 10
Ganz furchtbar **Schmerzempfinden** Fast keins

1 2 3 4 5 6 7 8 9 10
Versteift **Bewegungsgefühl** Völlig frei

1 2 3 4 5 6 7 8 9 10
Das schaffe ich nie **Bauchgefühl** Ich habe alles im Griff

Tagesprogramm

	Übung	Wiederholung/Dauer	Seite
1	Wadendehnung	1 Minute	180
2	Iliopsoasdehnung	1 Minute	175
3	Hamstring-Dehnung	1 Minute	177
4	Adduktorendehnung	1 Minute	179
5	Hip-drop	15 Reps/30 Sekunden Pause/3 Sets	173
6	Gesunde Kniebeuge	15 Reps/30 Sekunden Pause/3 Sets	174
7	Oberschenkelcupping	1-mal	152
8	Rückencupping	1-mal	151
9	Muskelpressur	1-mal	125
10	Rund um die Wirbelsäule	3-mal	186

MUSKELVERKÜRZUNGEN IN 20 MINUTEN AUFHEBEN

Die Formel für medizinisches Stretchen lautet: Harren Sie in der gedehnten Position eine Minute lang aus. Dabei sollten Sie nicht federn oder wippen. Üben Sie fünfmal in der Woche und an zwei auseinanderliegenden Tagen. Behalten Sie vier Wochen lang dieses Konzept bei.

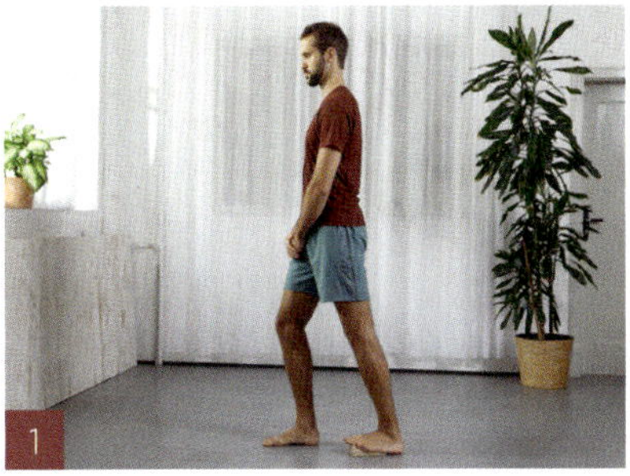
1

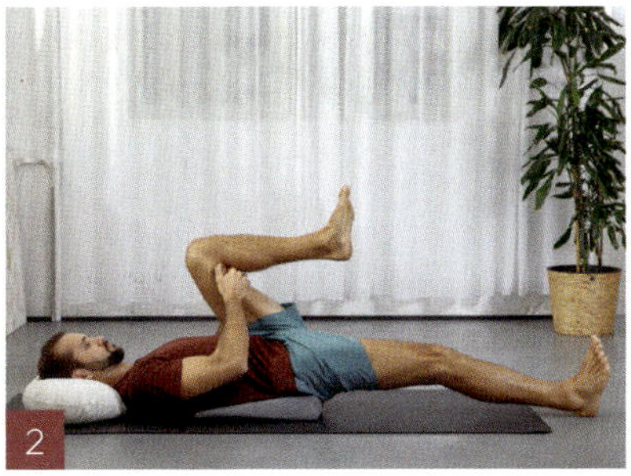
2

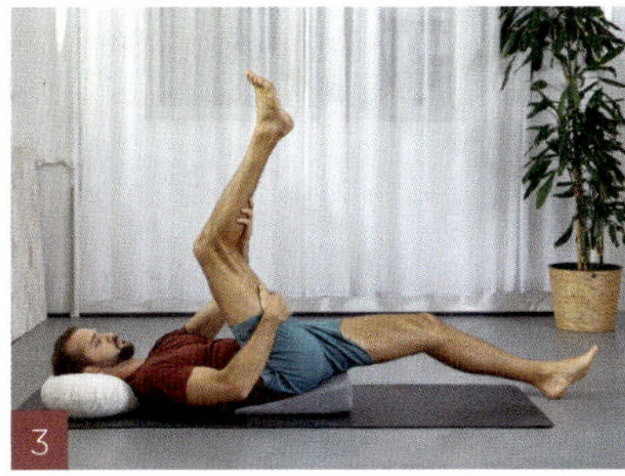
3

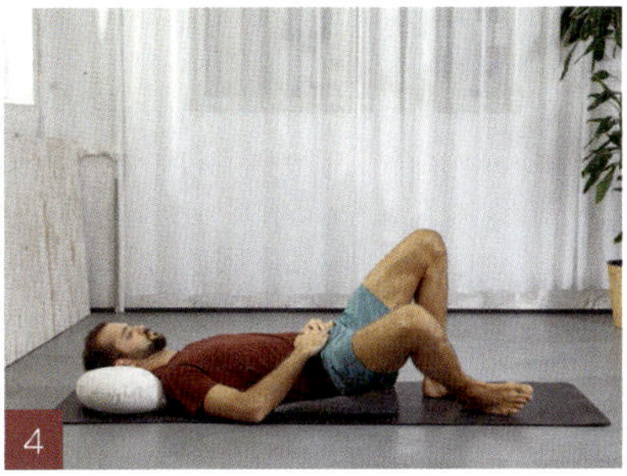
4

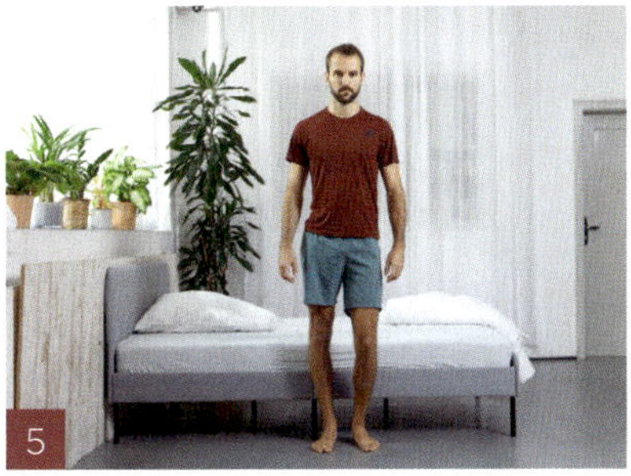
5

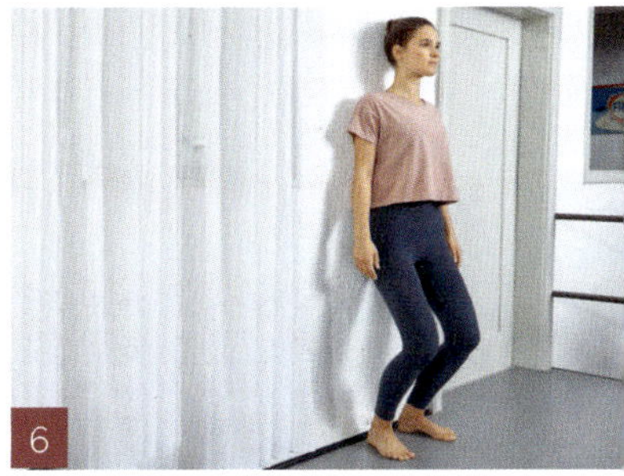
6

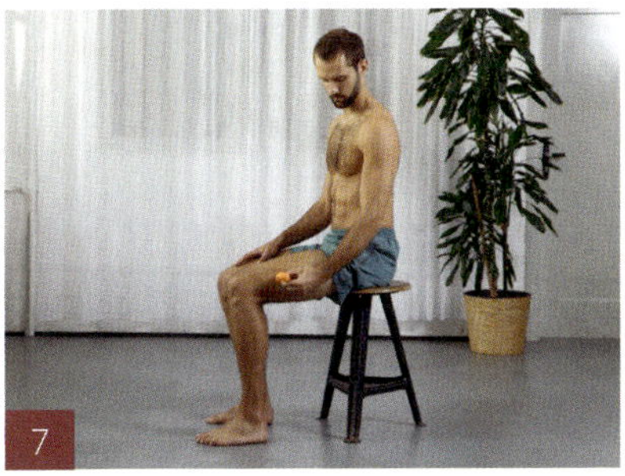
7

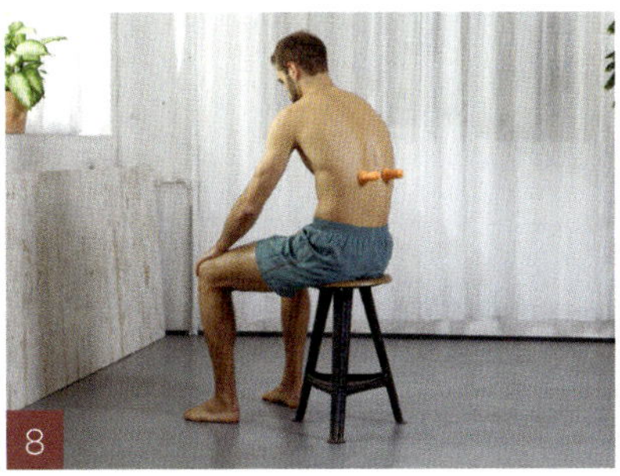
8

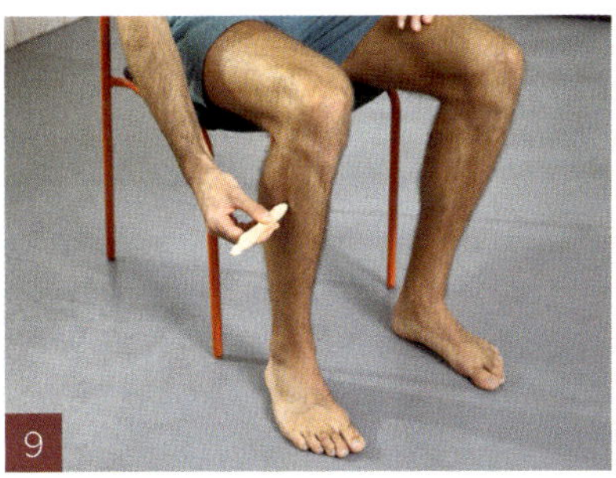
9

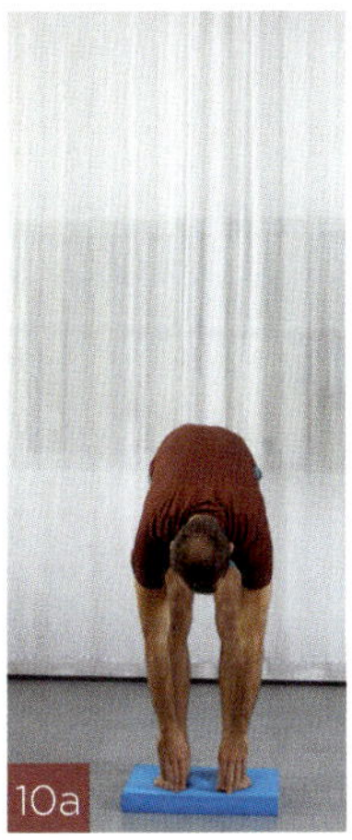
10a

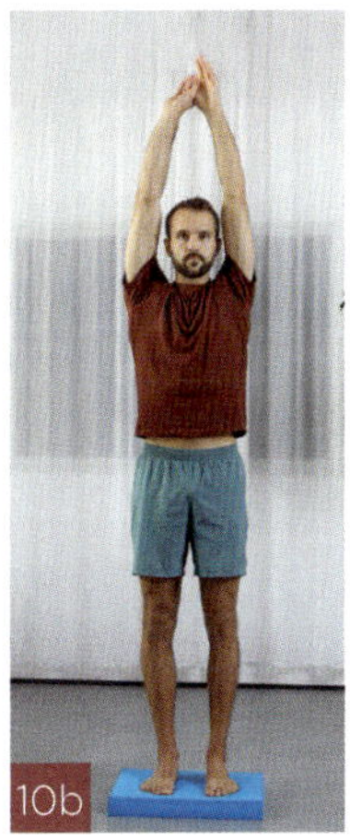
10b

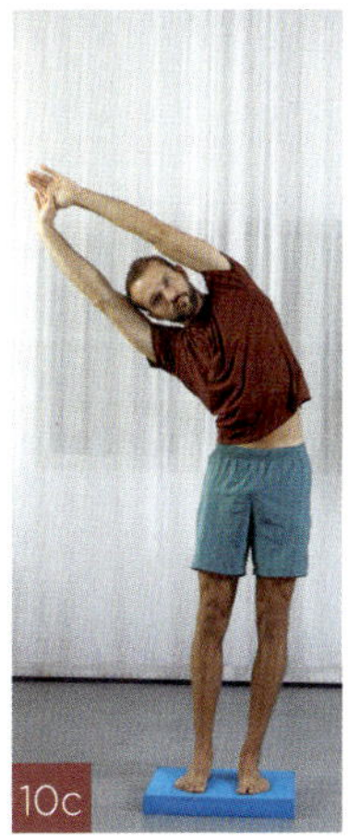
10c

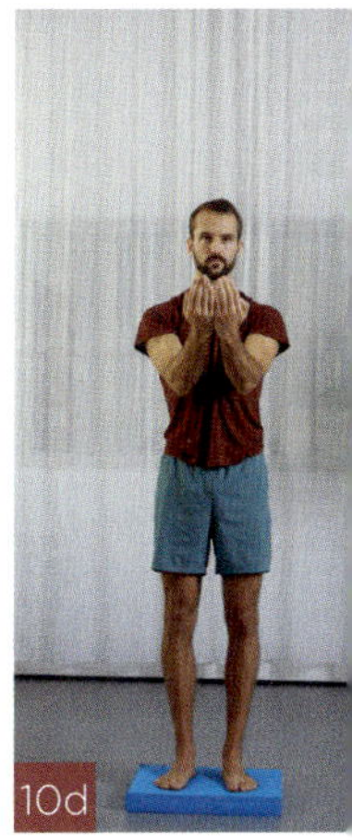
10d

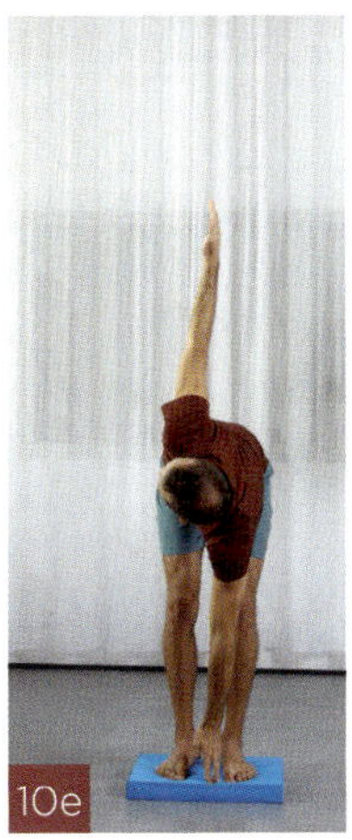
10e

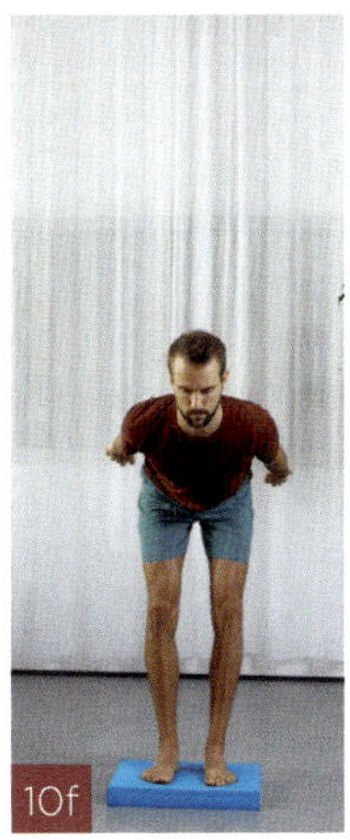
10f

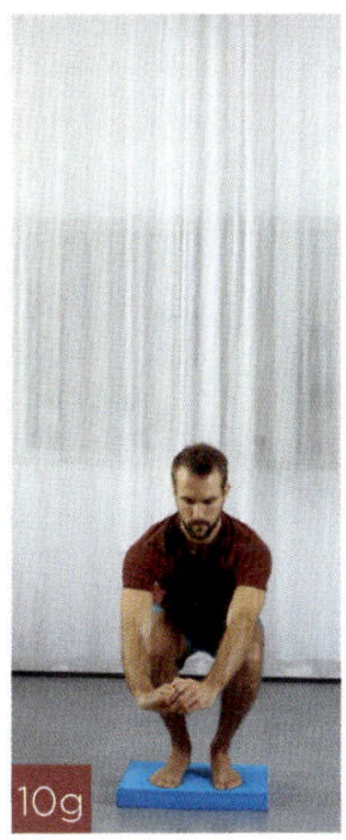
10g

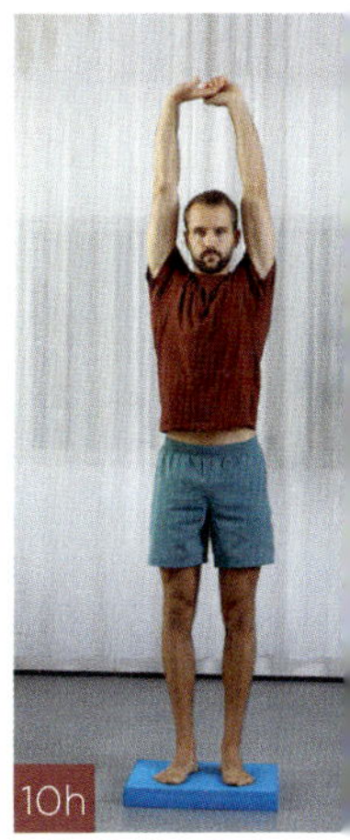
10h

TAG 19

Tagesthema: Auseinanderziehen

Die Drehdehnlagerung bringt Ihrem Rücken die Mobilität zurück. Beginnen Sie in der Rückenlage und spüren Sie erst einmal. Fragen Sie sich: Wie liege ich da? Welche Anteile des Körpers liegen auf dem Untergrund? Sind Hinterkopf, Brustwirbelsäule und Schulterblätter, Becken, Waden und Fersen spürbar? Liegen Sie rechts und links gleichermaßen auf?

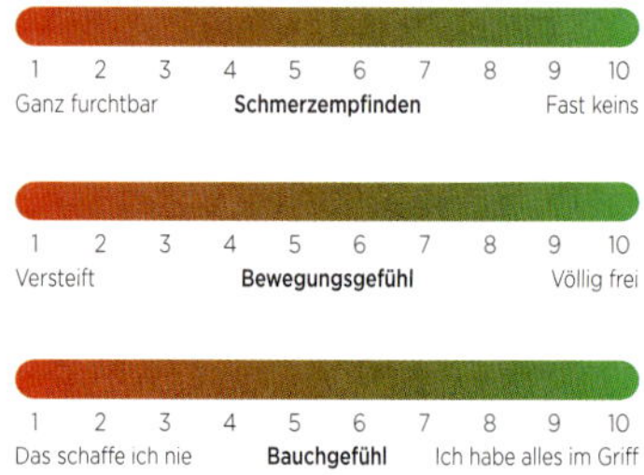

Tagesprogramm

	Übung	Wiederholung/Dauer	Seite
1	Vom Stand auf die Matte	1-mal	138
2	Drehdehnlagerung	3–5 Minuten pro Seite	188
3	Von der Matte in den Stand	1-mal	139

SPÜREN SIE DEN UNTERSCHIED

Nehmen Sie sich etwa zehn Minuten Zeit für diese wichtige Übungsabfolge. Hier ist das achtsame Nachspüren ebenso wichtig wie der orthopädische Nutzen. Spüren Sie die ungewohnte Veränderung, wenn Sie nach dem Üben auf der rechten Seite wieder in der Rückenlage sind? Um wie viel mehr liegt Ihr Rücken auf der Unterlage auf, wenn Sie beide Seiten gedehnt haben? Bauen Sie am besten ab jetzt die Drehdehnlagerung in Ihre Alltagsroutine ein.

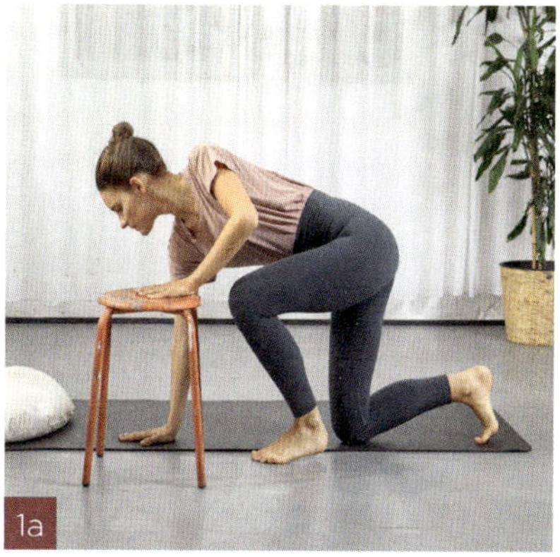
1a

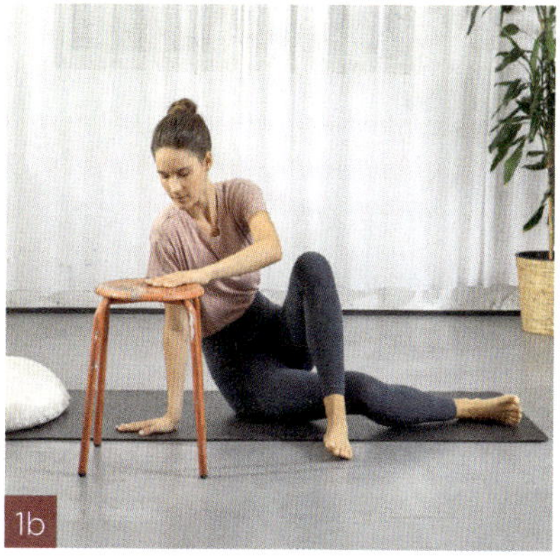
1b

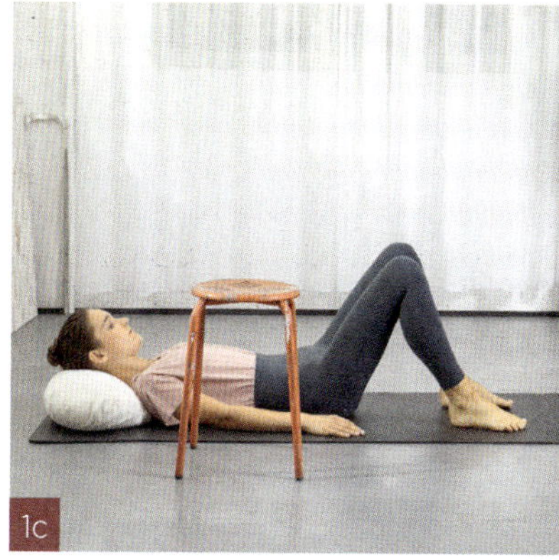
1c

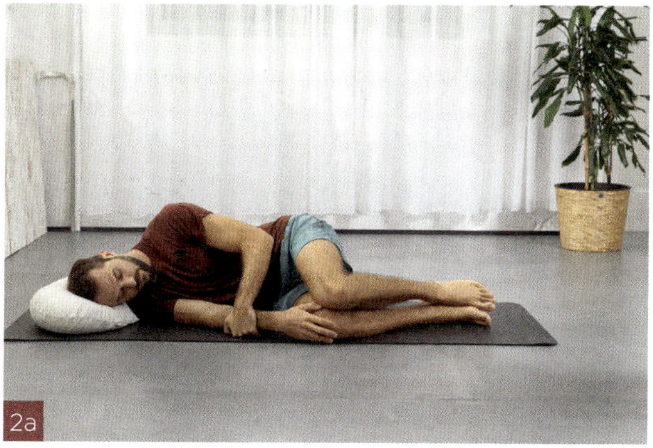
2a

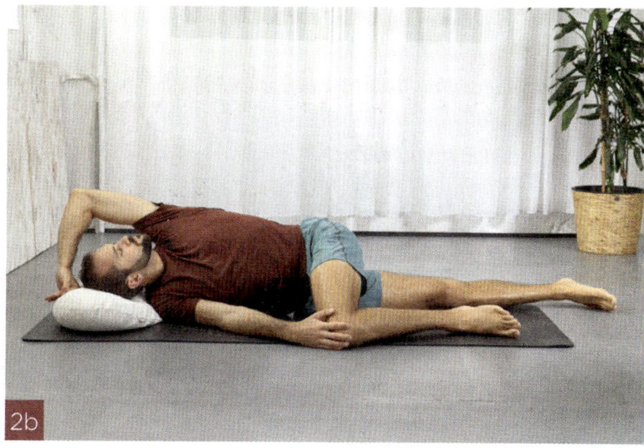
2b

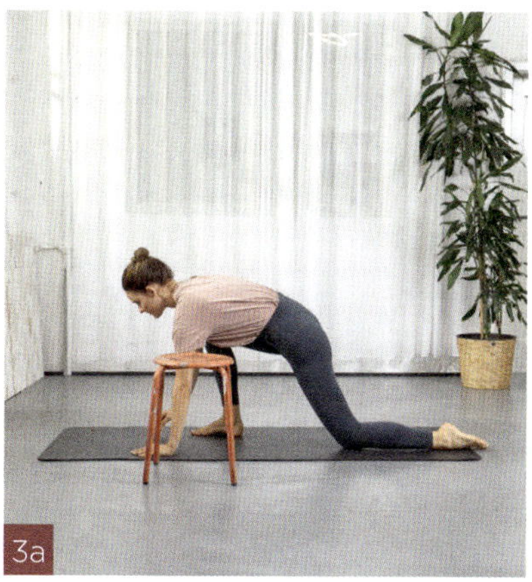
3a

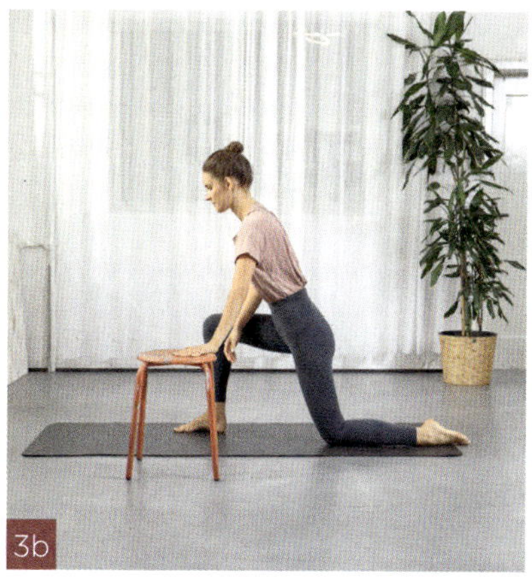
3b

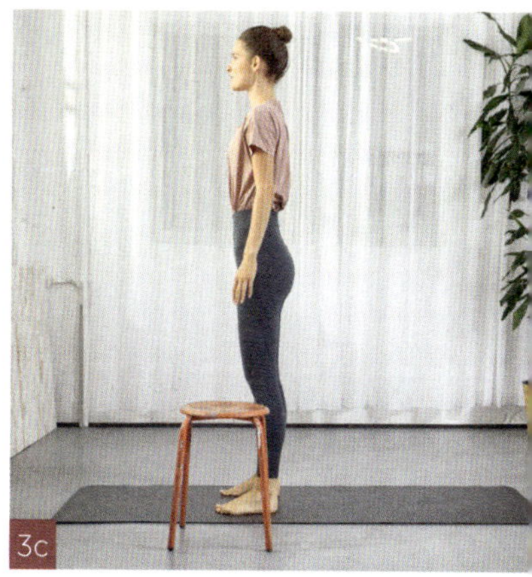
3c

TAG 20

Tagesthema: Power

Bei Rückenschmerzen wird oft sofort der Muskelaufbau propagiert. Seien Sie da lieber vorsichtig. Ihr Rücken wird es Ihnen danken. Die Schmerzen müssen zuvor auf einem sehr guten Niveau sein. Erst wenn Mobilität und Dehnfähigkeit stimmen, kommt die Kräftigung ins Spiel.

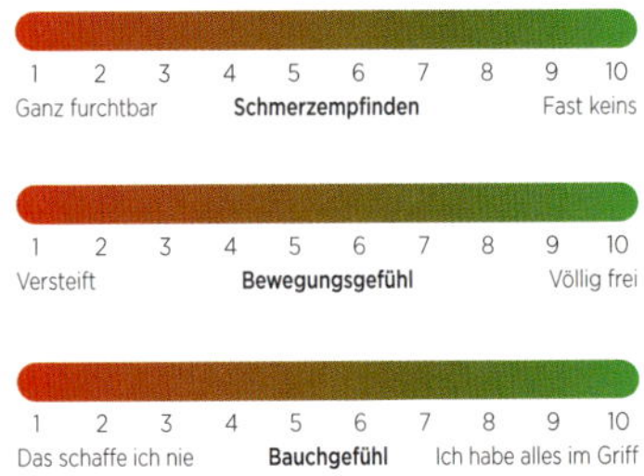

Tagesprogramm

	Übung	Wiederholung/Dauer	Seite
1	Gesäß kräftigen	10 Reps/15 Sekunden Pause/3 Sets	184
2	Bauchmuskeltraining	10 Reps/15 Sekunden Pause/3 Sets	185
3	Diagonaltraining	10 Reps/15 Sekunden Pause/3 Sets	189
4	Hackebeilchen	10 Reps/15 Sekunden Pause/3 Sets	163
5	Sehnen- und Bänderpressur	1-mal	126
6	Drehdehnlagerung	3 Minuten pro Seite	188
7	Rund um die Wirbelsäule	3-mal	186
8	Gegenstand aufheben	3-mal	115
9	Schuhe binden	3-mal	114
10	Zähne putzen und gurgeln	2-mal	120

KRAFTAUSDAUER TRAINIEREN

Achten Sie beim Powertraining auf Ihre Übungswiederholungen. Schaffen Sie beim Gesäßtraining 15 Wiederholungen, ohne dabei die Bewegungsbahn zu verlassen oder einzuknicken? Dann üben Sie wie in der Tabelle vorgeschlagen, um mit zwei Dritteln der maximalen Wiederholungszahl Ihre Kraftausdauer zu trainieren. Wenn Sie nach circa zehn Tagen 24 Wiederholungen schaffen, absolvieren Sie 16 Reps in drei Sets mit 20 Sekunden Pause dazwischen. So können Sie selbst Ihre Leistung steigern und den Erfolg messen.

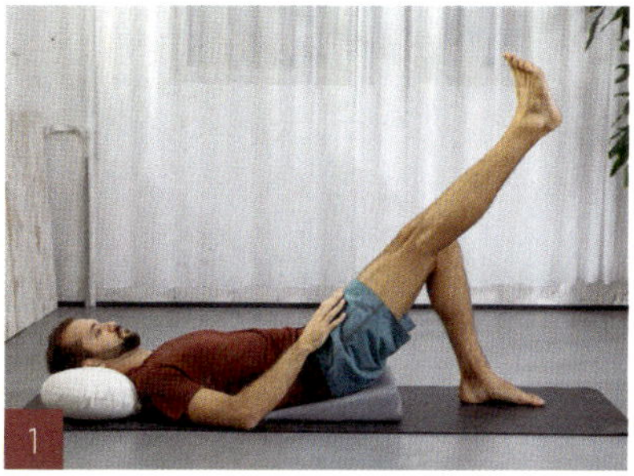
1

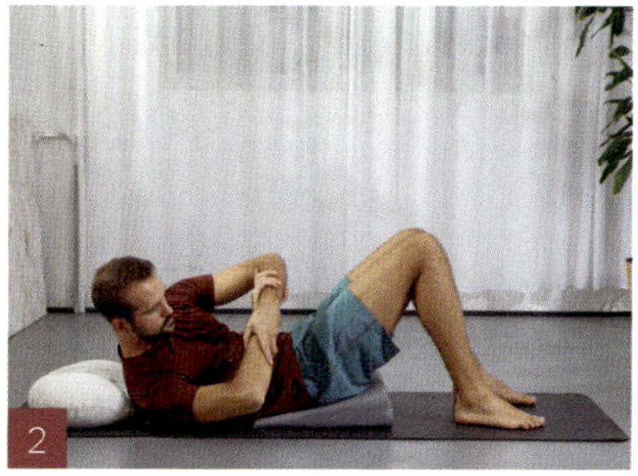
2

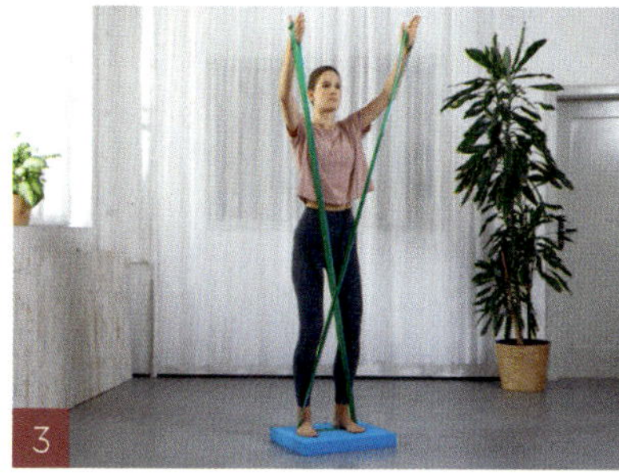
3

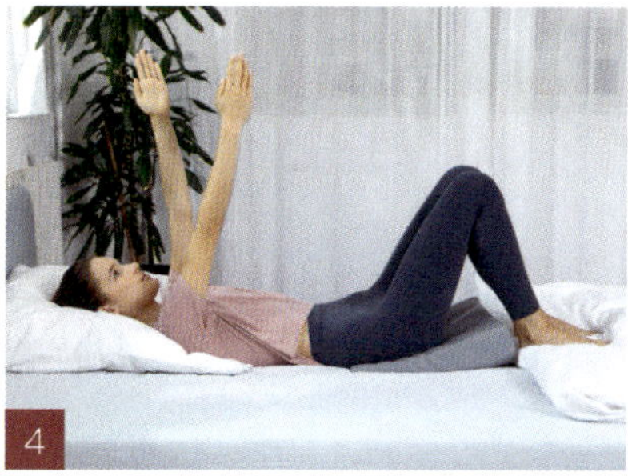
4

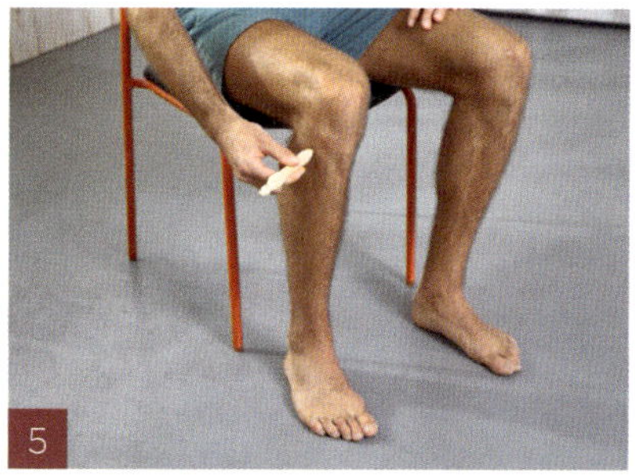
5

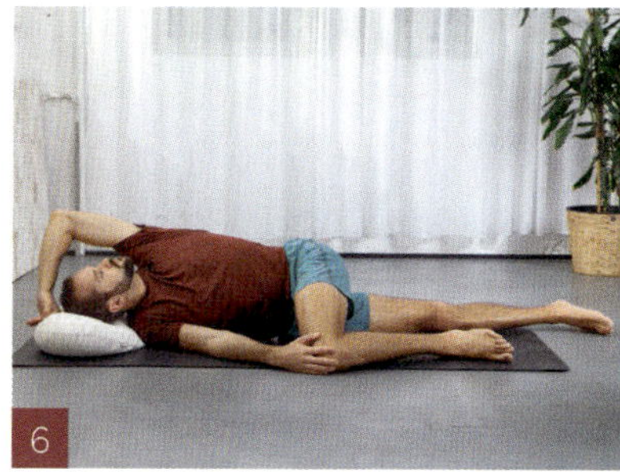
6

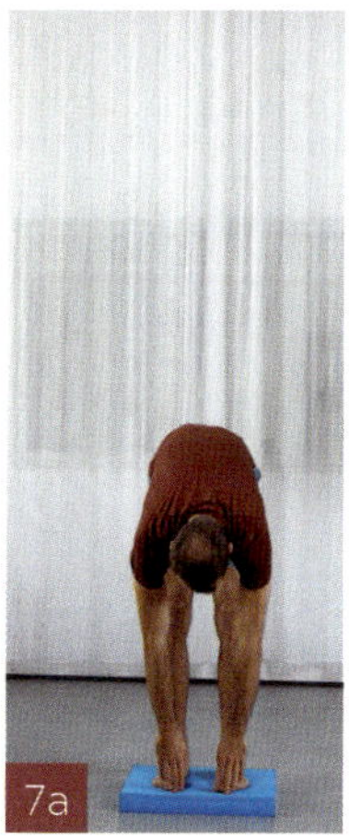
7a

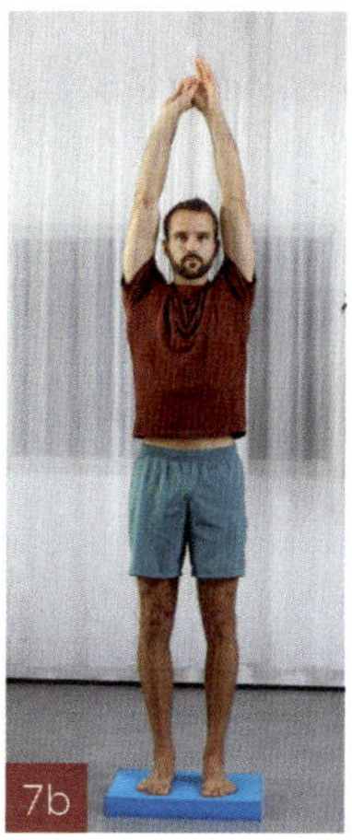
7b

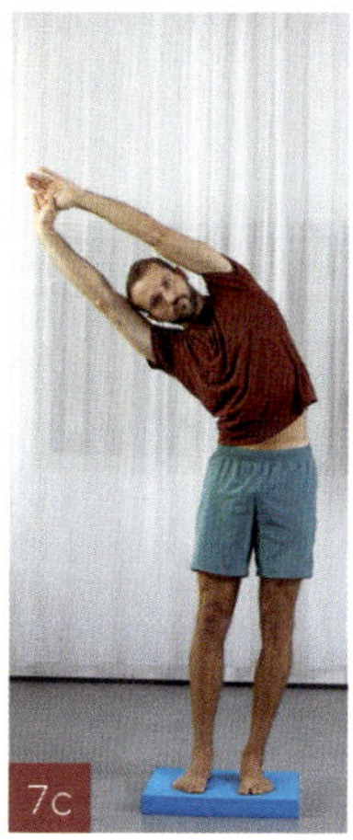
7c

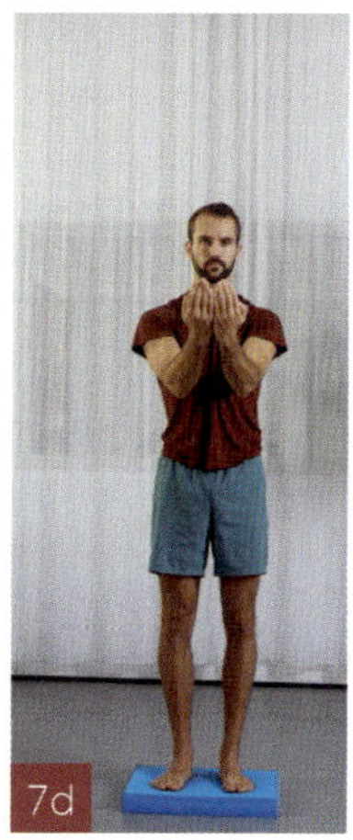
7d

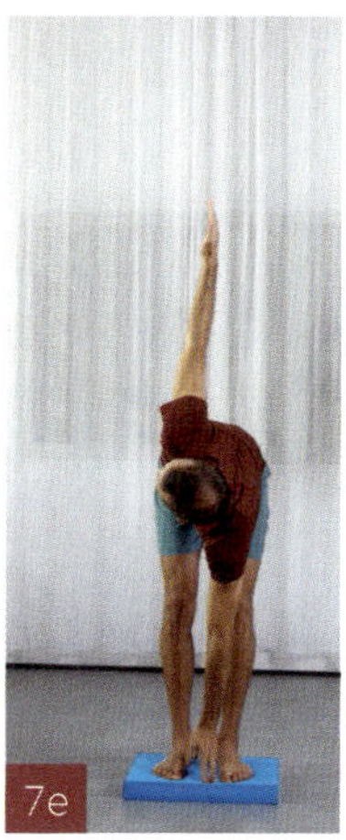
7e

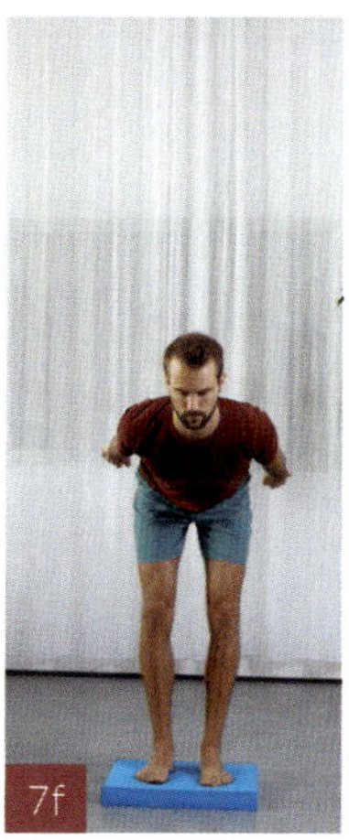
7f

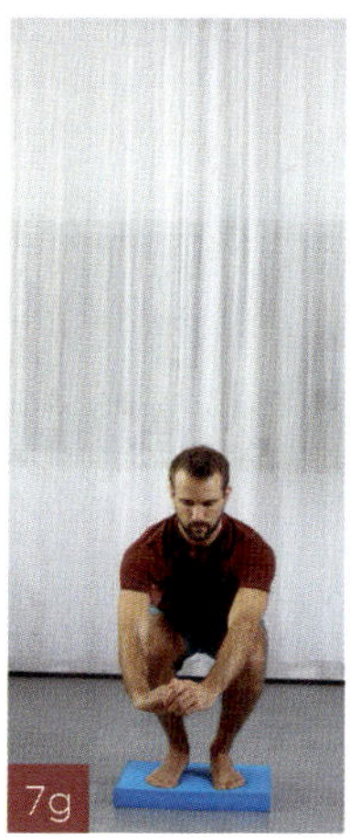
7g

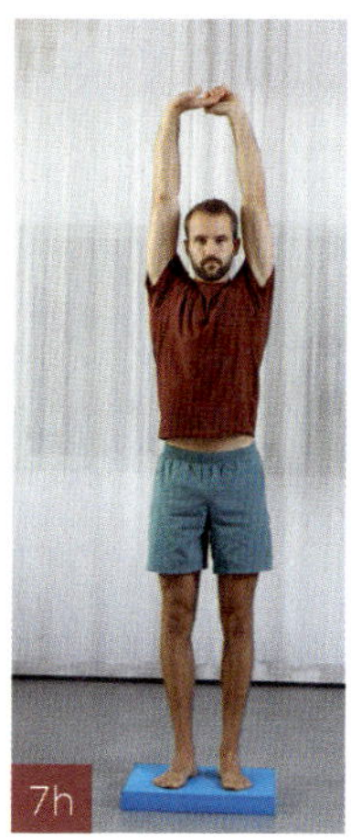
7h

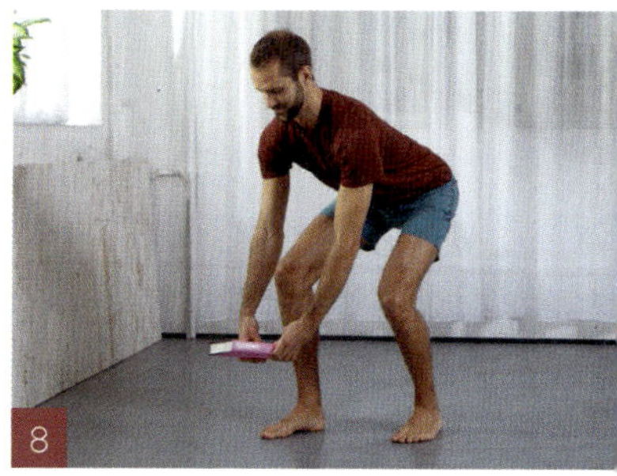
8

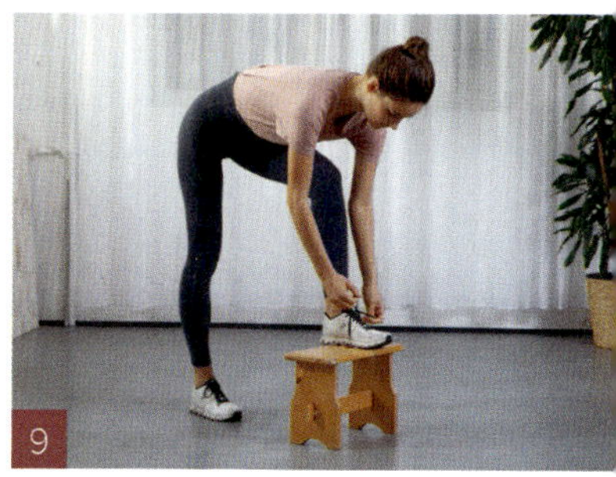
9

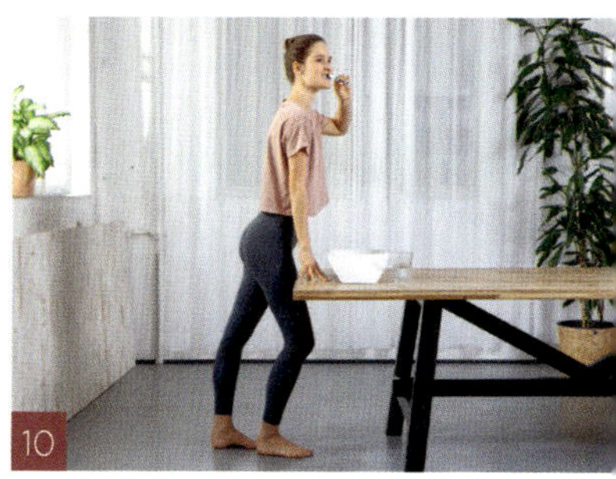
10

TAG 21

Tagesthema: Dehnen, kräftigen, koordinieren

Nehmen Sie sich Zeit für Ihre Dehnübungen und genießen Sie nach den Kräftigungsübungen die angenehme Entspannung des Rückens. Halten Sie die Dehnposition eine Minute lang. Zählen Sie anfangs die Übungszeit in Sekunden mit, denn wenn Sie zu kurz dehnen, bringt das nicht den gewünschten Erfolg.

1 2 3 4 5 6 7 8 9 10
Ganz furchtbar **Schmerzempfinden** Fast keins

1 2 3 4 5 6 7 8 9 10
Versteift **Bewegungsgefühl** Völlig frei

1 2 3 4 5 6 7 8 9 10
Das schaffe ich nie **Bauchgefühl** Ich habe alles im Griff

Tagesprogramm

	Übung	Wiederholung/Dauer	Seite
1	Wadendehnung	1 Minute	180
2	Iliopsoasdehnung im Überhang	1 Minute	182
3	Hamstring-Dehnung	1 Minute	177
4	Adduktorendehnung im Stand	1 Minute	181
5	Dehnung des Piriformis	1 Minute	176
6	Unterlagendruck	1 Minute	170
7	Gesäß kräftigen	10 Reps/15 Sekunden Pause/3 Sets	184
8	Bauchmuskeltraining	10 Reps/15 Sekunden Pause/3 Sets	185
9	Doppelter Fußroller	3-mal	148
10	Rund um die Wirbelsäule	3-mal	186

BEIM FRÜHSTÜCK SCHON ROLLEN

Denken Sie immer wieder an die Übungen mit der Minifaszienrolle. Vielleicht legen Sie das kleine Übungsgerät einfach unter Ihren Frühstückstisch? Dann können Sie wie nebenbei Ihre Übungseinheit machen. Übrigens: Morgens die Fußsohle rollen macht wach!

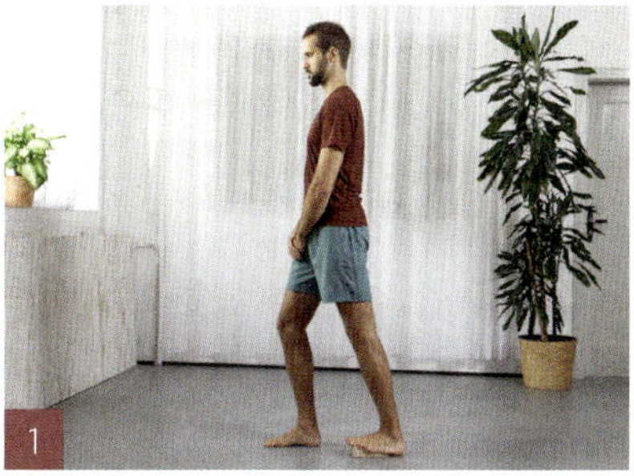
1

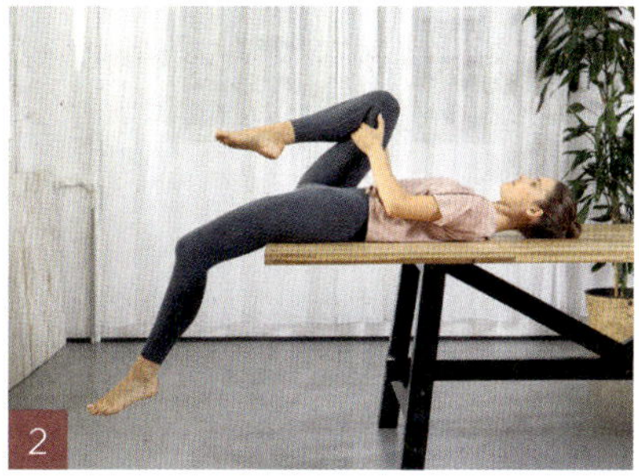
2

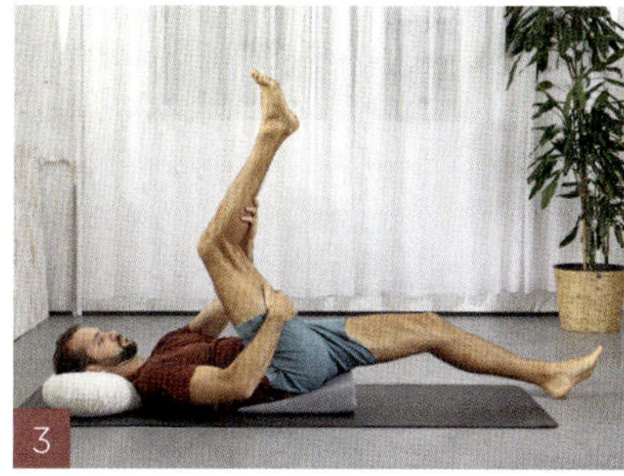
3

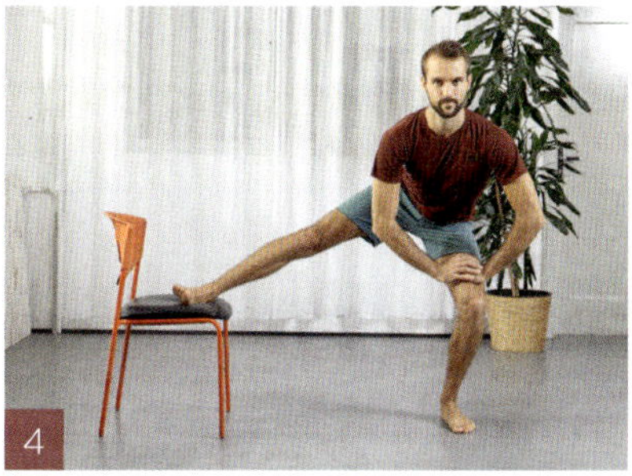
4

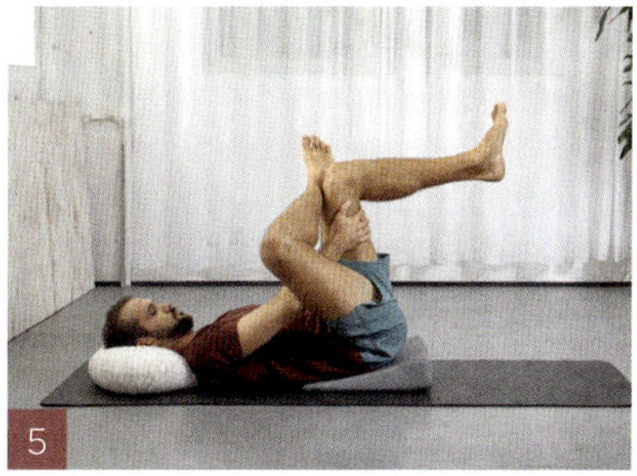
5

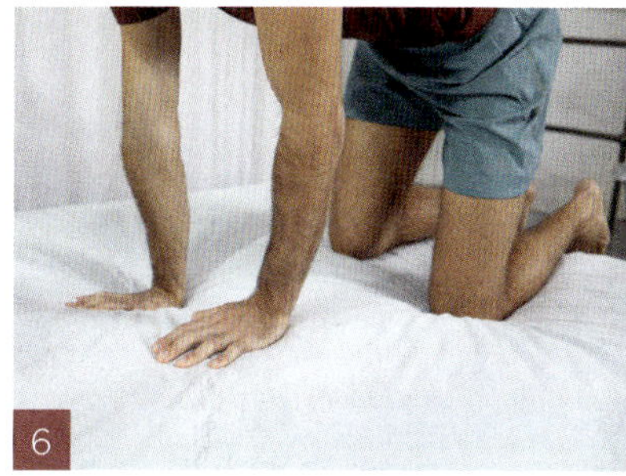
6

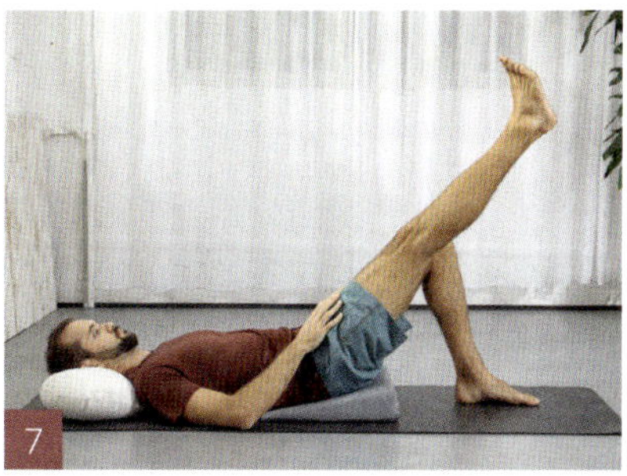
7

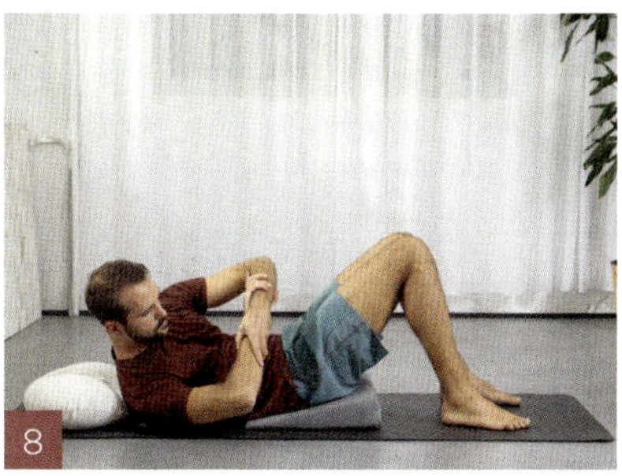
8

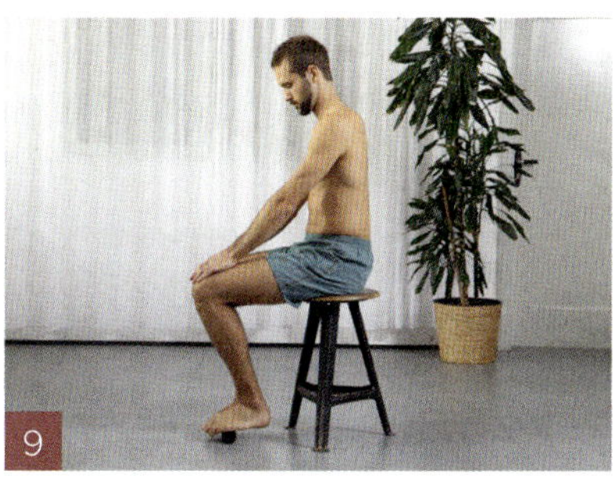
9

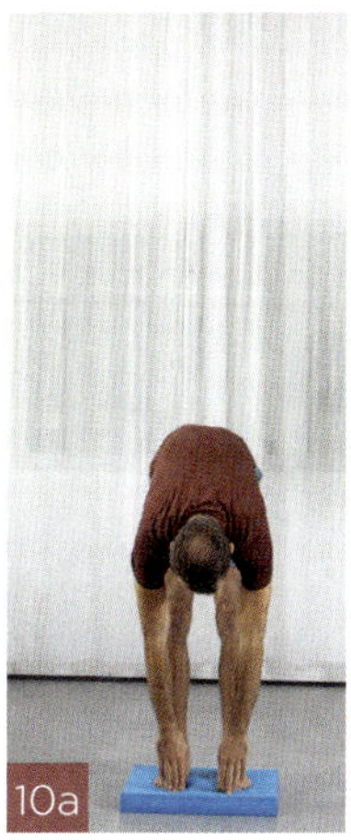
10a

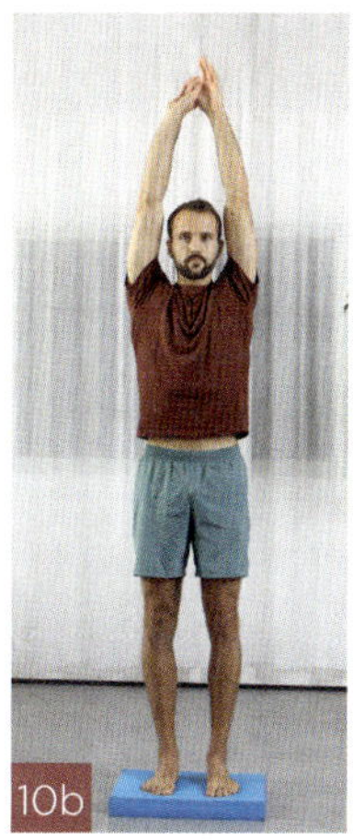
10b

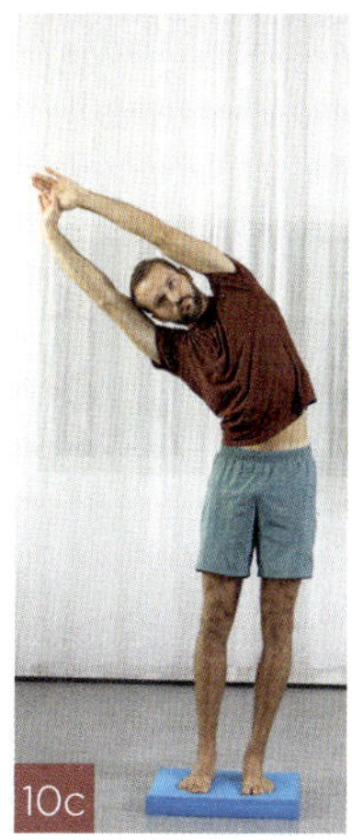
10c

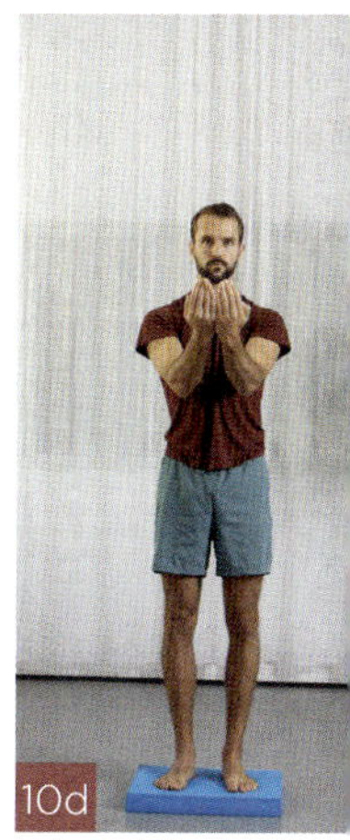
10d

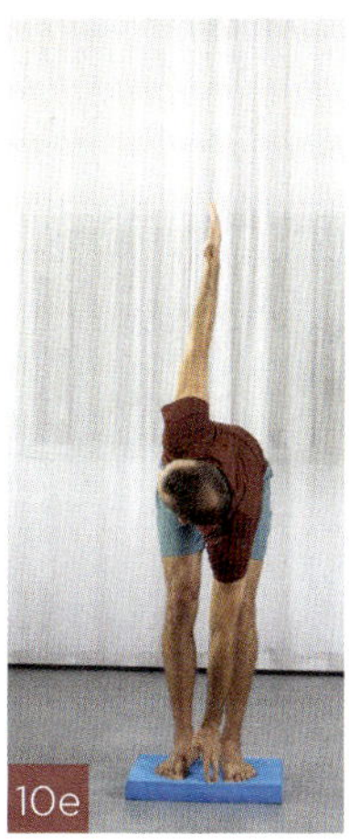
10e

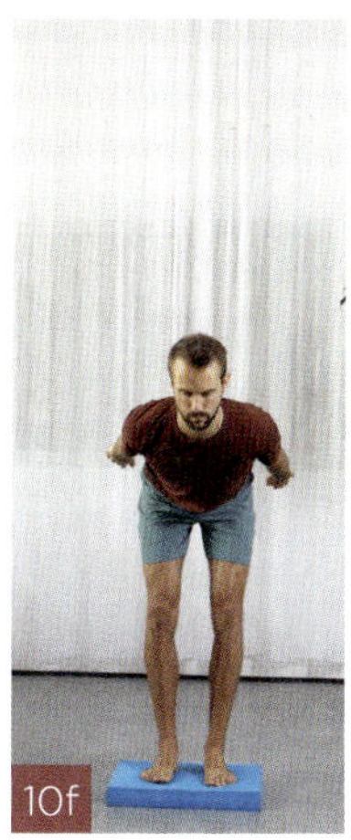
10f

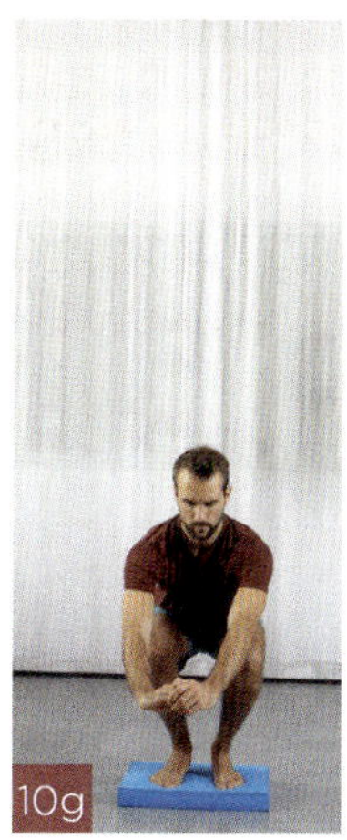
10g

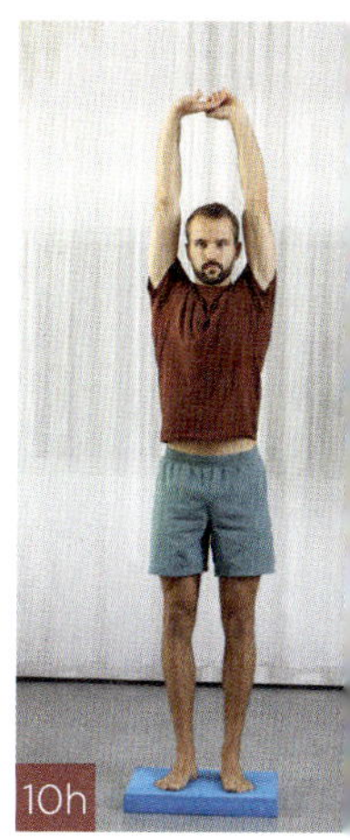
10h

WOCHE 4: MEDIZINISCH TRAINIEREN

In dieser Woche steht die Kraftausdauer im Vordergrund. Die medizinische Trainingstherapie ist Ihr Garant für Prävention, um einen Rückschlag in der Behandlung Ihrer Rückenschmerzen zu verhindern.

TAG 22

Tagesthema: Das Muskelkorsett aufbauen

Heute beginnen Sie, Ihren Rücken medizinisch zu trainieren. Auf diese Art fordern Sie die Muskeln, die unmittelbar an der Wirbelsäule ansetzen, die autochthonen (ortsständigen) Muskeln. Die Kräftigung und Stabilisierung dieser Muskeln erfolgt durch kleine, sehr schnelle Bewegungen. Wichtig hierbei ist ein fixierter Körperabschnitt, beispielsweise der Oberkörper, und ein freier, mobiler Körperabschnitt wie Becken und Beine.

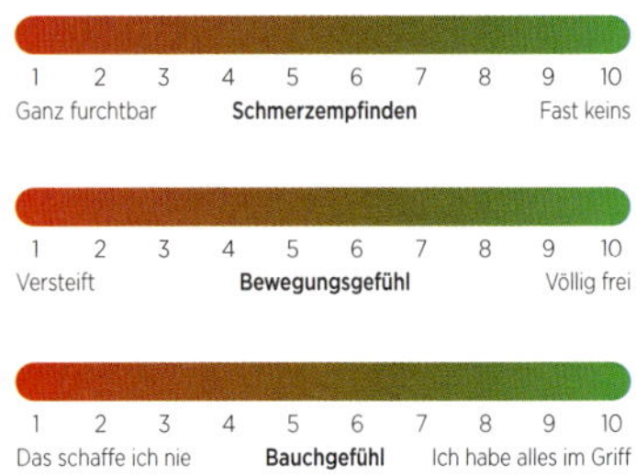

Tagesprogramm			
	Übung	Wiederholung/Dauer	Seite
1	Stand auf der Flexmatte	5 Minuten	178
2	Hackebeilchen auf der Flexmatte	1 Minute/1 Minute Pause/3 Sets	183
3	Unterlagendruck	1 Minute/1 Minute Pause/3 Sets	170
4	UWV	1 Minute/1 Minute Pause/3 Sets	190
5	Rund um die Wirbelsäule	3-mal	186
6	Diagonaltraining	2 Minuten/1 Minute Pause/3 Sets	189
7	Gesäßroller	1-mal	150
8	Lendenroller	1-mal	149
9	Eckensitz-Entlastungshaltung	5 Minuten	144
10	Crosstaping	1-mal	148

WACKELN TRAINIERT

Medizinische Trainingstherapie kann auch auf flexiblen Unterlagen wie der Flexmatte oder einer Matratze erfolgen. Dann ist der Körper der Fixpunkt auf der mobilen Unterlage. Probieren Sie es einfach aus.

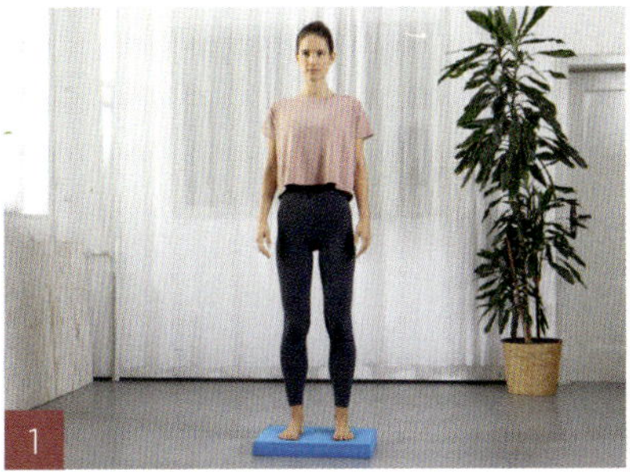
1

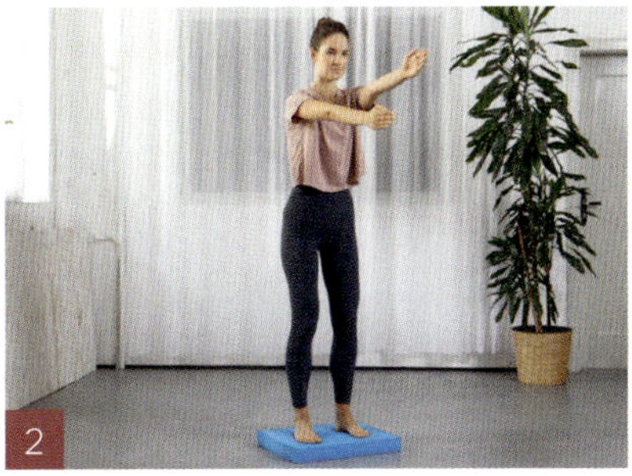
2

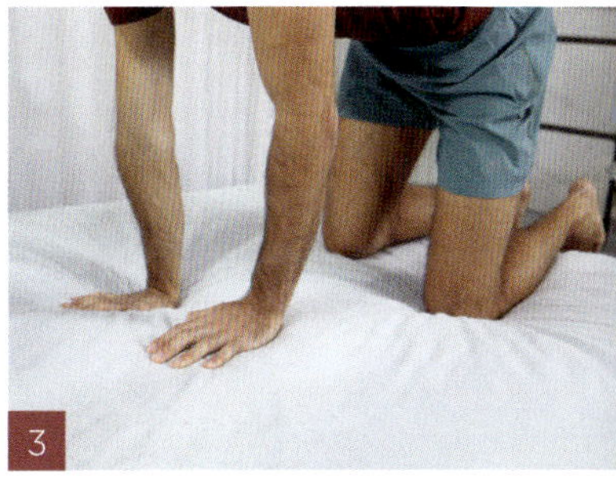
3

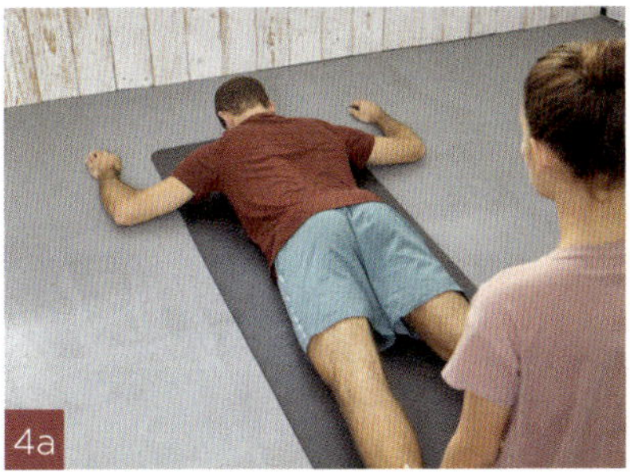
4a

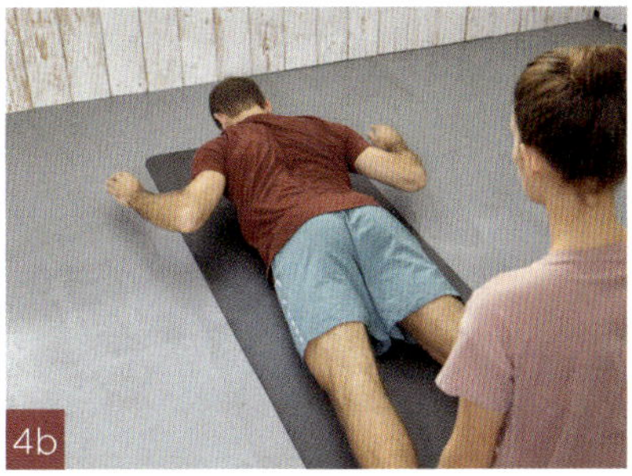
4b

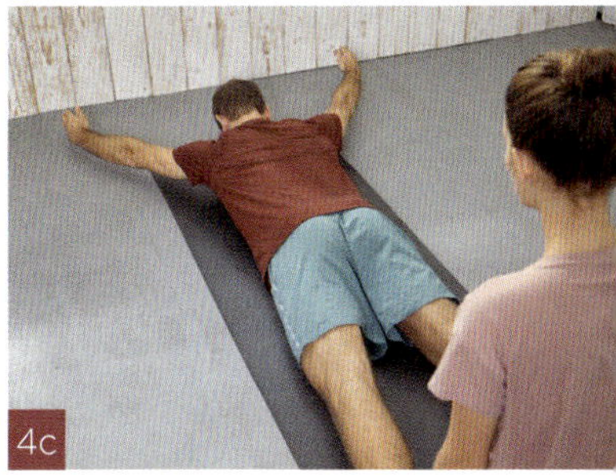
4c

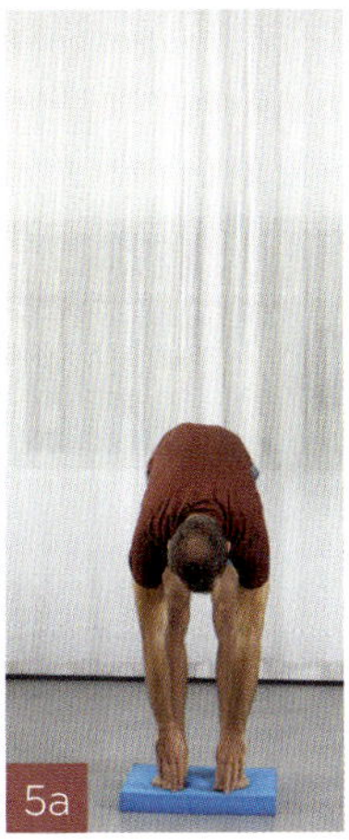
5a

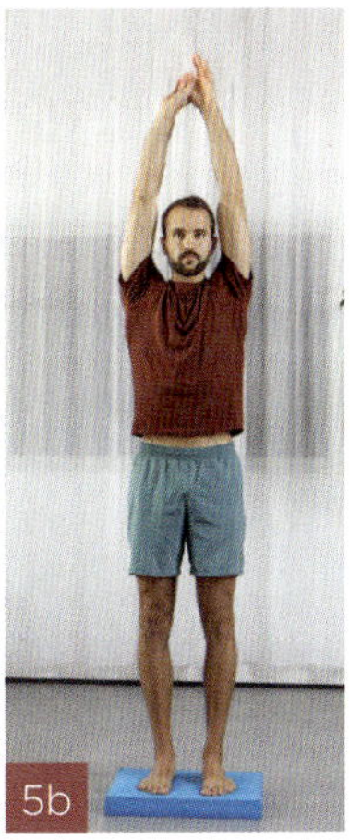
5b

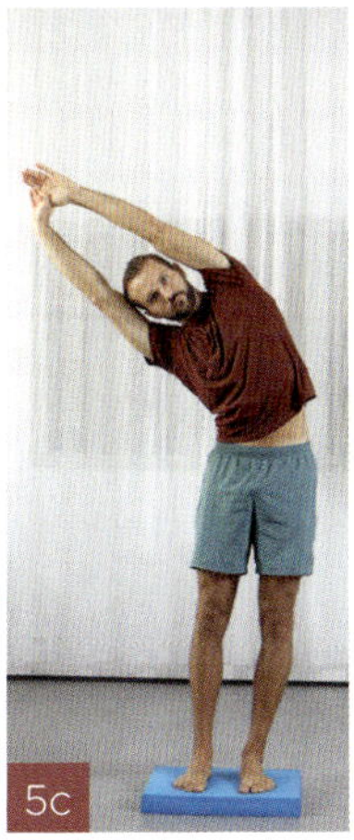
5c

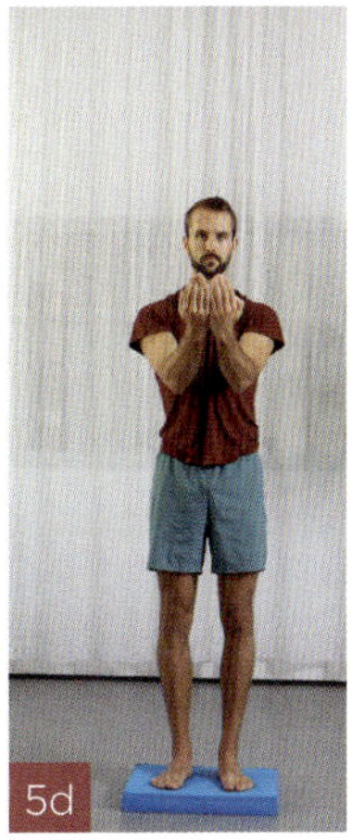
5d

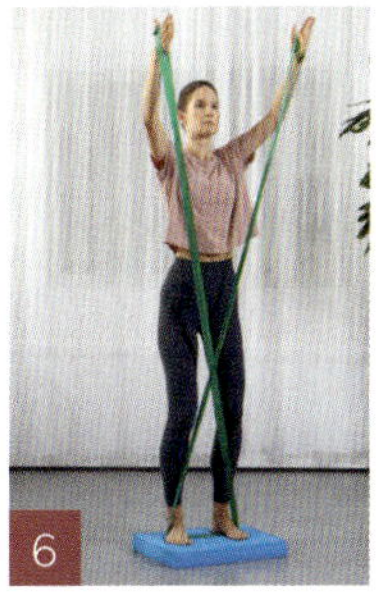
6

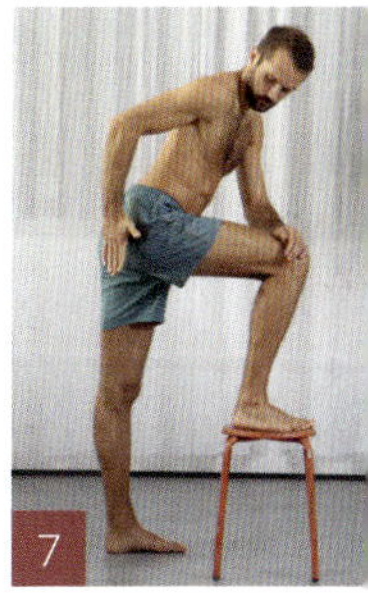
7

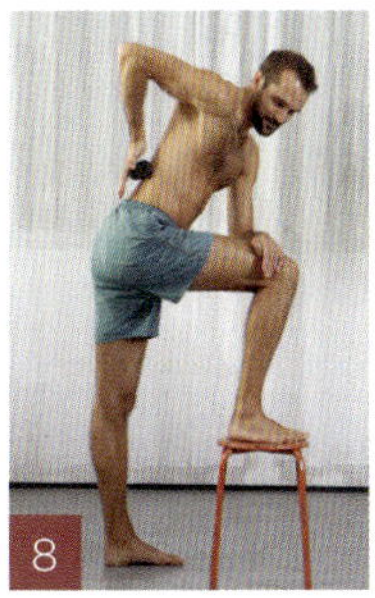
8

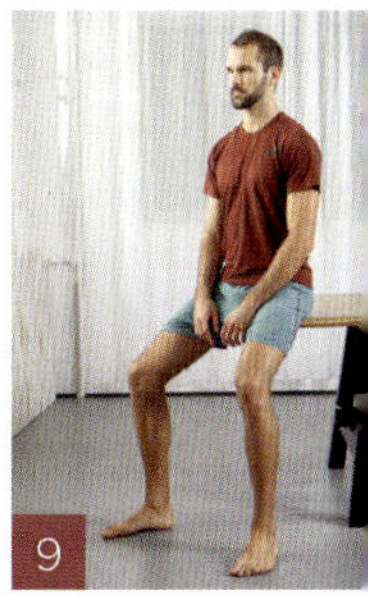
9

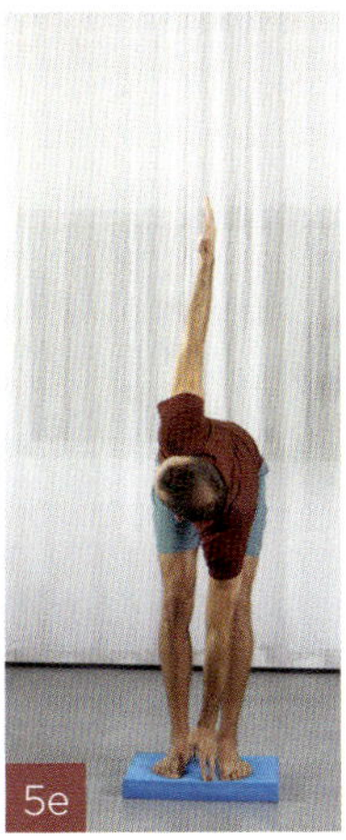
5e

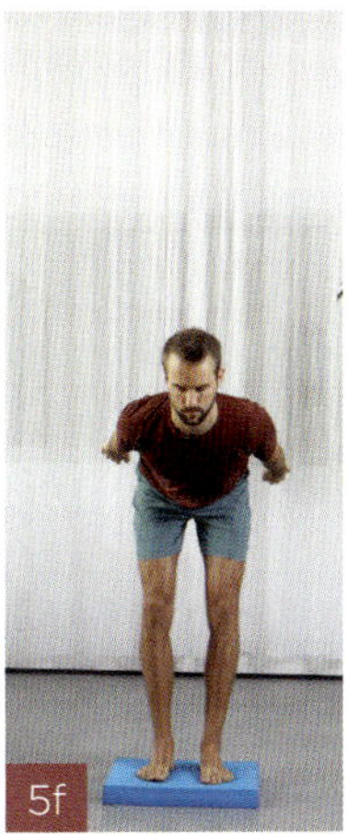
5f

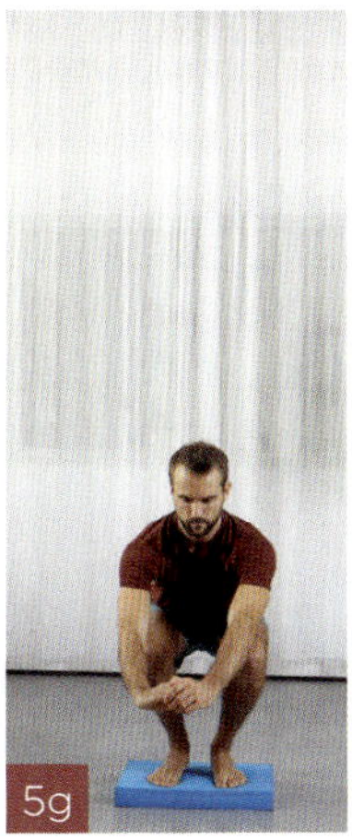
5g

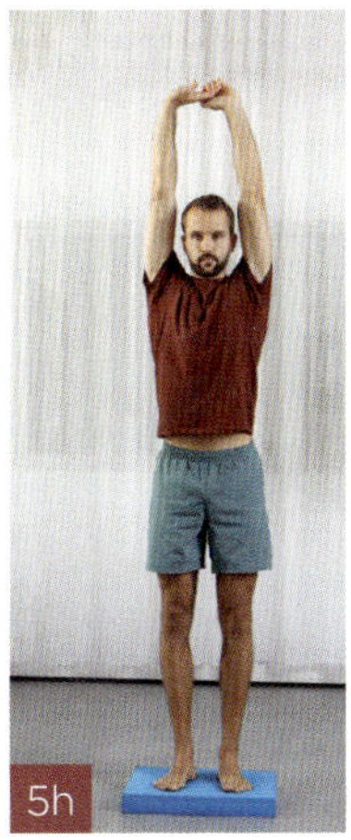
5h

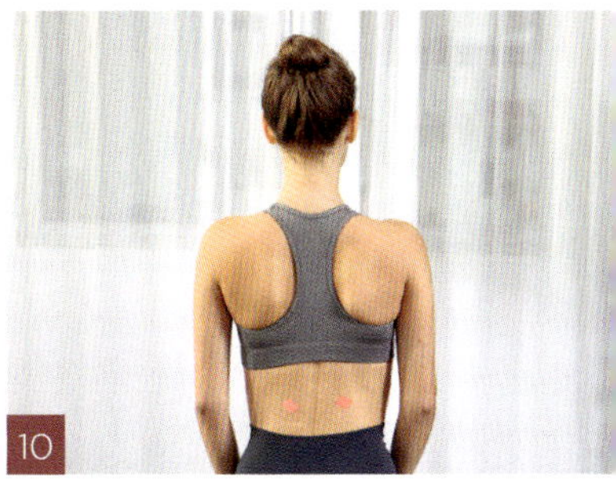
10

TAG 23

Tagesthema: Reflexion

Sie sind schon sehr gut unterwegs und haben über zwei Drittel Ihres 30-Tage-Programms bewältigt. Super! Ich möchte Sie heute noch einmal an die Anfänge erinnern. Wie ist Ihr Transfer ins Bett? Haben Sie die rückenschonende Variante beibehalten? Was üben Sie schon frühmorgens oder abends im Bett? Wie bücken, heben und tragen Sie? Machen Sie Ihre tägliche Entlastungslagerung und bauen Sie diese in Ihren Alltag ein?

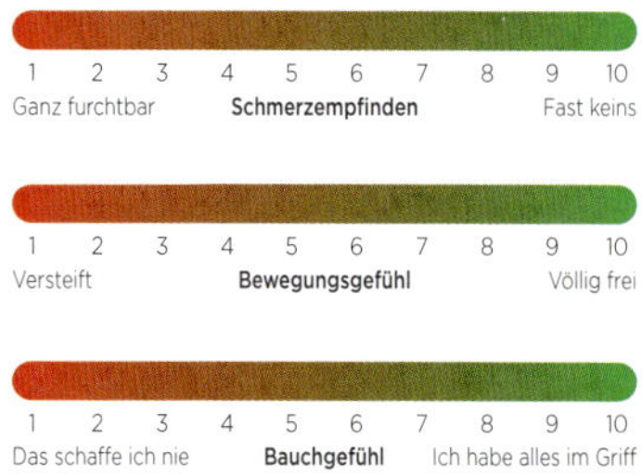

Tagesprogramm

	Übung	Wiederholung/Dauer	Seite
1	Richtig ins Bett gehen	2-mal	131
2	Entlastungslagerung mit Keilkissen	15 Minuten	140
3	Hochatmung	10-mal	153
4	Hamstring-Dehnung im Stand	1 Minute	180
5	Im Bett aufrichten	2-mal	135
6	In Schrittstellung aufstehen	3-mal	137
7	Bücken	3-mal	117
8	Lasten heben	3-mal	116
9	Frontale Entlastungshaltung	5 Minuten	143
10	Gegenstand schieben	2-mal	118

IMMER WEITER WEG VOM RÜCKENSCHMERZ

Die Rückenroutine im Alltag schützt Sie am besten vor dem Wiederauftreten Ihrer Rückenschmerzen. So erreichen Sie langfristig Erfolg. Der Fachbegriff hierfür ist Tertiärprävention. Das bedeutet, erneuten Beschwerden durch Wissen und Handeln vorzubeugen.

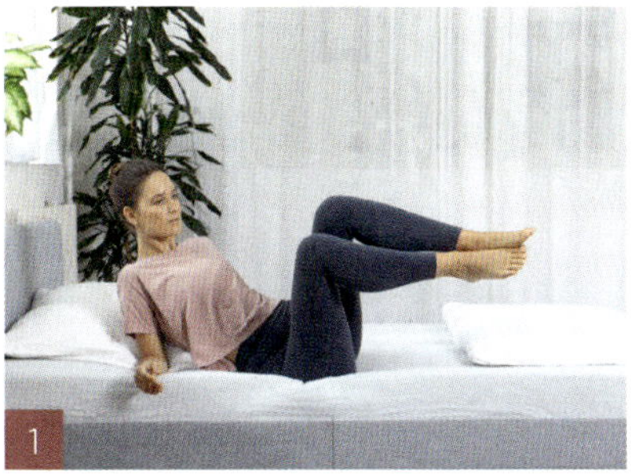
1

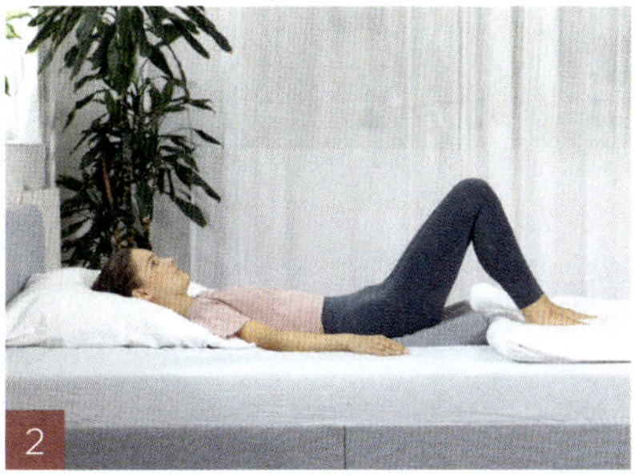
2

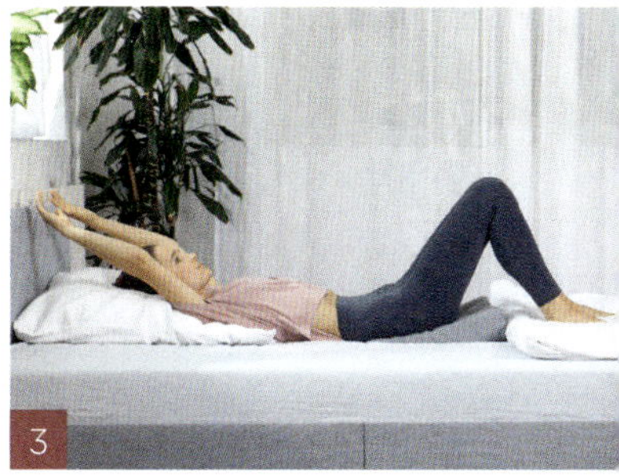
3

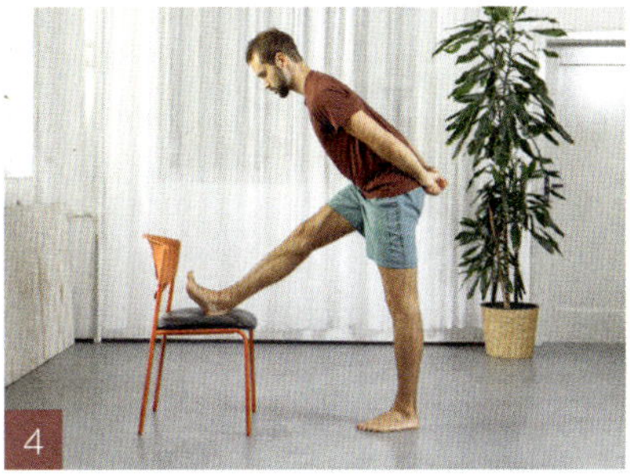
4

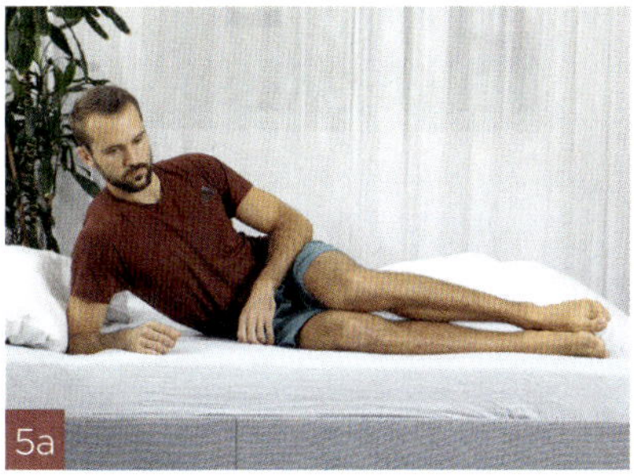
5a

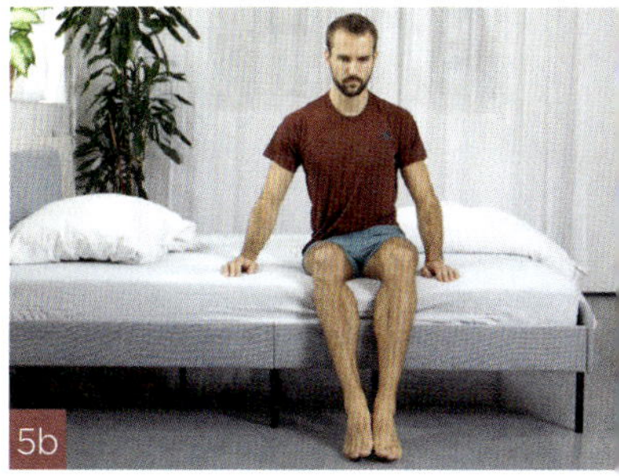
5b

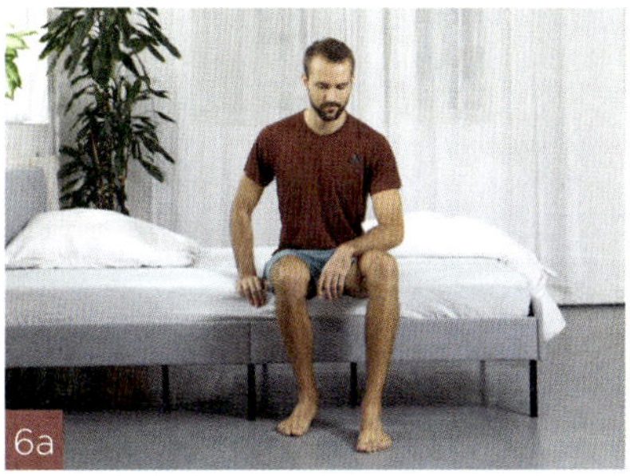
6a

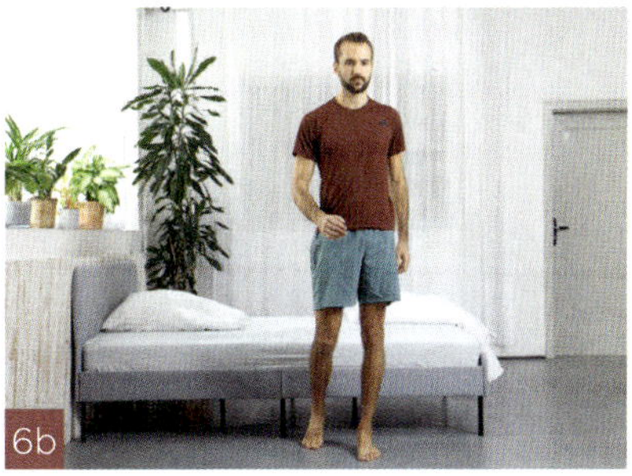
6b

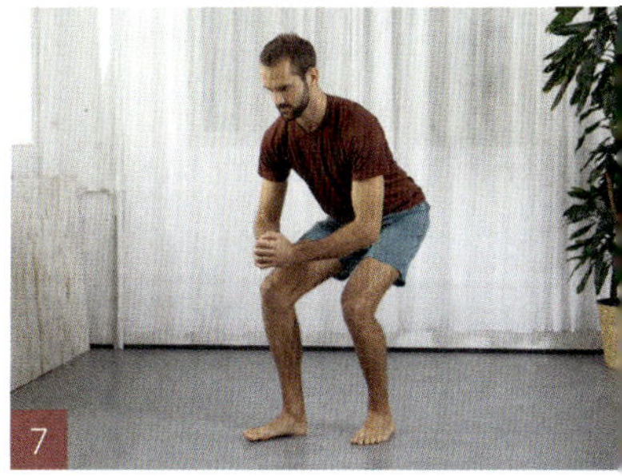
7

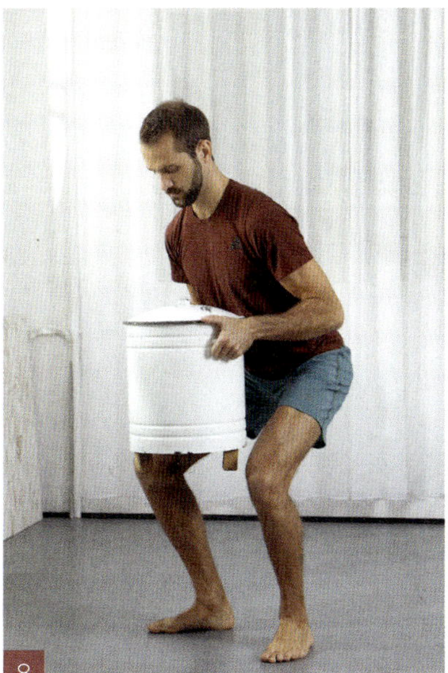
8

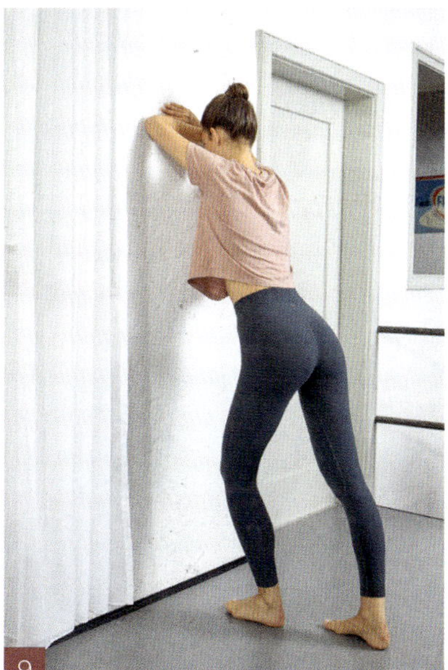
9

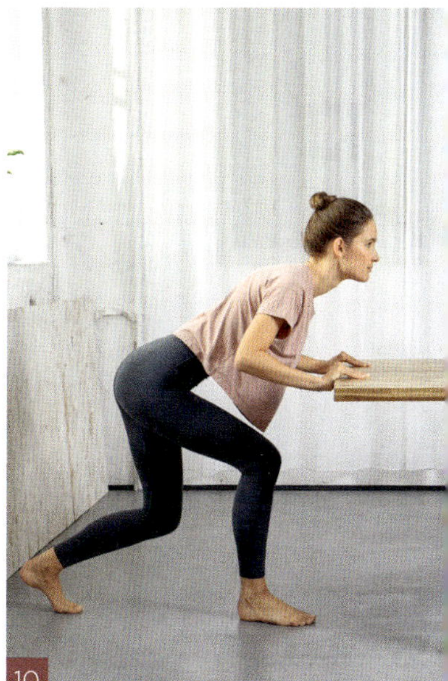
10

TAG 24

Tagesthema: Zu zweit geht es am besten!

Mit einem Partner können Sie ideal üben. Für die nachfolgenden Übungen zur Kräftigung des Muskelkorsetts hilft Ihnen zunächst die Möglichkeit, sich an einem Partner festzuhalten. Vielleicht macht es Ihnen auch Spaß, Ihrem Partner die Übungen zu ermöglichen. Dann sind Sie sein Halt und trainieren indirekt auch Ihre Beinachsen und Ihre Rumpfstabilität.

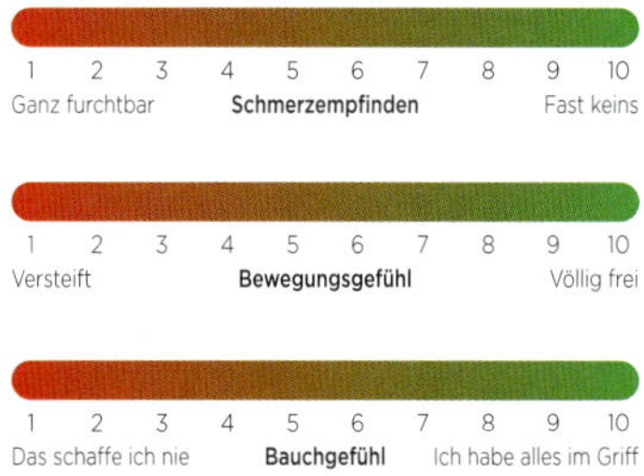

Tagesprogramm

	Übung	Wiederholung/Dauer	Seite
1	UWV	1 Minute/1 Minute Pause/3 Sets	190
2	Brustschwimmen	1 Minute/1 Minute Pause/3 Sets	191
3	Kraulschlag	1 Minute/1 Minute Pause/3 Sets	193
4	Hamstring-Dehnung	1 Minute	177
5	Iliopsoasdehnung im Überhang	1 Minute	182
6	Oberschenkelcupping	1-mal	152
7	Rund um die Wirbelsäule	3-mal	186
8	Dehnung des Piriformis	1 Minute	176
9	Tisch-Entlastungshaltung	5 Minuten	145
10	Liegen auf der Akupressurmatte	15 Minuten	130

AUF DIE MATTE

Die Akupressurmatte entkrampft den gesamten Rückenbereich und wirkt auch reflektorisch auf die tiefe Muskel- und Faszienstruktur.

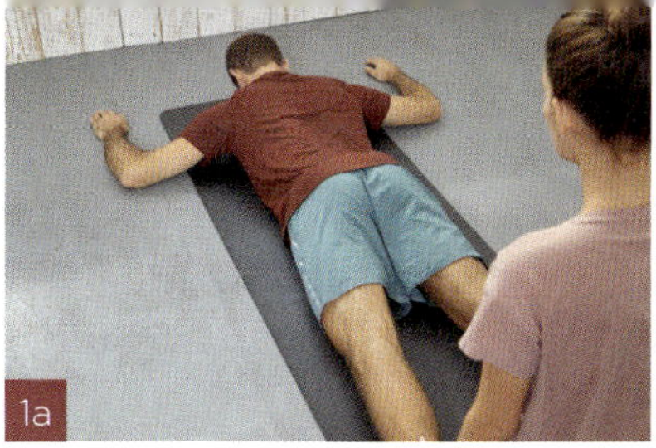
1a
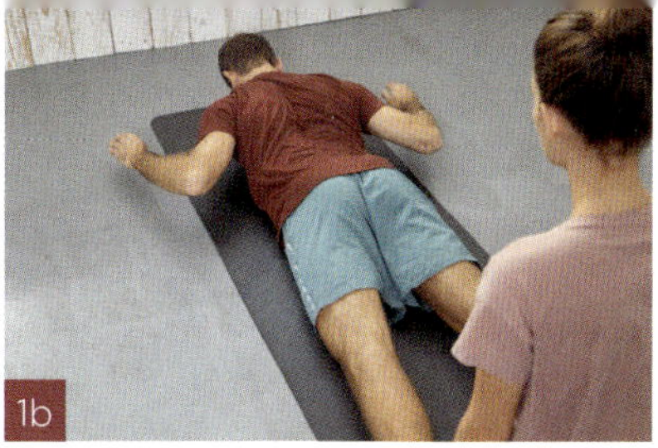
1b
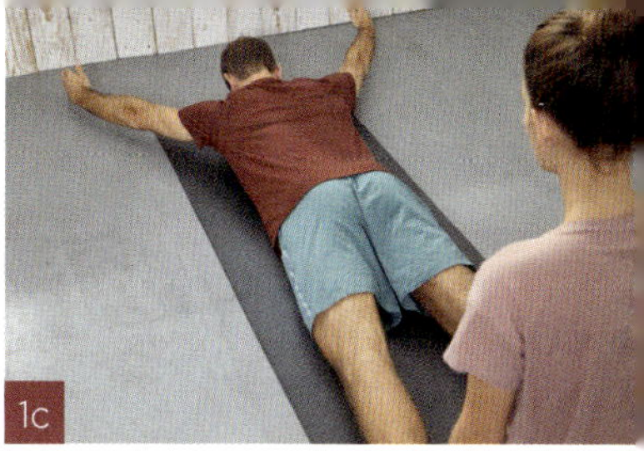
1c
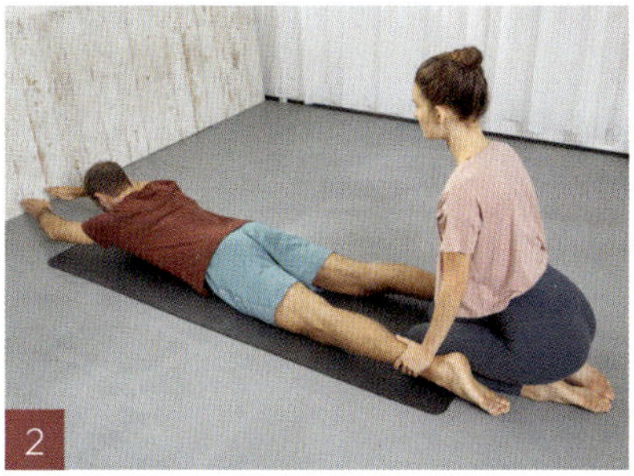
2
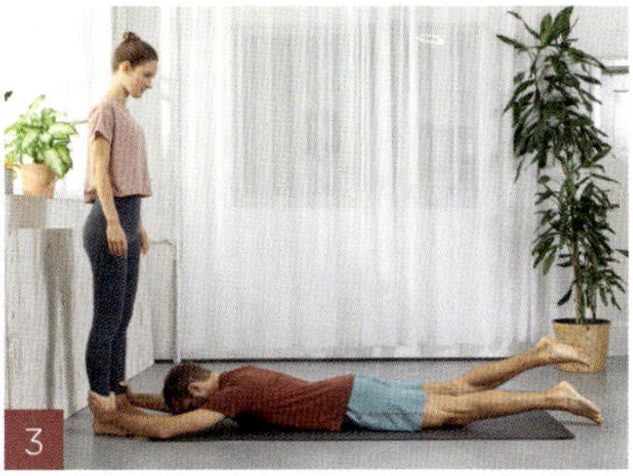
3
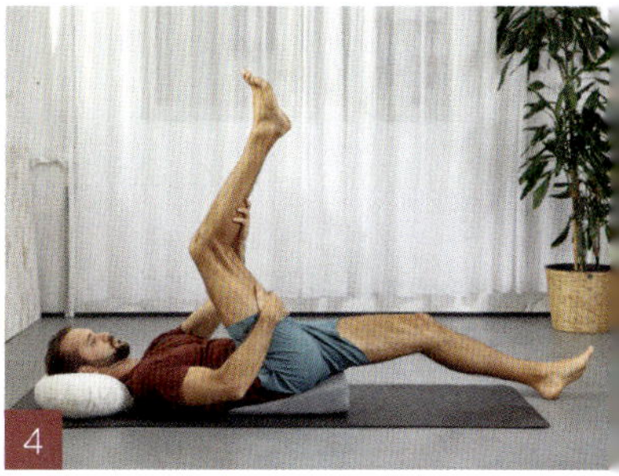
4
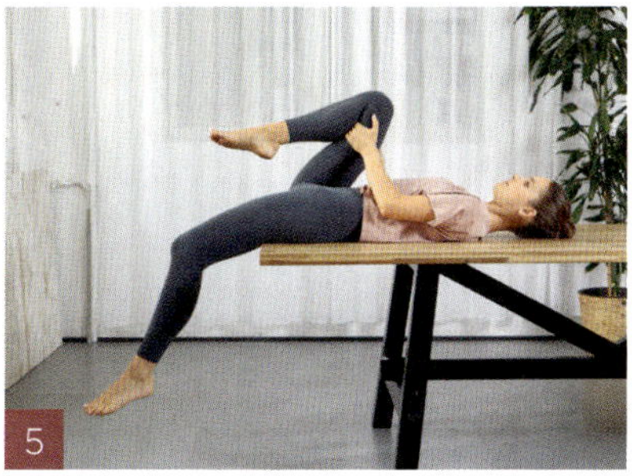
5
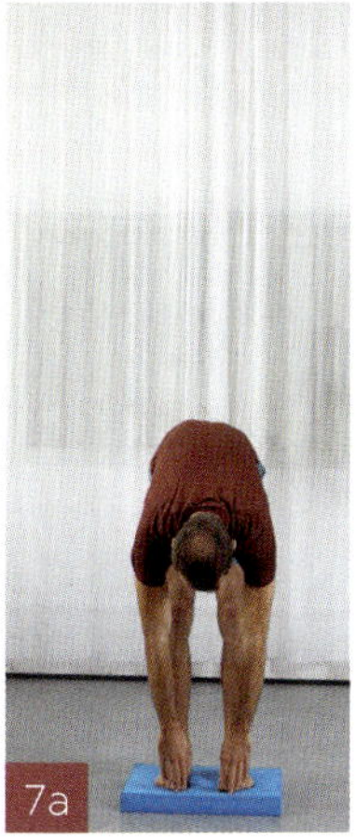
7a
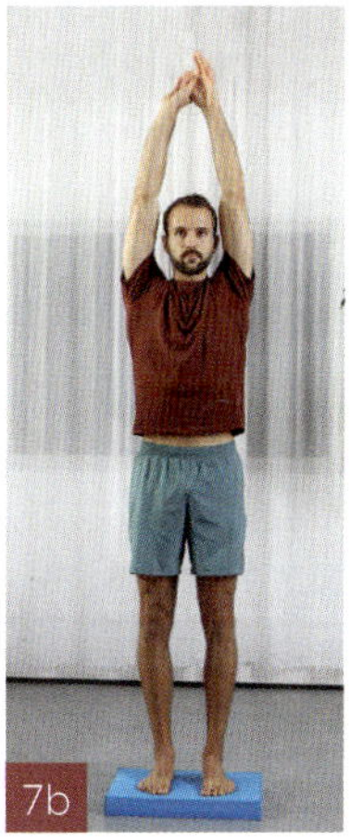
7b
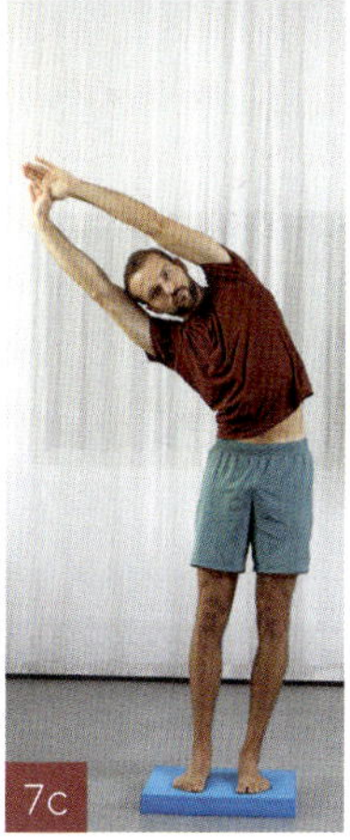
7c
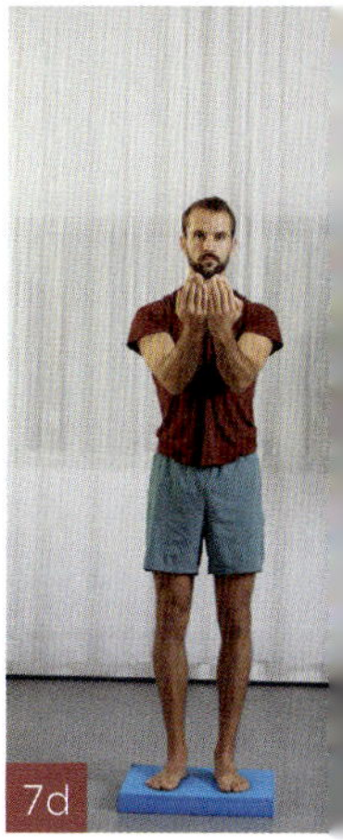
7d
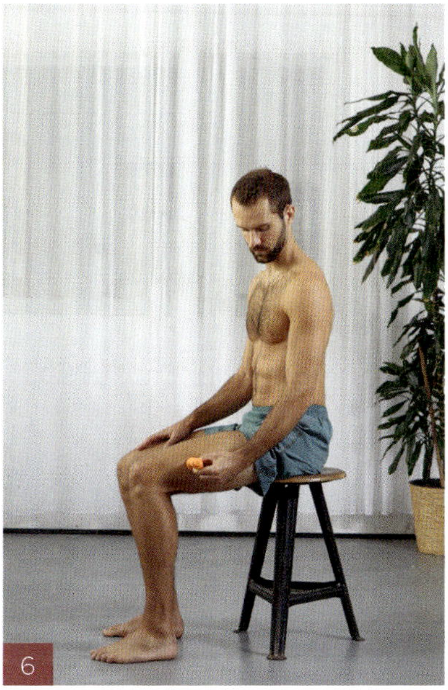
6
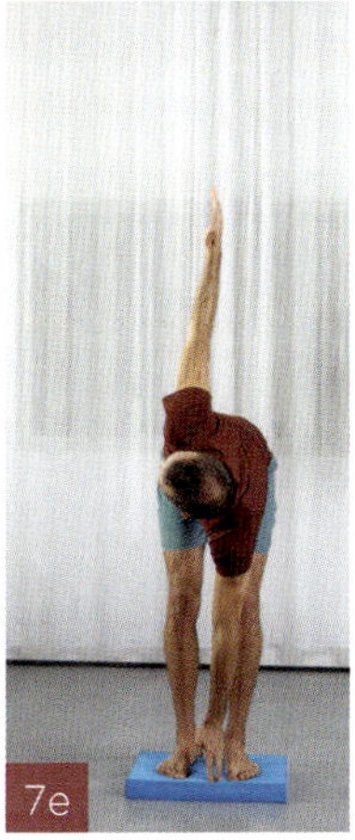
7e
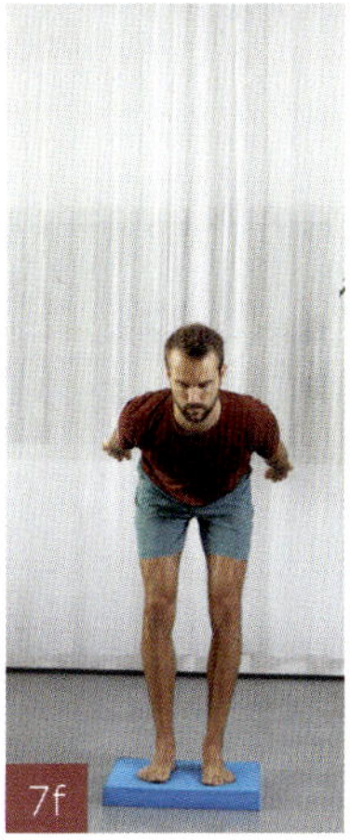
7f
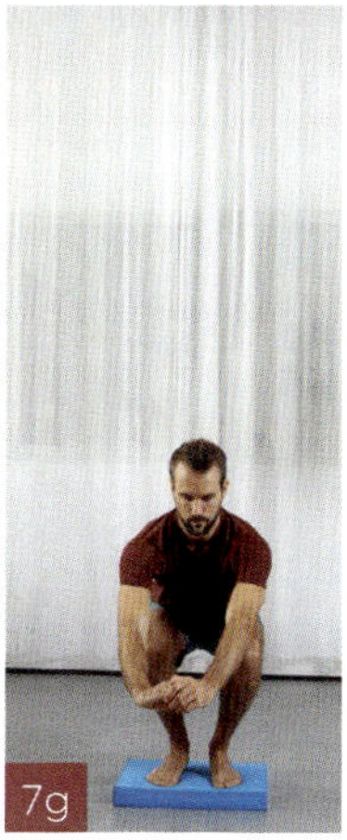
7g
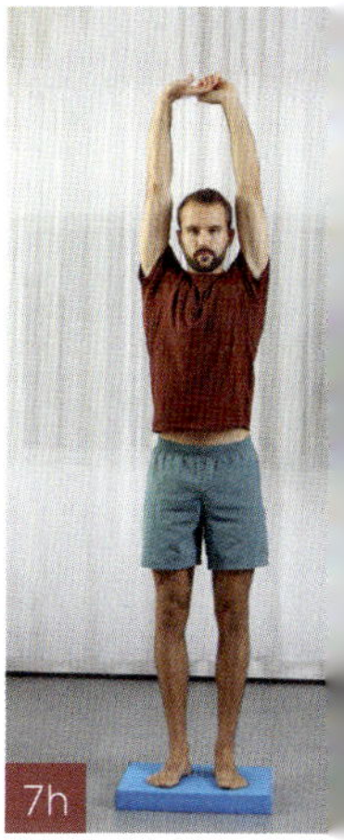
7h
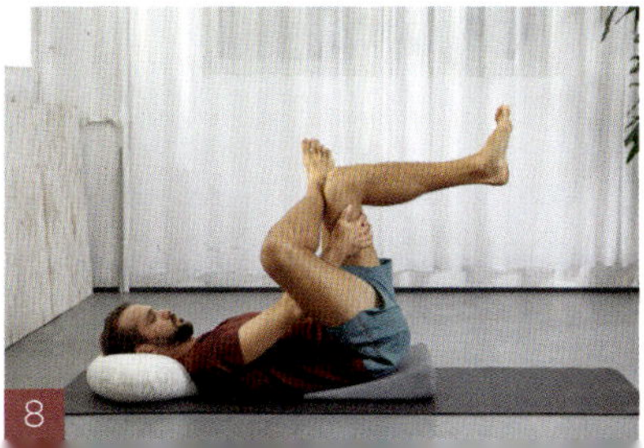
8
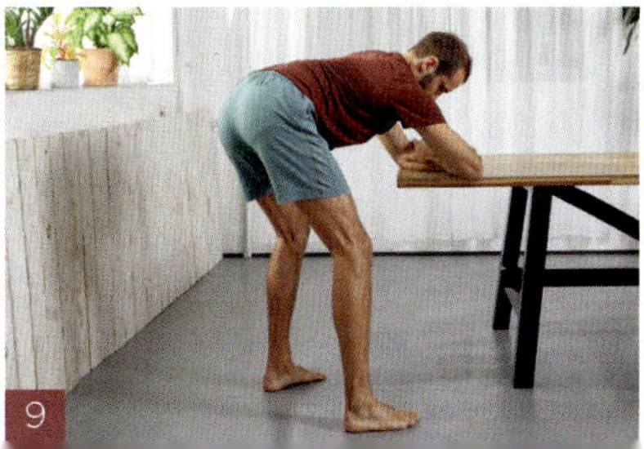
9
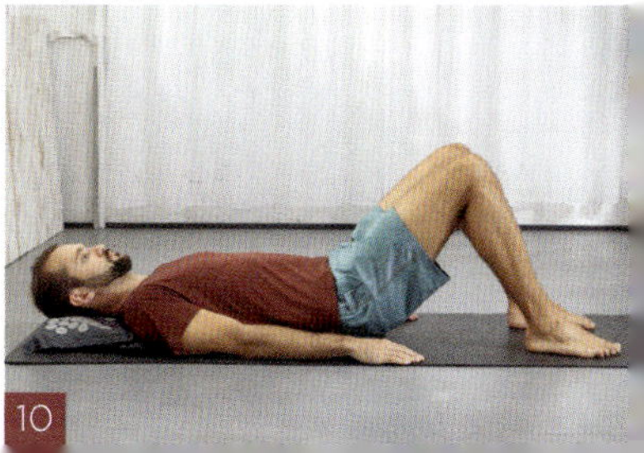
10

TAG 25

Tagesthema: Weiter geht's zu zweit!

Spüren Sie die Aufrichtung Ihrer Wirbelsäule schon ein wenig? Das wäre besser als ein »Muskelkater«! Der Muskelkater ist eigentlich ein »Faszienkater«. Im Fasziengewebe befinden sich über 100 Millionen Schmerzempfänger. Prinzipiell sollte aber jeder Kater vermieden werden, da er Ausdruck einer Überbeanspruchung ist. Gerade beim Auftrainieren des Muskelkorsetts ist die richtige Dosierung wichtig. Suchen Sie sich am besten höchstens zwei bis drei Ihrer Lieblingsübungen aus der Bauchlage täglich aus.

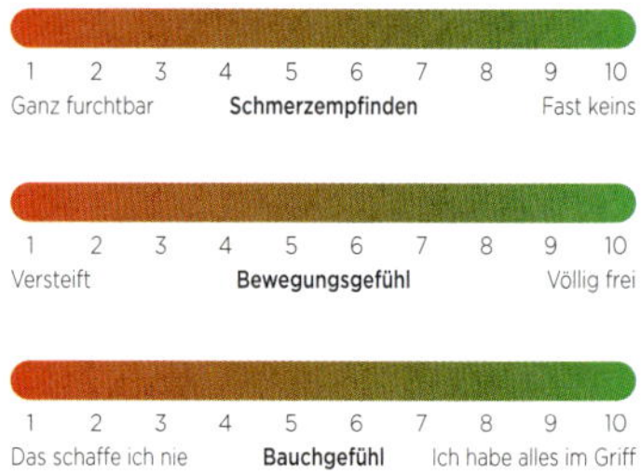

Tagesprogramm

	Übung	Wiederholung/Dauer	Seite
1	Armschub	1 Minute/1 Minute Pause/3 Sets	192
2	UWV	1 Minute/1 Minute Pause/3 Sets	190
3	Scherschlag	1 Minute/1 Minute Pause/3 Sets	194
4	Wadendehnung	1 Minute	180
5	Adduktorendehnung im Stand	1 Minute	181
6	Bauchmuskeltraining	10 Reps/15 Sekunden Pause/3 Sets	185
7	Gesäß kräftigen	10 Reps/15 Sekunden Pause/3 Sets	184
8	Drehdehnlagerung	3 Minuten	188
9	Rückseitige Entlastungshaltung	5 Minuten	143
10	Kinesiotaping auf Lendenwirbelsäule	1-mal	147

KLEBEN SIE SICH EINS!

Erneuern Sie wegen der gewünschten Rückenstabilität Ihr Kinesiotape alle drei bis vier Tage. Ebenso können Sie auch sehr gut das Crosstape verwenden.

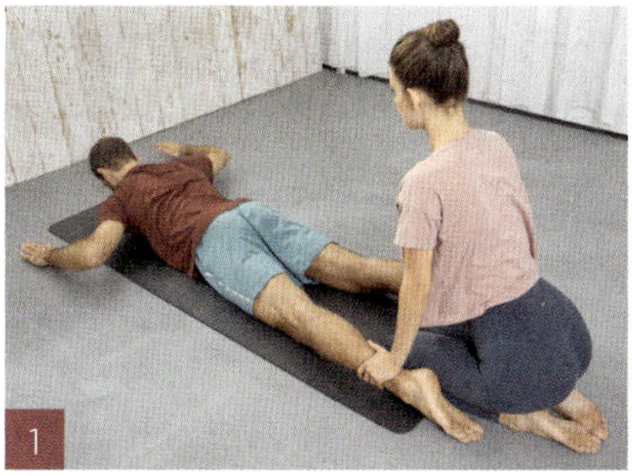
1

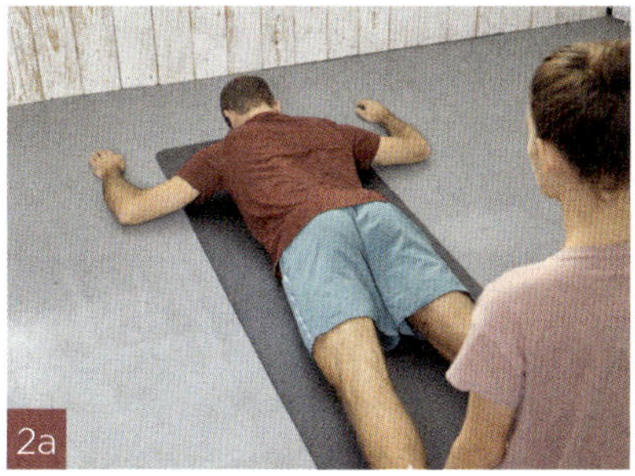
2a

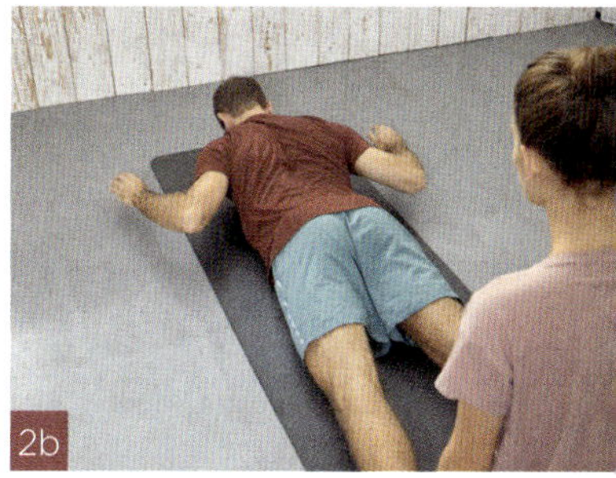
2b

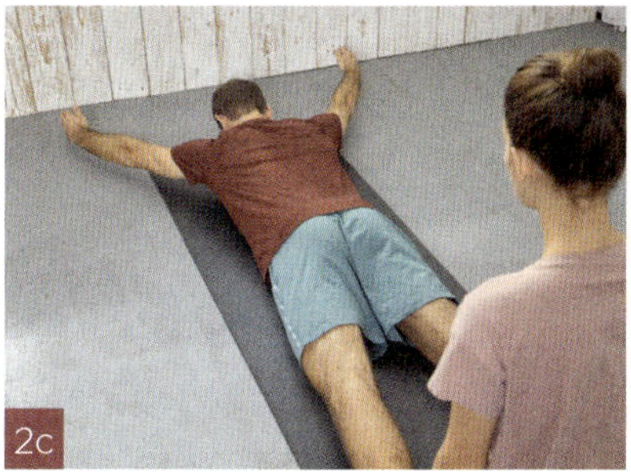
2c

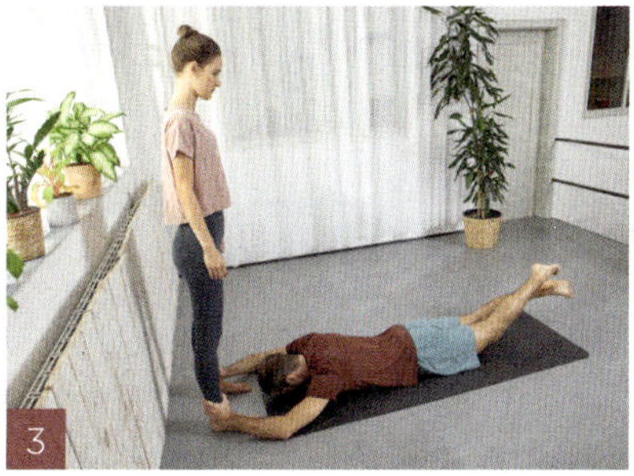
3

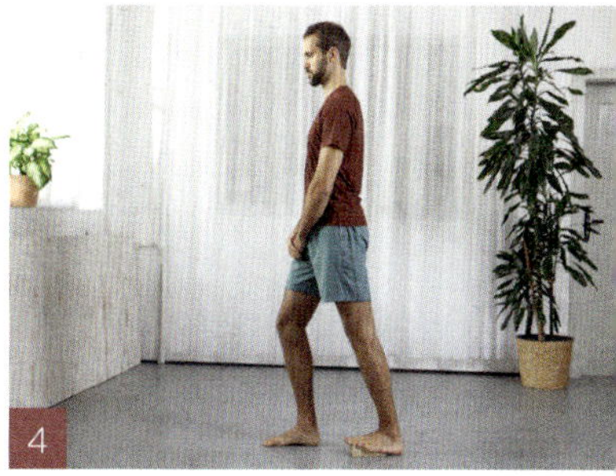
4

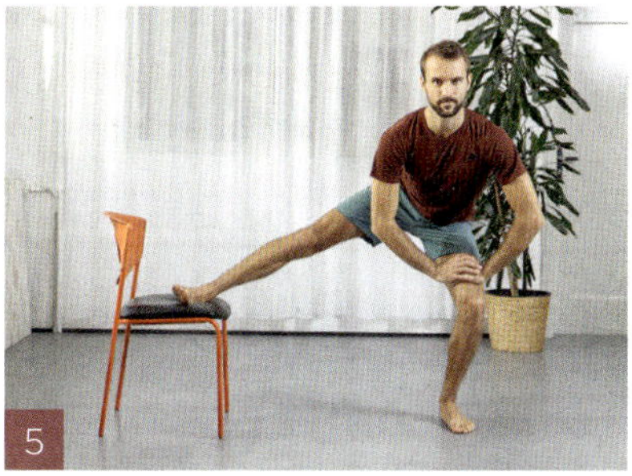
5

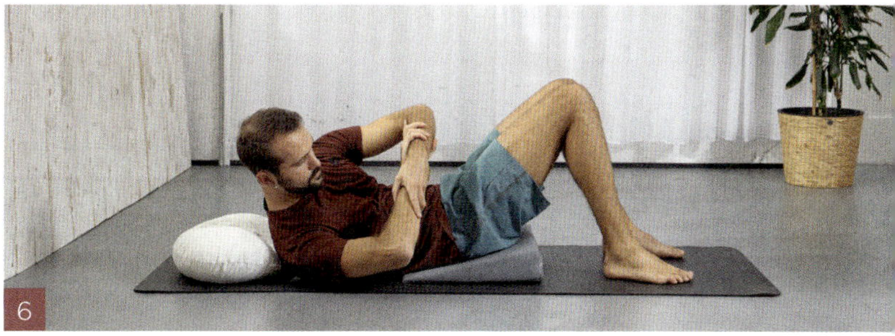
6

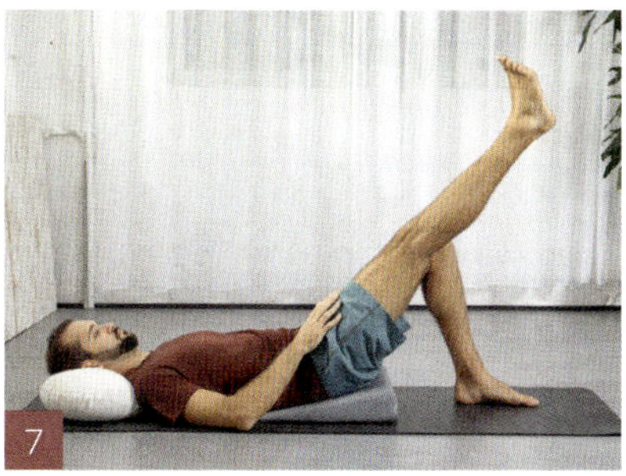
7

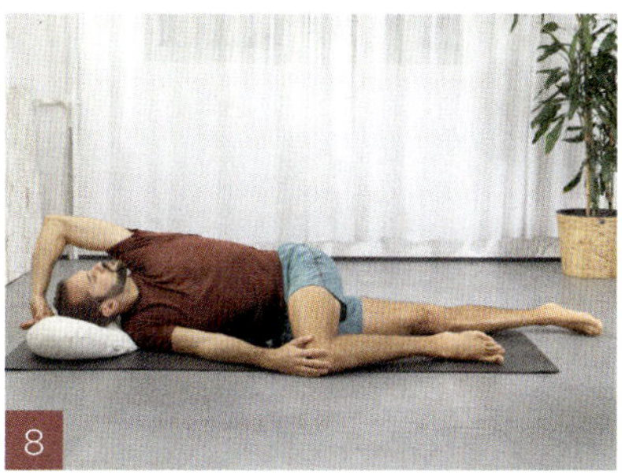
8

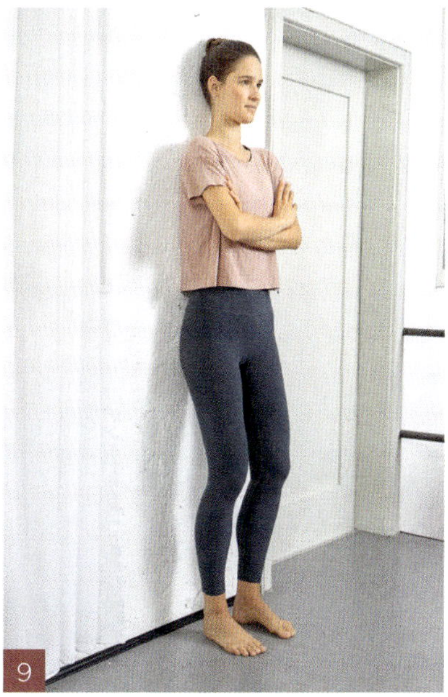
9

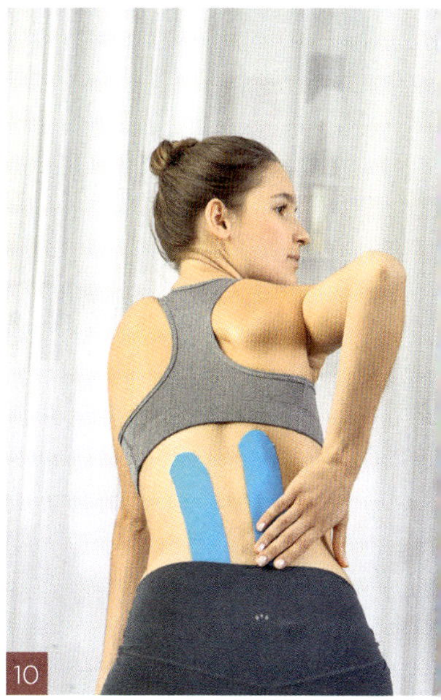
10

TAG 26

Tagesthema: Rein ins Fitnessprogramm

Langsam, aber sicher können Sie wieder einige Fitnessübungen ausprobieren. Parallel zur medizinischen Trainingstherapie sind ab jetzt durchaus Übungen gut, die Sie vielleicht auch schon früher gern gemacht haben, wie beispielsweise Dips und Planks. Nur Mut, Sie spüren jetzt selbst am besten, was geht oder was noch warten sollte.

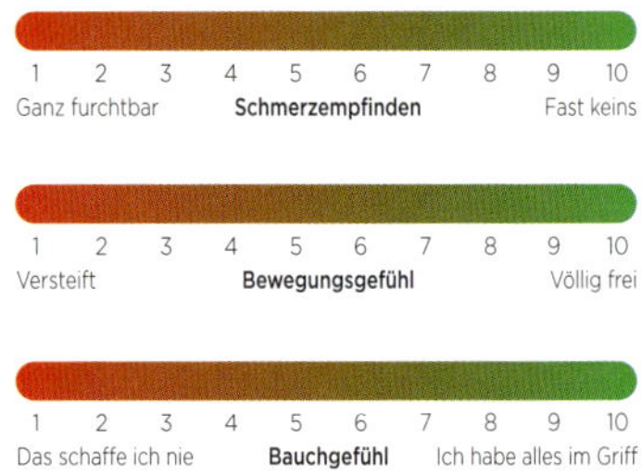

Tagesprogramm

	Übung	Wiederholung/Dauer	Seite
1	Dips	1 Minute/1 Minute Pause/3 Sets	196
2	Plank	1 Minute/1 Minute Pause/3 Sets	195
3	Kraulschlag	1 Minute/1 Minute Pause/3 Sets	193
4	Brustschwimmen	1 Minute/1 Minute Pause/3 Sets	191
5	Stand auf der Flexmatte	3 Minuten	178
6	Hackebeilchen auf der Flexmatte	3 Minuten	183
7	Hinsetzen und aufstehen	3-mal	119
8	Hamstring-Dehnung im Stand	1 Minute	180
9	Frontale Entlastungshaltung	5 Minuten	143
10	Körperwarmer Salzwickel	15 Minuten	128

EINE WOHLTAT FÜR ZWISCHENDURCH

Gönnen Sie sich immer wieder mal den körperwarmen Salzwickel in der Entlastungslagerung. Das entspannt und reguliert Ihren Rücken wunderbar.

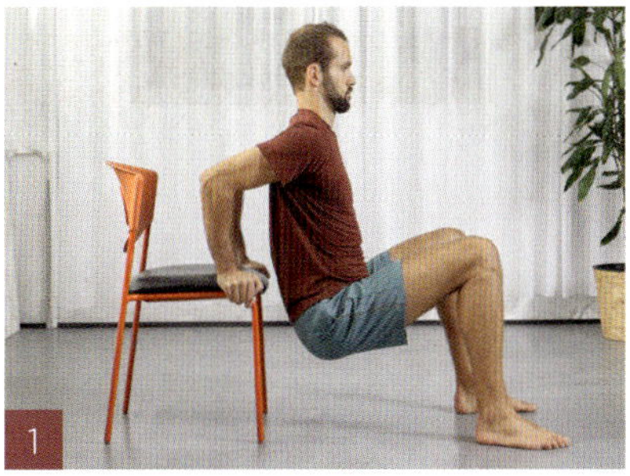
1

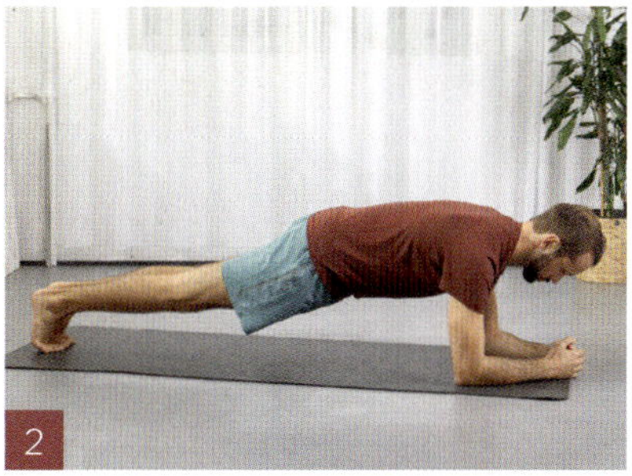
2

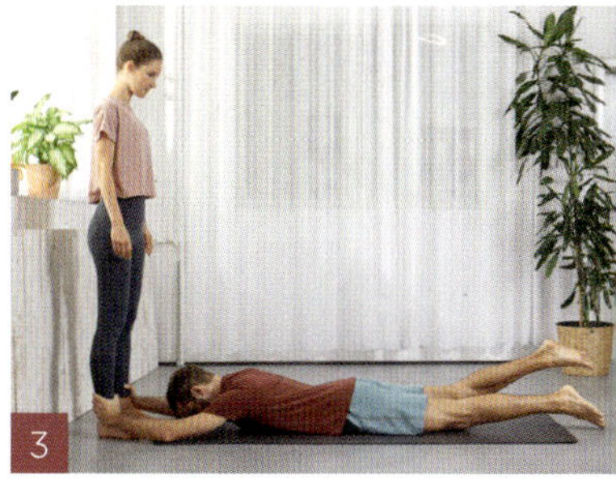
3

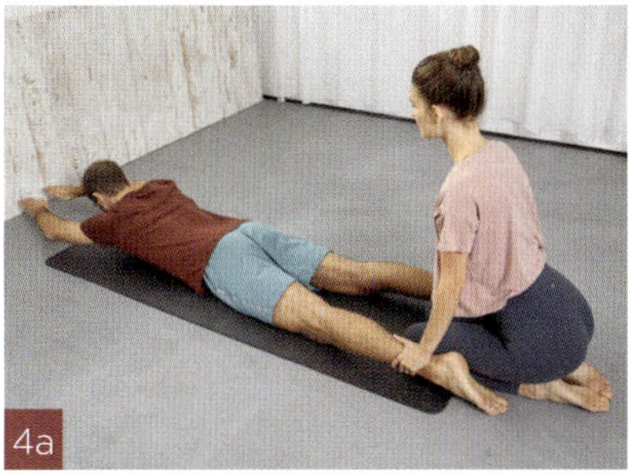
4a

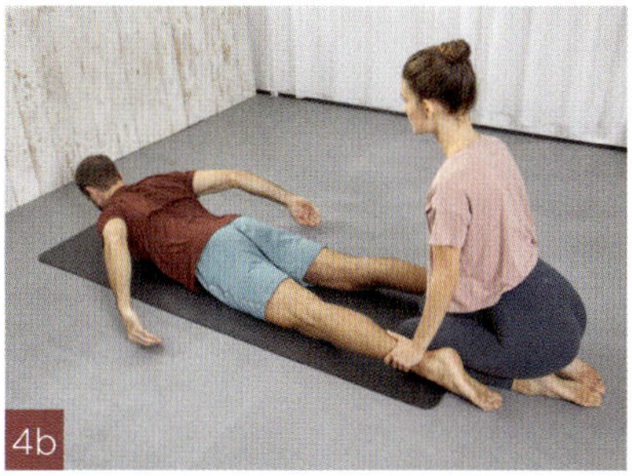
4b

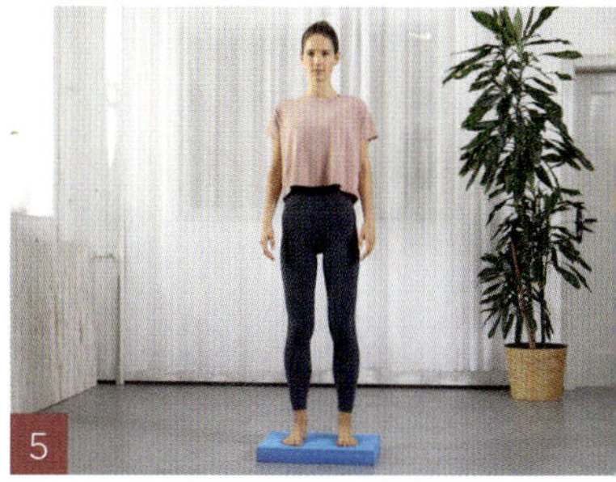
5

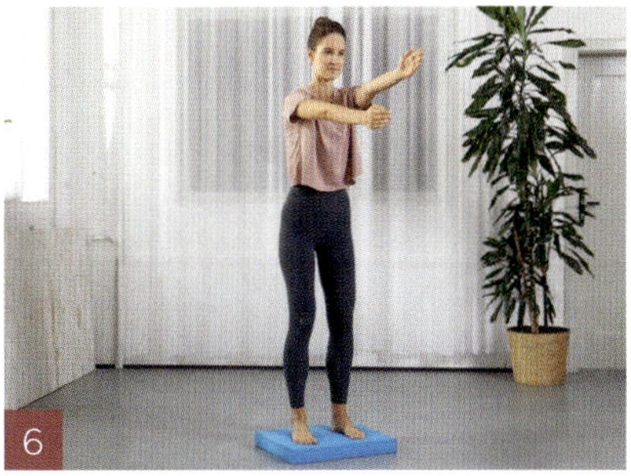
6

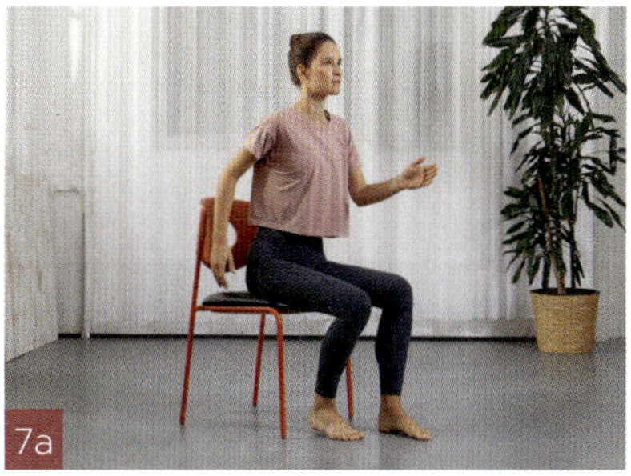
7a

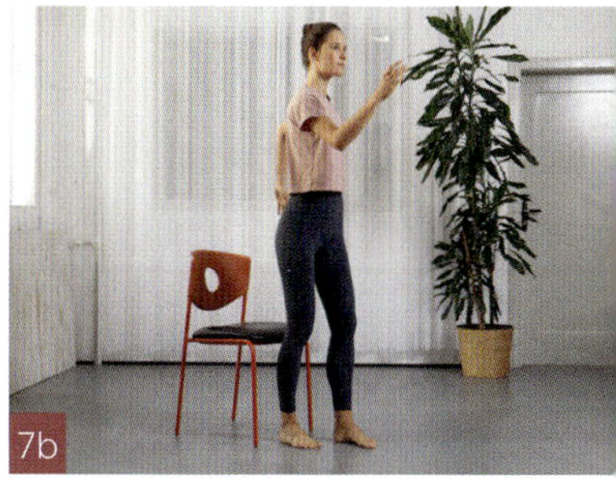
7b

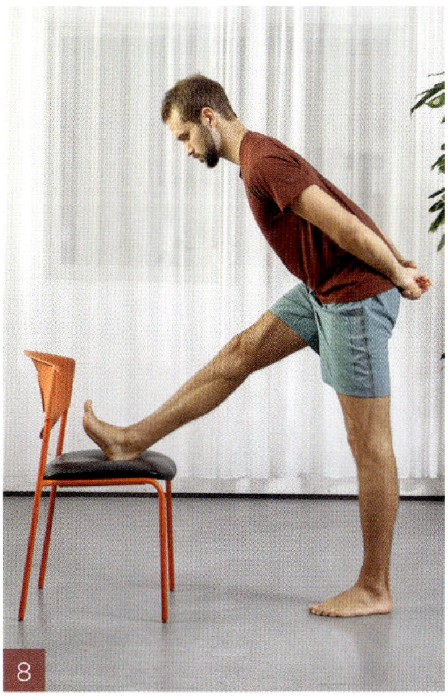
8

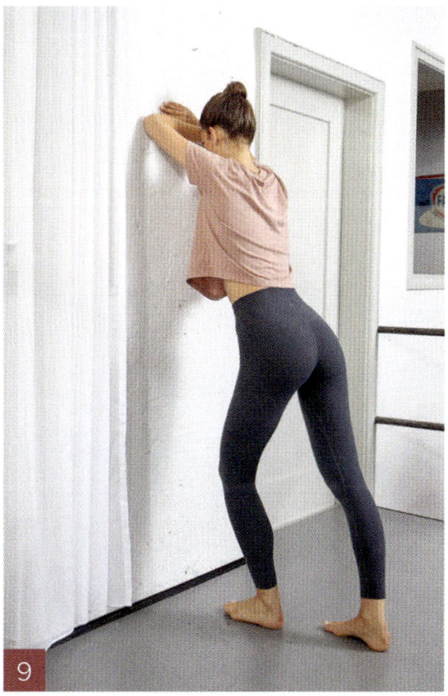
9

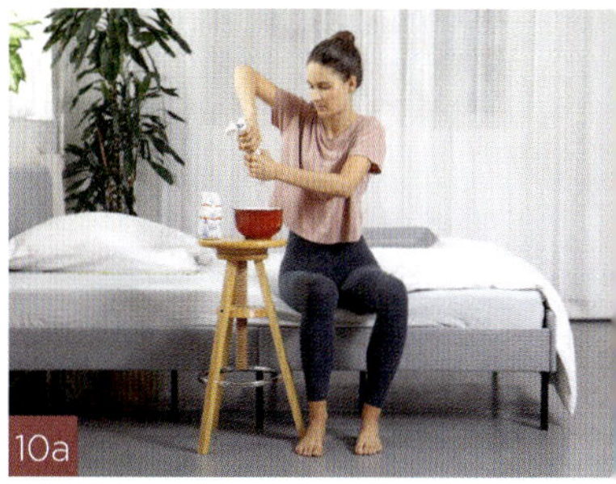
10a

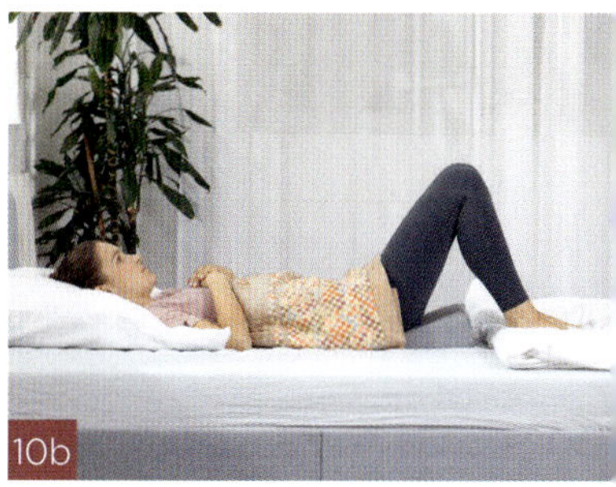
10b

TAG 27

Tagesthema: Immer wieder mal innehalten

Wie oft stürmen Sie im Leben voran? Vieles hat keine Zeit mehr. Aus der Sport- und Fitnessszene höre ich oft: »Gib ihm«, »Passt schon« oder »Hau noch einen raus!«. Doch Heilung braucht Zeit und Geduld. Daher rate ich, immer wieder mal innezuhalten, einen Pausentag einzulegen und auch innerlich zur Ruhe zu kommen. Probieren Sie es für sich aus und schauen Sie am nächsten Tag auf Ihr Erfolgsdiagramm.

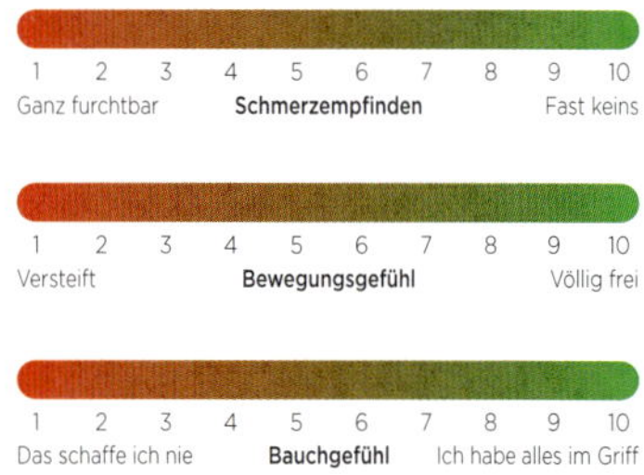

Tagesprogramm

	Übung	Wiederholung/Dauer	Seite
1	Doppelter Fußroller	5 Minuten	148
2	Entlastungslagerung in Seitenlage	15 Minuten	141
3	Luftboxen	1 Minute/1 Minute Pause/3 Sets	164
4	Beinpendel	1 Minute/1 Minute Pause/3 Sets	165
5	Hip-drop	1 Minute/1 Minute Pause/3 Sets	173
6	Becken mobilisieren	1 Minute	156
7	Russenhocke-Entlastungshaltung	3-mal	144
8	Drehdehnlagerung	3 Minuten	188
9	Aufstützen auf der Bettkante	5 Minuten	136
10	Körperwarmer Salzwickel	15 Minuten	128

5:2

Im Rückenrehabilitationsprogramm empfehle ich gern die 5:2-Regel. Das bedeutet, an fünf Tagen konsequent zu üben und an zwei Tagen nicht. Für dieses 30-Tage-Programm habe ich Ihnen so viele verschiedene Maßnahmen aufgelistet, dass Sie getrost der 5:2-Regel folgen können. Dehnen Sie zum Beispiel Ihre Muskeln fünfmal in der Woche und an zwei Tagen (Dienstag und Samstag) nicht. An diesen Tagen hätten Sie gut Zeit, andere Maßnahmen zu üben. So entwickeln Sie selbst ein fachmännisches Wochenprogramm. Sie versetzen Ihre Maßnahmen entsprechend der Wochentage und erlangen in den übungsfreien Intervallen eine gute Neuorientierung für sich und Ihren Körper.

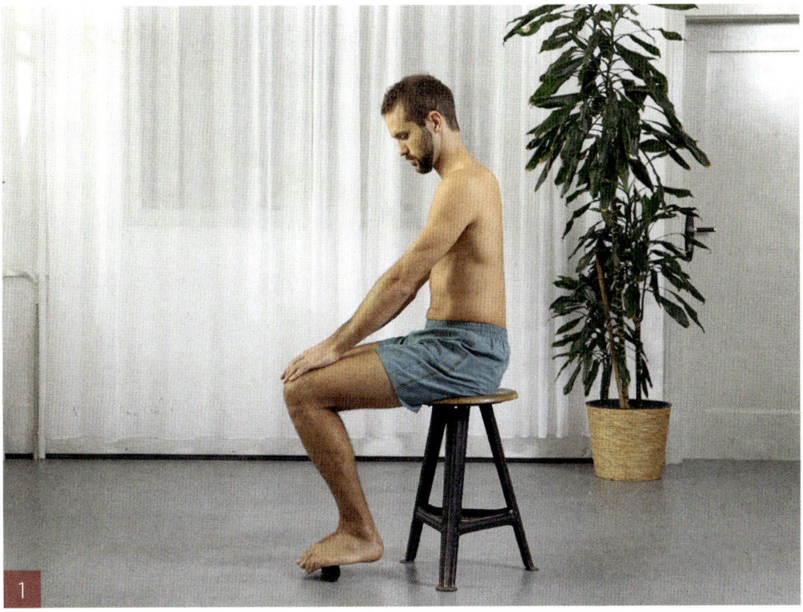
1

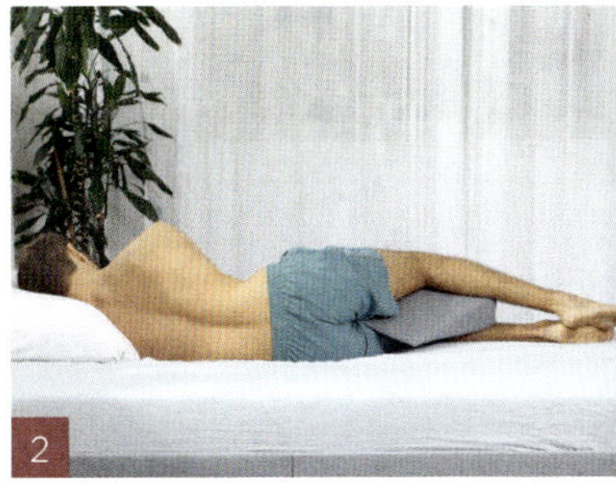
2

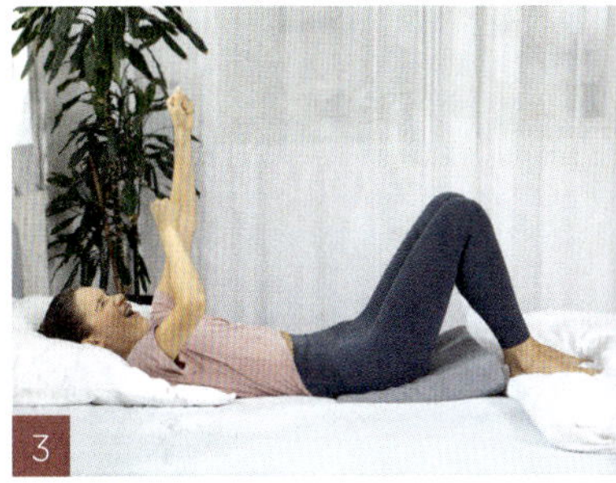
3

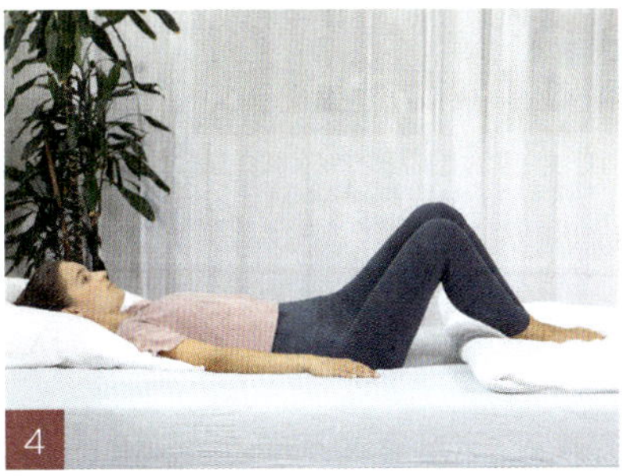
4

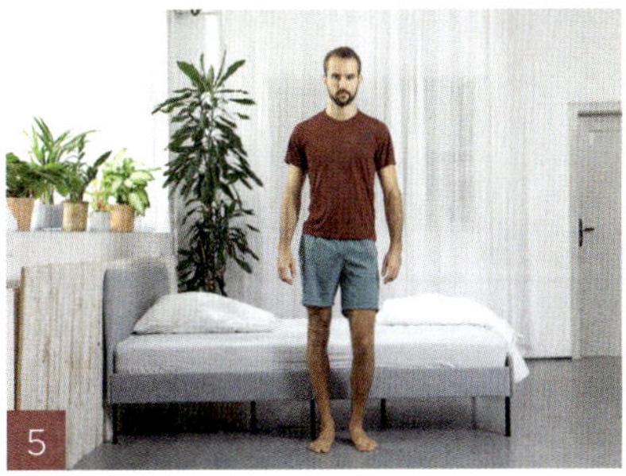
5

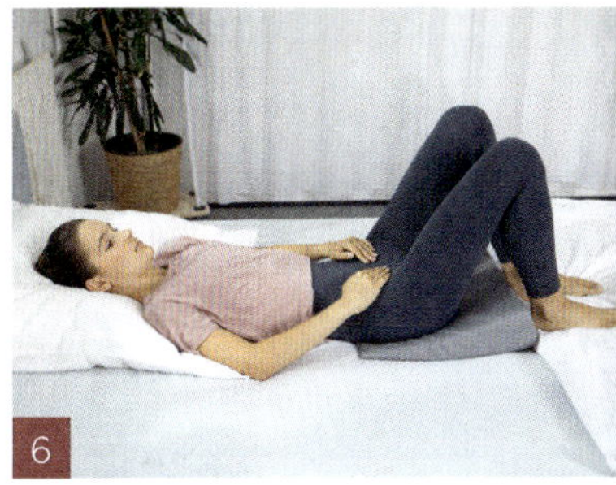
6

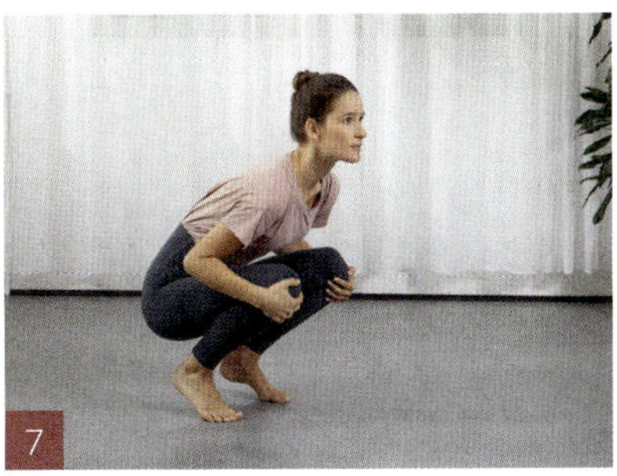
7

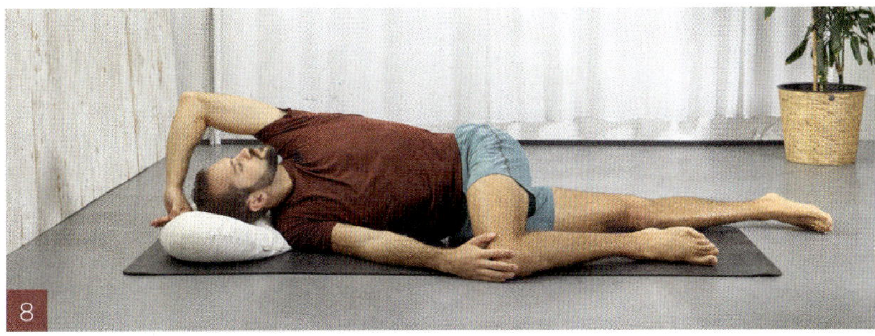
8

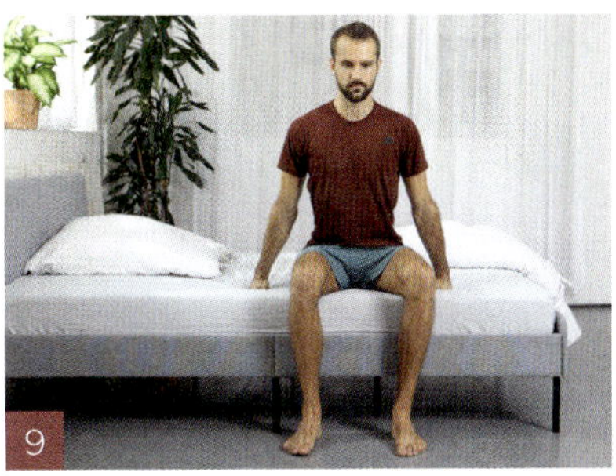
9

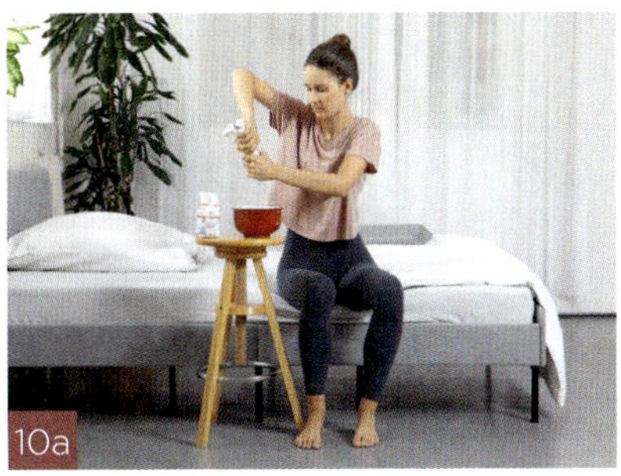
10a

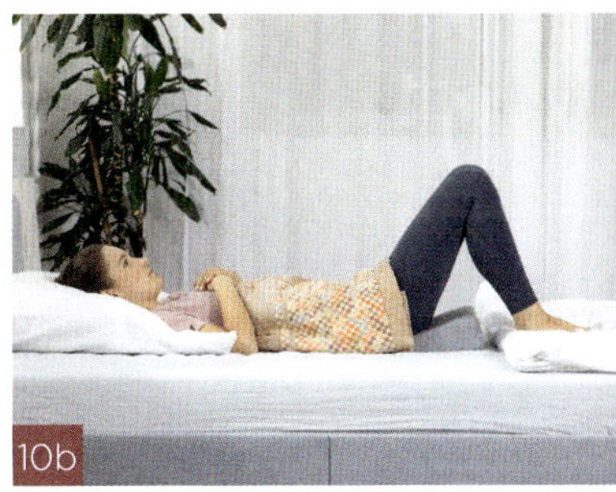
10b

TAG 28

Tagesthema: Noch mehr Rückenkraft

Die Trainingstherapie ist fast abgeschlossen. Einige Übungen kommen heute noch dazu. Vielleicht kennen Sie den Hund aus dem Yoga? Ich nenne diese Übung »Dach«. Beim Yoga geht es oft um eine Bewegungserweiterung. Ab dem 50. Lebensjahr stelle ich die Bewegungserhaltung in den Vordergrund. Eine Überbeweglichkeit der Lendenwirbelsäule kann im Alter zu Beschwerden führen und ein extrem ausgeführter Schneidersitz kann Fehlstellungen im Iliosakralgelenk (ISG) verursachen. Wichtig sind daher die altersentsprechende Übungsauswahl und Durchführung.

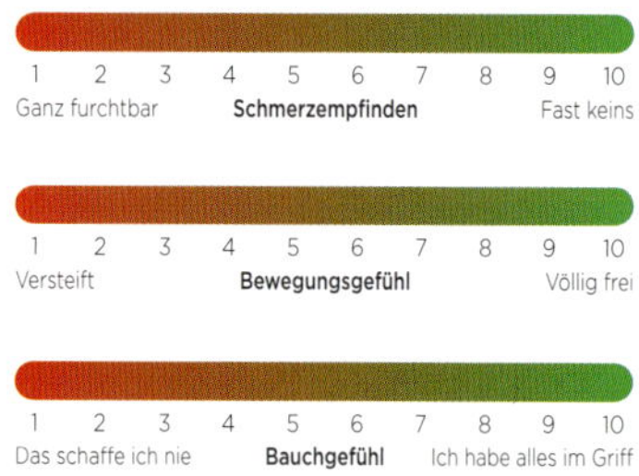

Tagesprogramm			
	Übung	Wiederholung/Dauer	Seite
1	Dach	1 Minute/1 Minute Pause/3 Sets	195
2	Liegestütz andersherum	1 Minute/1 Minute Pause/3 Sets	197
3	Jumping	1 Minute/1 Minute Pause/3 Sets	198
4	UWV	1 Minute/1 Minute Pause/3 Sets	190
5	Kraulschlag	10 Reps/15 Sekunden Pause/3 Sets	193
6	Brustschwimmen	10 Reps/15 Sekunden Pause/3 Sets	191
7	Bauchmuskeltraining	10 Reps/15 Sekunden Pause/3 Sets	185
8	Gesäß kräftigen	10 Reps/15 Sekunden Pause/3 Sets	184
9	Lasten heben	3-mal	116
10	Gegenstand schieben	3-mal	118
11	Gegenstand ziehen	3-mal	118

PFLICHT GESCHAFFT

Herzlichen Glückwunsch, Sie haben den Pflichtteil des Rückenprogramms geschafft. Wenn Sie Ihrem Rücken noch mehr Gutes tun wollen, können Sie die zwei folgenden »Kür«-Tage durchführen.

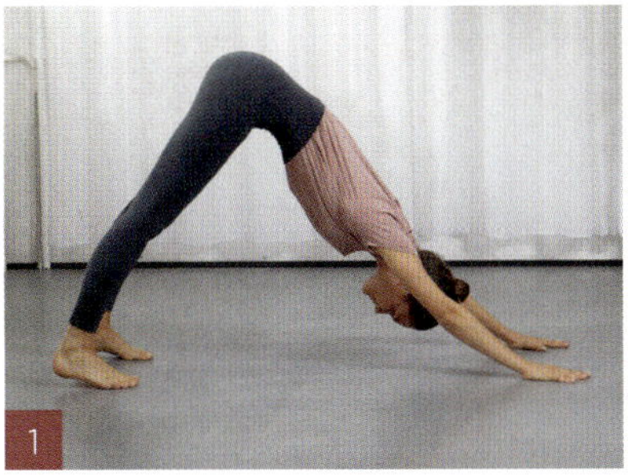
1

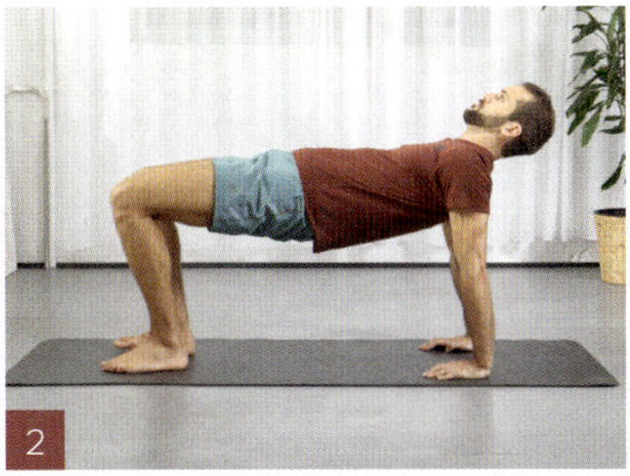
2

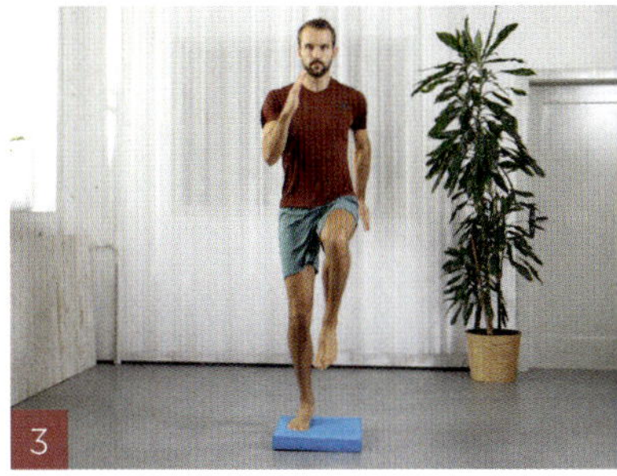
3

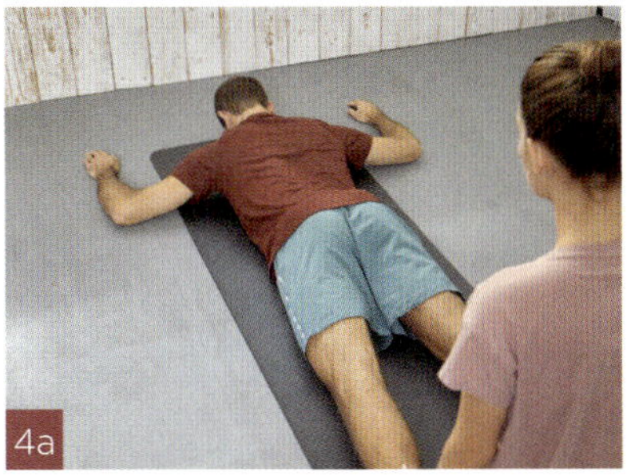
4a

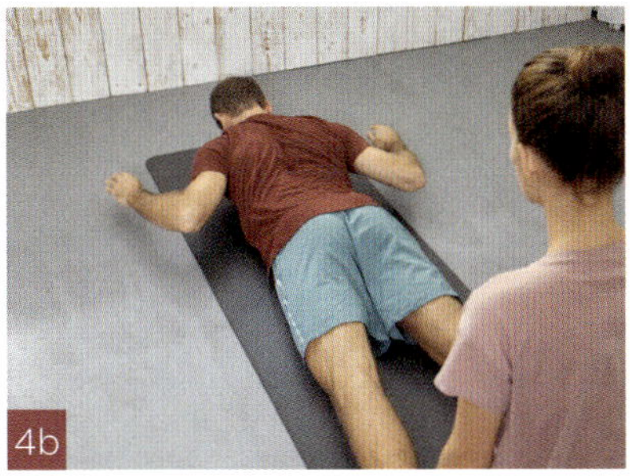
4b

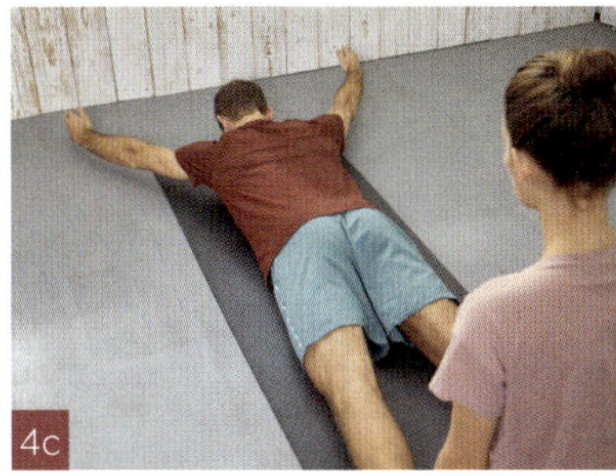
4c

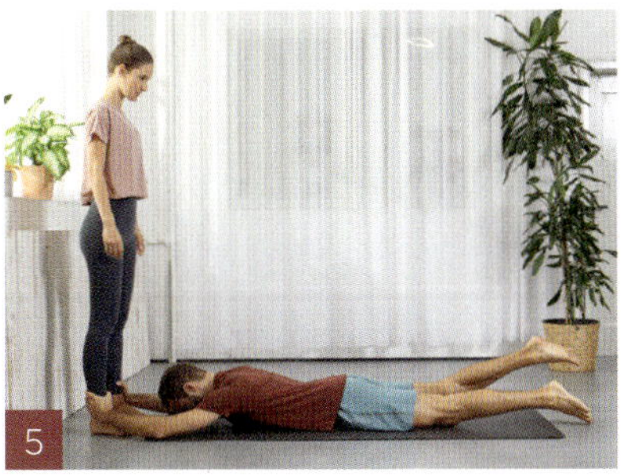
5

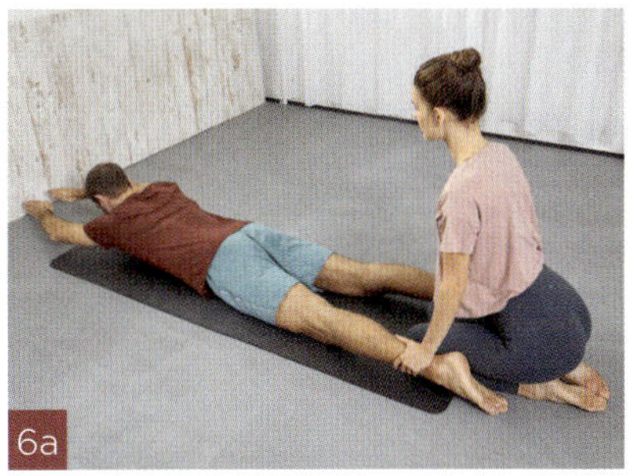
6a

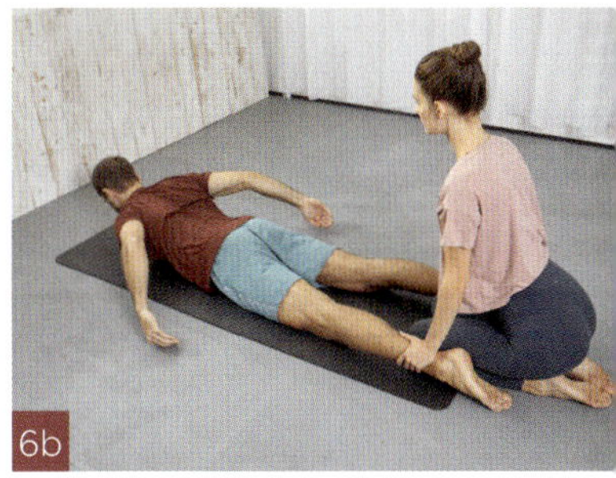
6b

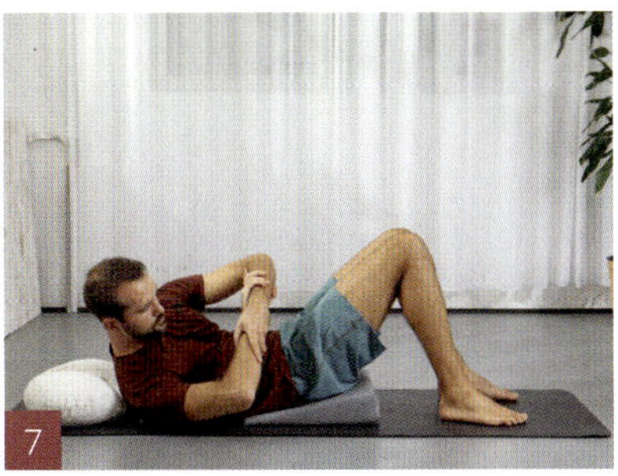
7

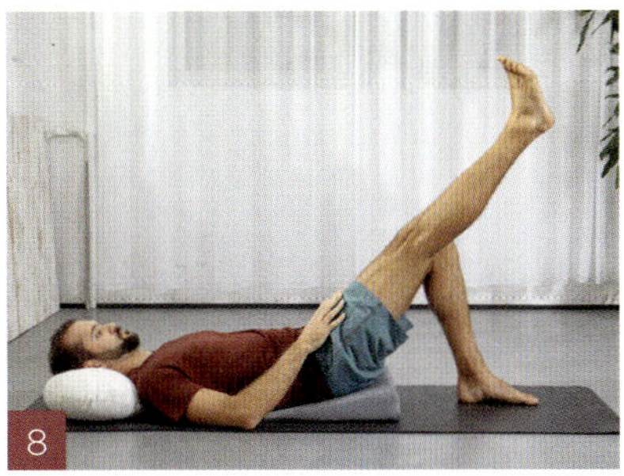
8

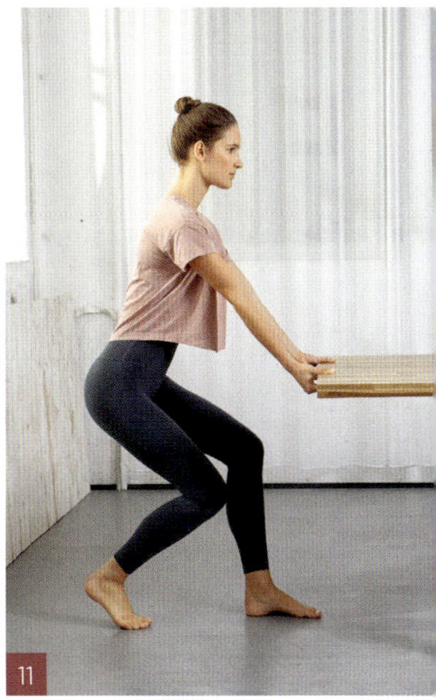
11

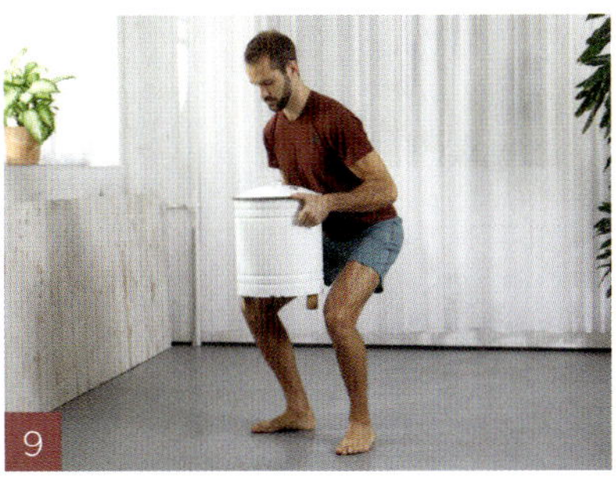
9

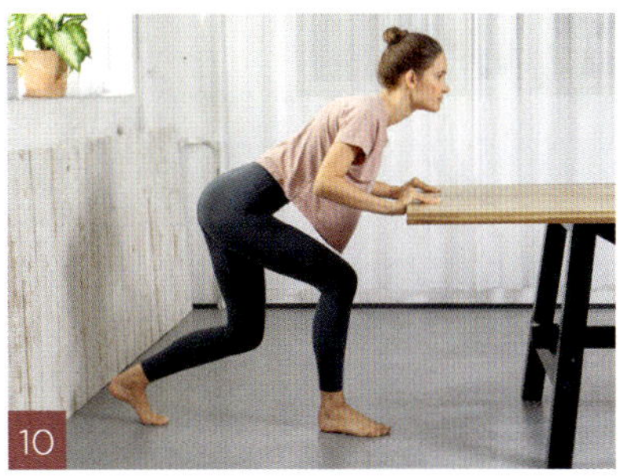
10

DIE ZWEI BONUSTAGE

An den letzten beiden Tagen des Programms finden Sie Übungen, die Sie mit vollständig wiedererlangter Rückengesundheit ausführen dürfen. Genießen Sie Ihre Kraft und Beweglichkeit!

TAG 29

Tagesthema: Mir geht es gut!

Heute können Sie sich Übungen frei nach Ihrem Geschmack aussuchen – alles, was Ihnen Spaß macht, ist erlaubt! Sie lesen dann morgen im Erfolgsdiagramm, wie Ihnen das bekommen ist.

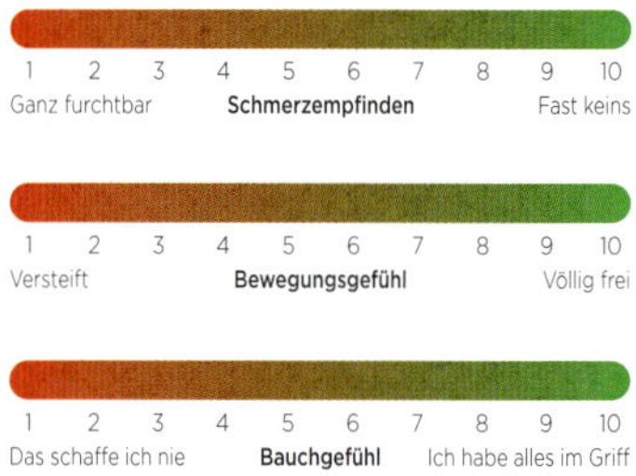

Tagesprogramm			
	Übung	Wiederholung/Dauer	Seite
1	Hula-Hoop	Solange Sie wollen und können	199
2	Handstand	Solange Sie wollen und können	200

SIE HABEN DIE WAHL

In der Tabelle sehen Sie beispielhaft zwei Übungsmöglichkeiten. Finden Sie andere Übungen für sich selbst, die Ihnen guttun.

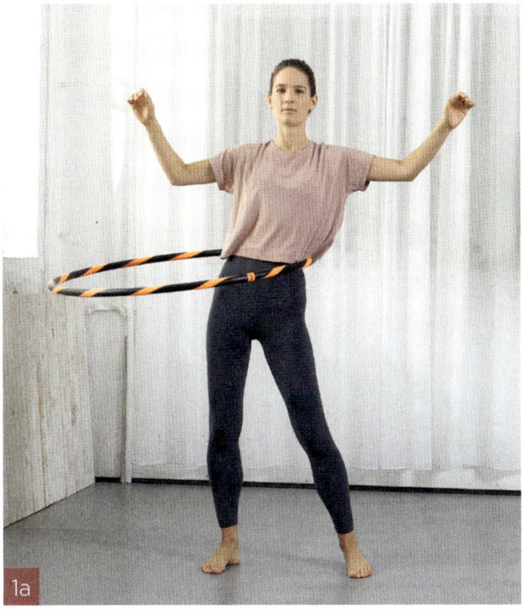
1a

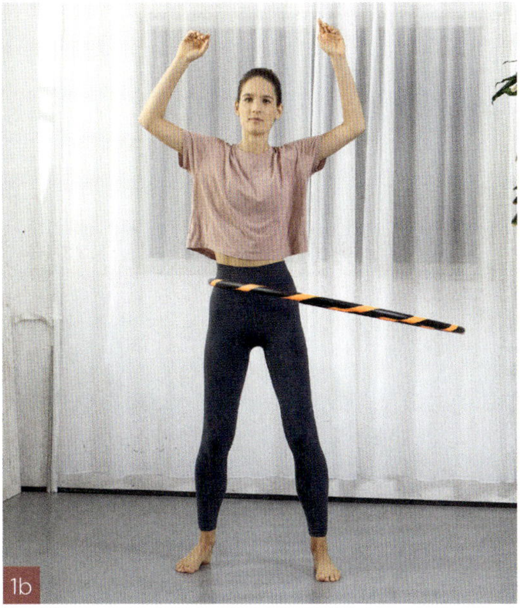
1b

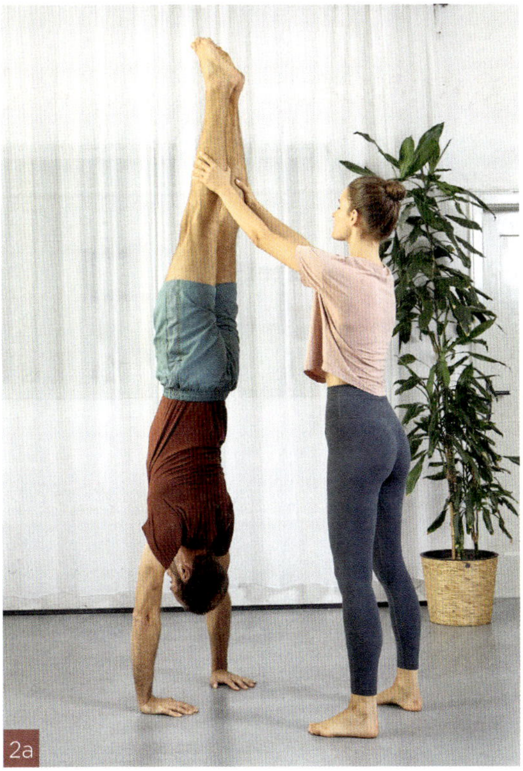
2a

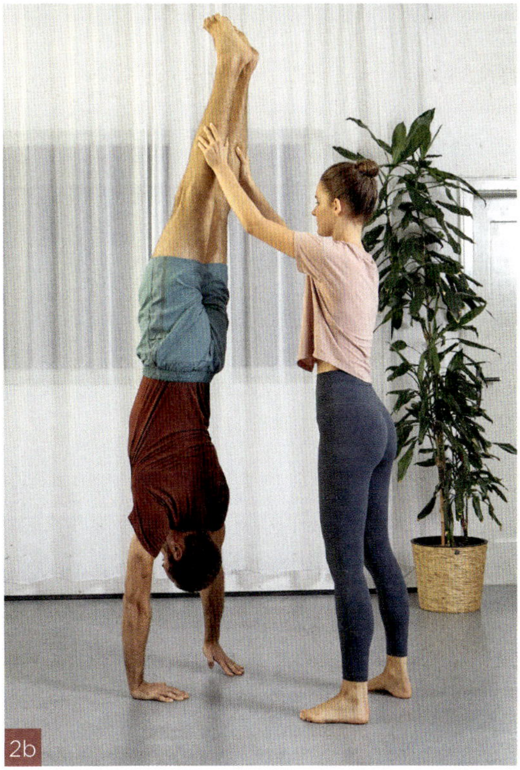
2b

TAG 30

Tagesthema: Mir geht es gut!

Wie ist Ihnen Ihr gestriger Tag bekommen? Ich hoffe, es geht Ihnen wirklich gut und Sie haben das Vertrauen in Ihre Rückengesundheit zurückgewonnen. Was sagt das Erfolgsdiagramm? Es wäre gut, es zur Selbstkontrolle noch für einige Wochen weiterzuführen. Zum Abschluss stelle ich Ihnen drei bekannte Übungen vor, die Sie mit gesundem Rücken üben dürfen.

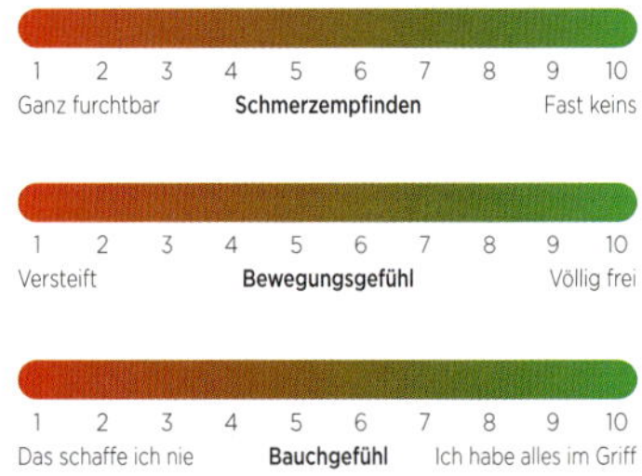

Tagesprogramm			
	Übung	Wiederholung/Dauer	Seite
1	Spreizvorbeuge	Solange Sie wollen und können	201
2	Brücke	Solange Sie wollen und können	202
3	Liegende Rumpfrotation	Solange Sie wollen und können	203

AM ZIEL

Üben Sie ab jetzt nach Lust und Laune. Sie wissen am besten, was Sie noch verbessern möchten. Alles Gute für Sie und Ihren Rücken!

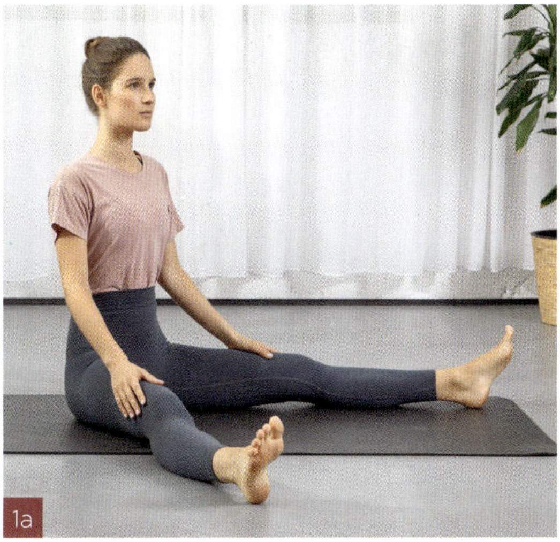
1a

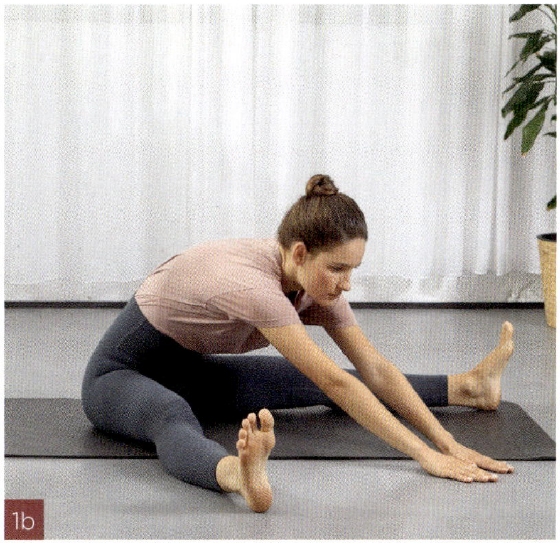
1b

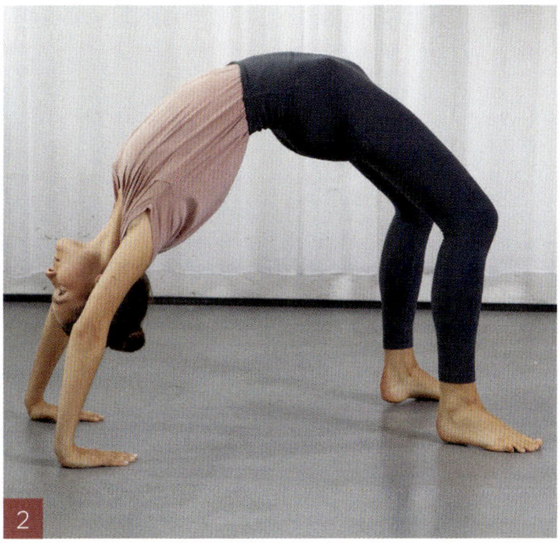
2

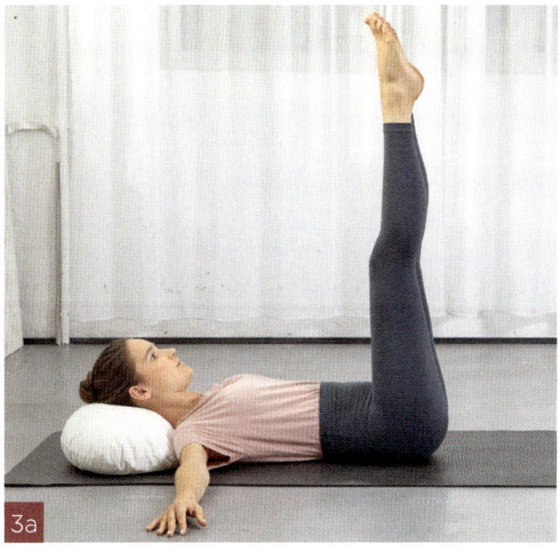
3a

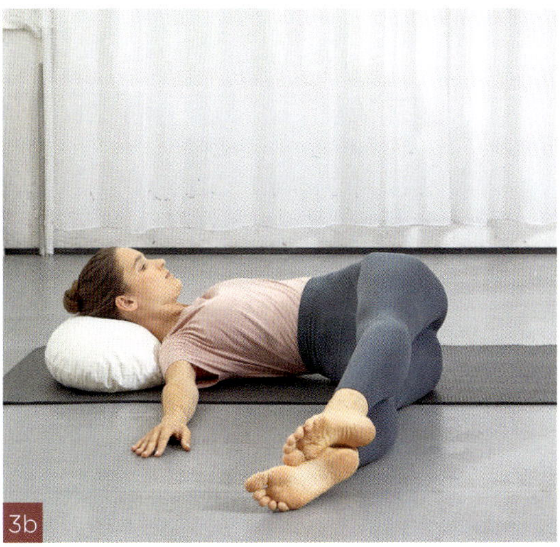
3b

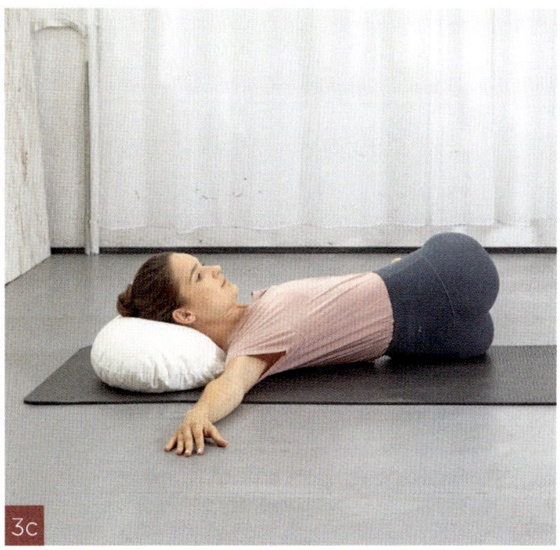
3c

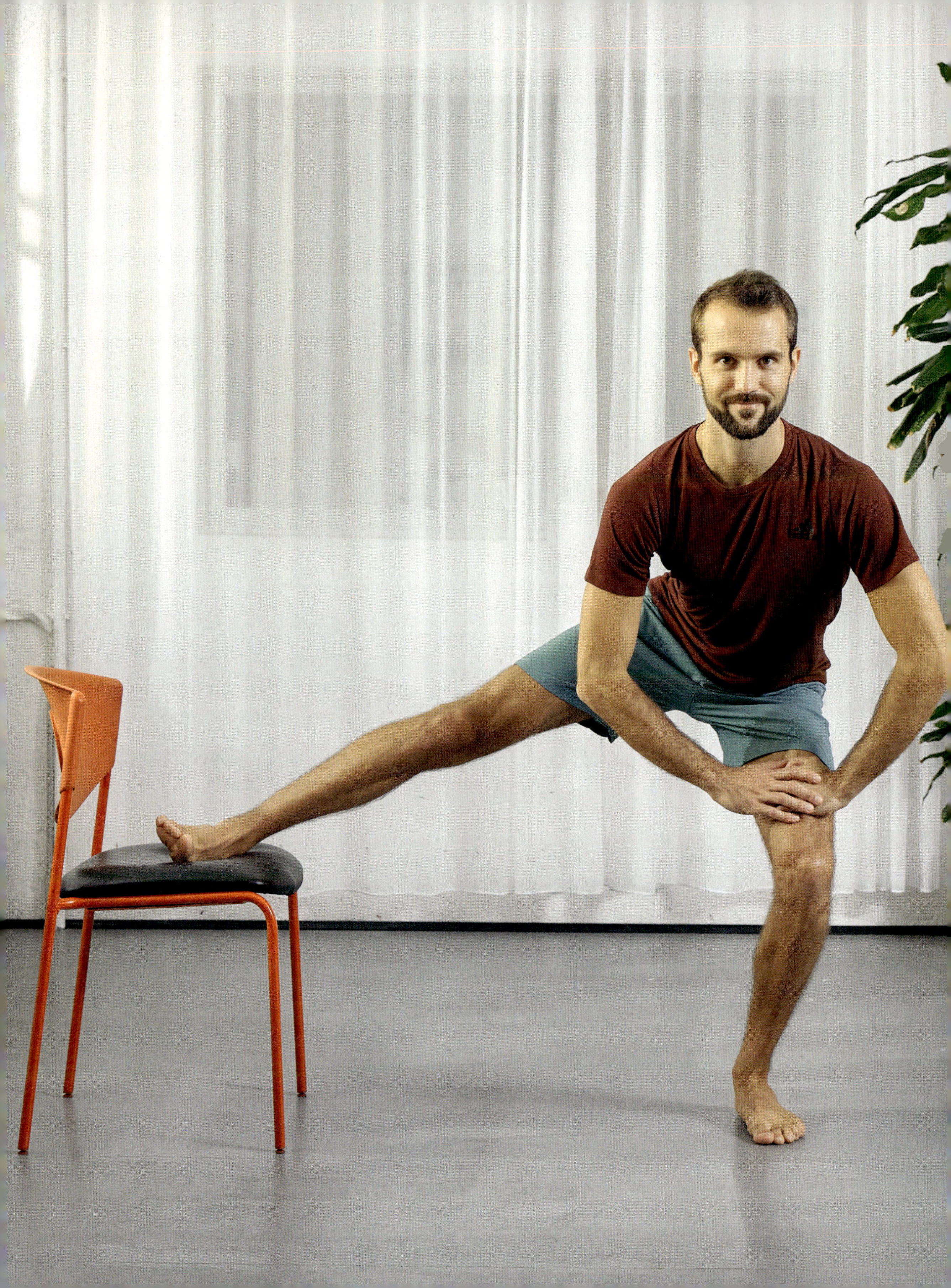

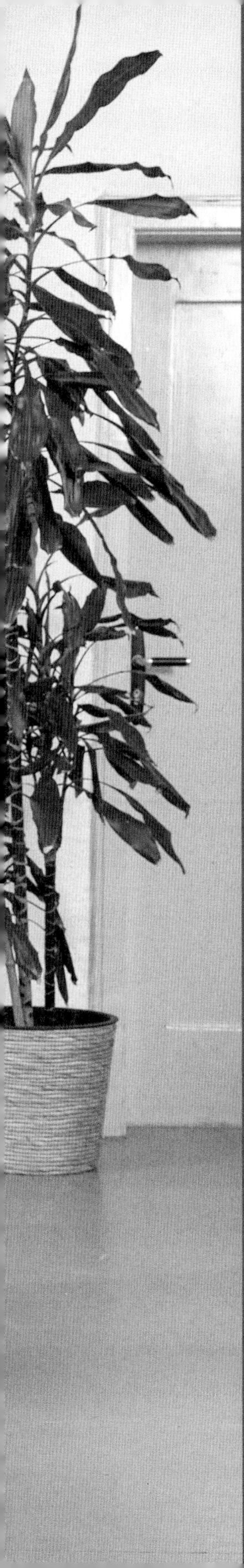

4

DIE ÜBUNGEN

FÜR SCHMERZLINDERUNG, AUFBAU UND PROPHYLAXE

Alle Übungen sind mit Bildern und Anleitungen so verständlich aufgebaut, dass Sie sie präzise und gut umsetzen können. Die Rubrik »Aufgepasst« soll Sie auf gewisse Stolpersteine hinweisen. In der Rubrik »Warum« erfahren Sie die genaue Wirkweise der Übung und bei welchen Beschwerden sie besonders angeraten ist. Die Übungsreihenfolge reicht von Maßnahmen gegen hochakuten Rückenschmerz bis hin zum Training bei völliger Beschwerdefreiheit. Die Anleitungen beschreiben jeweils die Ausführung für eine Körperseite – führen Sie die Übungen primär mit Ihrer betroffenen Körperseite durch; die Übungen können aber auch beidseitig ausgeführt werden.

PHYSIOTHERAPEUTISCHE AKTIVITÄTEN DES TÄGLICHEN LEBENS

Im Tagesverlauf gibt es immer wieder Möglichkeiten, alltägliche Bewegungen besonders rückenfreundlich und rückenschonend auszuführen. In Summe liefern sie eine gezielte Hilfe gegen Ihre Rückenschmerzen. Dieses »Darandenken« kann wirksamer sein als ein aufwendiges Fitnessprogramm.

SCHUHE BINDEN

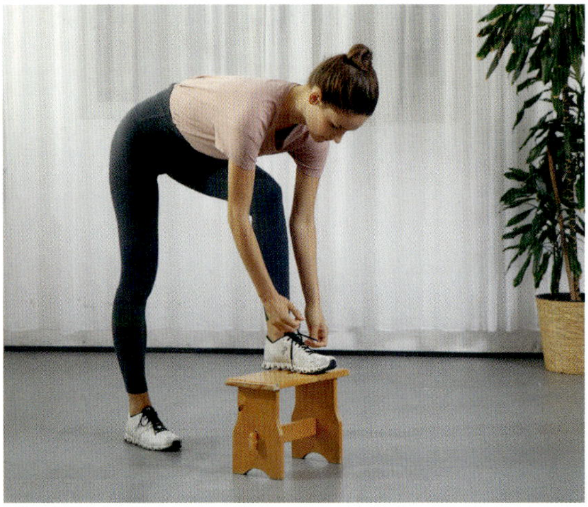

Sie brauchen: Stufe

Schlüpfen Sie in Ihren Schuh und stellen Sie das Bein auf eine Stufe. Das Schuhebinden machen Sie am besten in einer leichten Schrittstellung. Halten Sie Ihren Oberkörper aufrecht und leicht nach vorn geneigt.

Aufgepasst

Halten Sie Ihren Rücken gerade.

Warum

Diese Methode verhindert eine ungünstige Belastung Ihres Rückens im Alltag.

GEGENSTAND AUFHEBEN

Sie brauchen: Gegenstand zum Aufheben

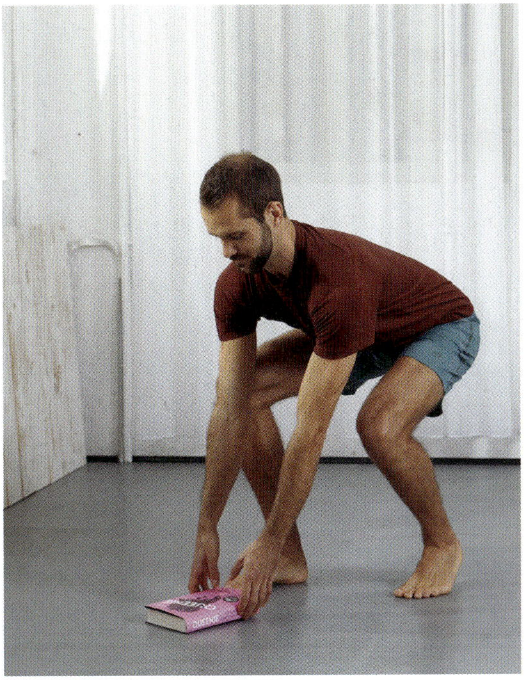

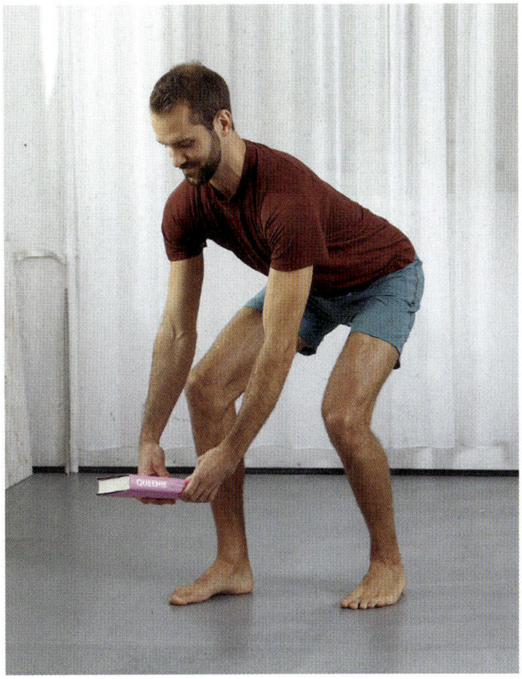

1 Gehen Sie beim Bücken in Schrittstellung und beugen Sie sich mit geradem Rücken zum Boden.

2 Heben Sie den Gegenstand auf, verlagern Sie Ihr Körpergewicht rückwärts und kommen Sie wieder nach oben.

Aufgepasst
Nehmen Sie sich Zeit für den Bewegungsablauf.

Warum
Im Schmerzzustand vermeiden Sie so im Alltag ungünstige Rückenbelastungen.

LASTEN HEBEN

Sie brauchen: Gegenstand

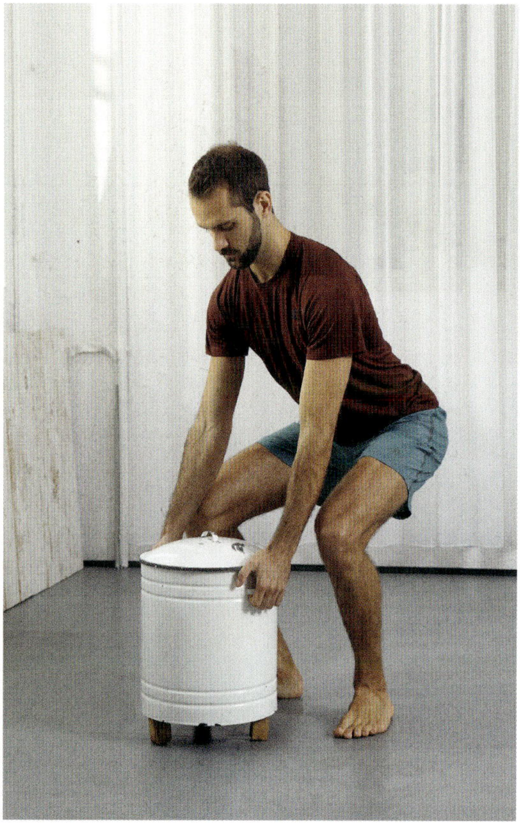

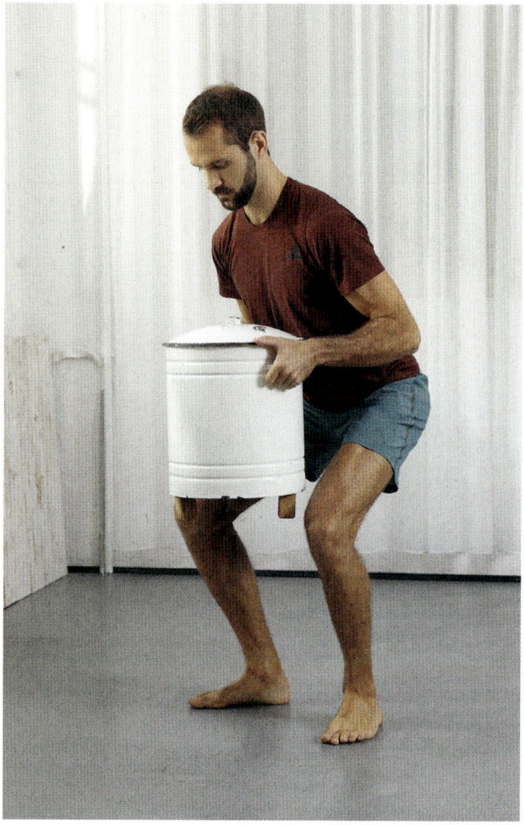

1 Gehen Sie beim Bücken beidbeinig in die tiefe Kniebeuge und beugen Sie sich mit geradem Rücken zum Boden.

2 Heben Sie den Gegenstand auf und halten Sie ihn dabei ganz eng am Körper. Kommen Sie wieder nach oben, indem Sie die Knie strecken.

Aufgepasst

Nehmen Sie sich Zeit für den Bewegungsablauf.

Warum

Im Schmerzzustand vermeiden Sie so im Alltag ungünstige Rückenbelastungen.

BÜCKEN

Sie brauchen: kein Equipment

Gehen Sie beim Bücken in die Kniebeuge und bewegen Sie sich mit geradem Rücken in Richtung Boden.

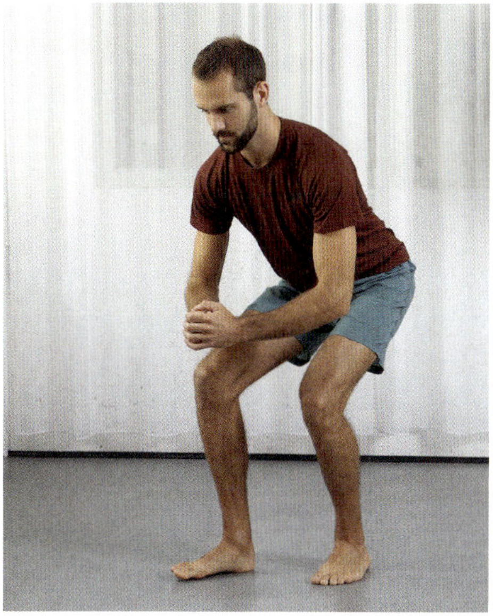

Aufgepasst
Vermeiden Sie einen Rundrücken beim Bücken.

Warum
Im Schmerzzustand vermeiden Sie so im Alltag ungünstige Rückenbelastungen.

HAUSARBEITEN

Sie brauchen: Schemel

Stellen Sie bei Hausarbeiten einen Fuß zur Entlastung Ihres Rückens auf einen Schemel (oder öffnen Sie die Tür des Küchenschranks so, dass Sie einen Fuß auf den Sockel stellen können). Treten Sie dicht an die Arbeitsfläche heran und arbeiten Sie mit geradem Rücken.

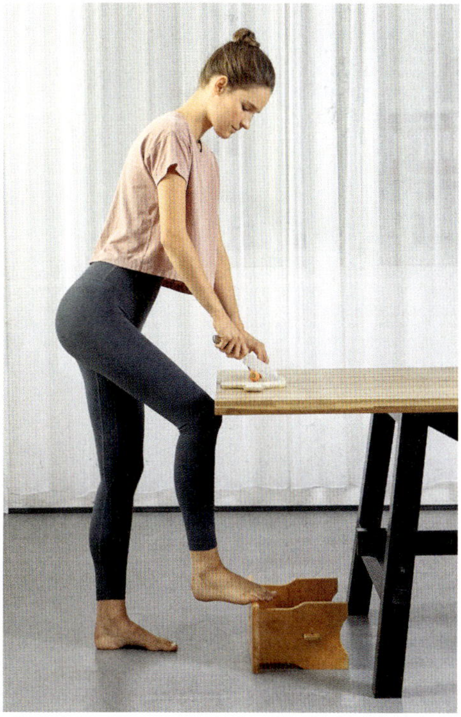

Aufgepasst
Bringen Sie Ihren Rücken leicht nach vorn, indem Sie sich aus der Hüfte heraus bewegen.

Warum
Im Schmerzzustand vermeiden Sie so im Alltag ungünstige Rückenbelastungen.

GEGENSTAND SCHIEBEN

Sie brauchen: Tisch oder anderen Gegenstand

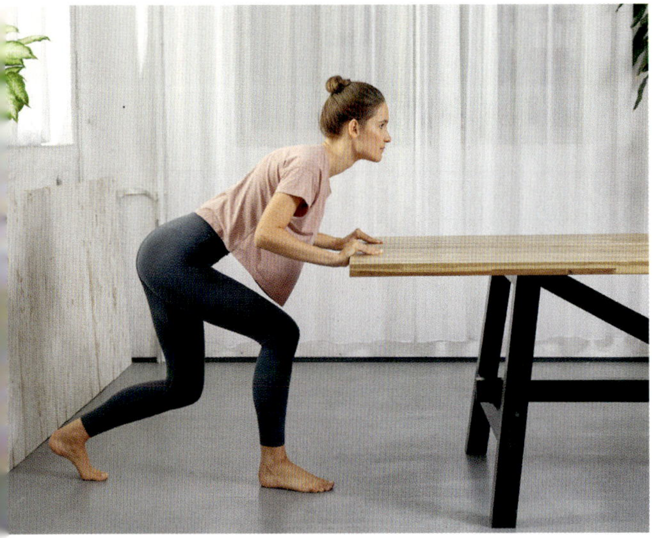

Zum Schieben stellen Sie sich dicht in Schrittstellung vor den Gegenstand. Richten Sie Ihren Rücken auf und drücken Sie den Gegenstand mit gebeugten Armen nach vorn.

Aufgepasst

Ihr Blick ist nach vorn gerichtet.

Warum

Im Schmerzzustand vermeiden Sie so im Alltag ungünstige Rückenbelastungen.

GEGENSTAND ZIEHEN

Sie brauchen: Tisch oder anderen Gegenstand

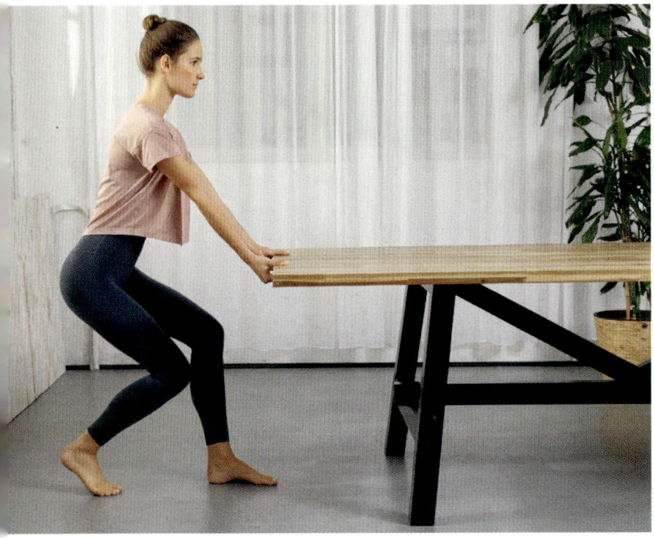

Zum Heranziehen stellen Sie sich dicht in Schrittstellung vor den Gegenstand. Richten Sie Ihren Rücken auf und ziehen Sie den Gegenstand mit gestreckten Armen nach hinten.

Aufgepasst

Ihr Blick ist nach vorn gerichtet.

Warum

Im Schmerzzustand vermeiden Sie so im Alltag ungünstige Rückenbelastungen.

HINSETZEN UND AUFSTEHEN

Sie brauchen: Stuhl oder Ähnliches

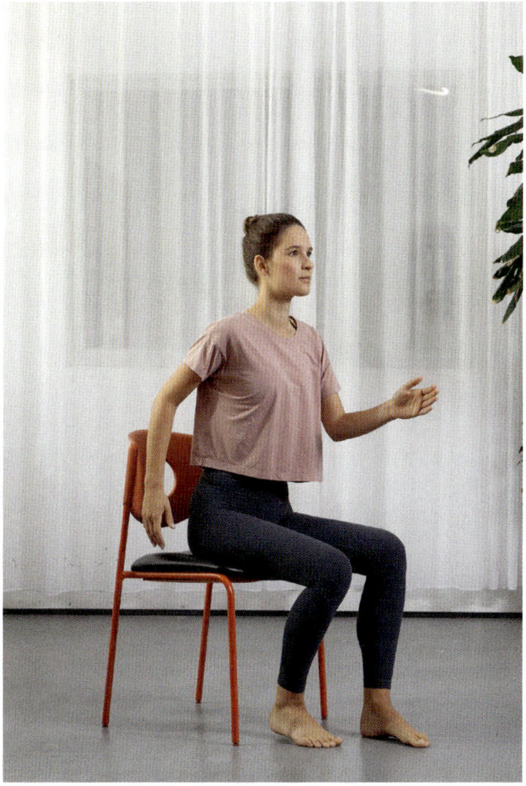

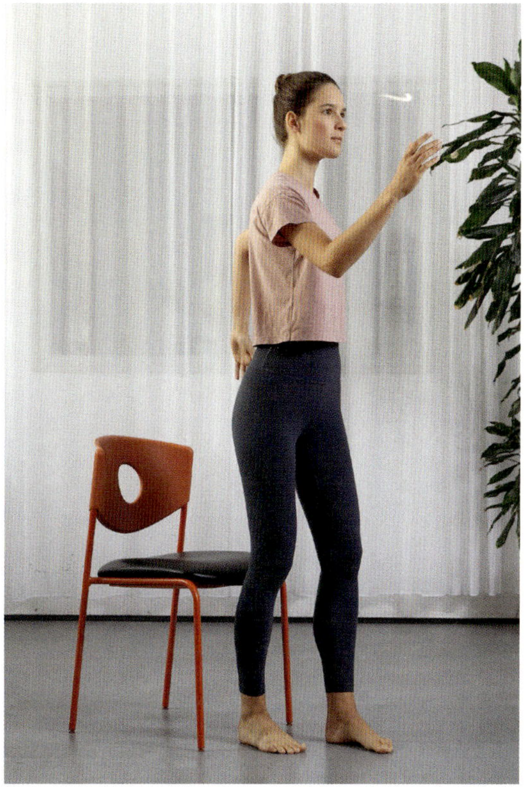

1 Treten Sie in Schrittstellung rückwärts an einen Stuhl. Setzen Sie sich langsam rückwärts ab. Schwingen Sie Ihre Arme diagonal zu Ihrer Beinstellung mit.

2 Zum Aufstehen stellen Sie Ihre Füße in Schrittstellung auf den Boden. Kommen Sie langsam und nach vorn gerichtet mit geradem Rücken nach oben. Schwingen Sie Ihre Arme diagonal zu Ihrer Beinstellung mit.

Aufgepasst

Richten Sie Ihren Blick nach vorn.

Warum

Im Schmerzzustand vermeiden Sie so im Alltag ungünstige Rückenbelastungen.

ZÄHNE PUTZEN UND GURGELN

Sie brauchen: Zahnbürste und Waschbecken zum Abstützen

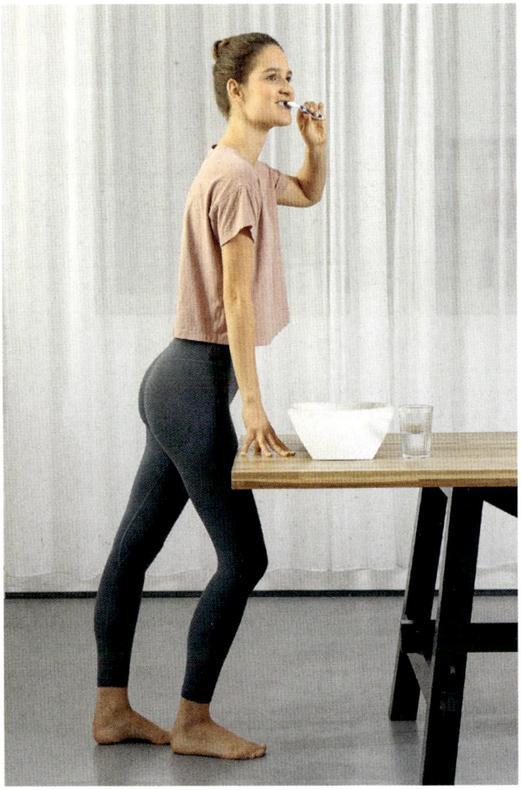

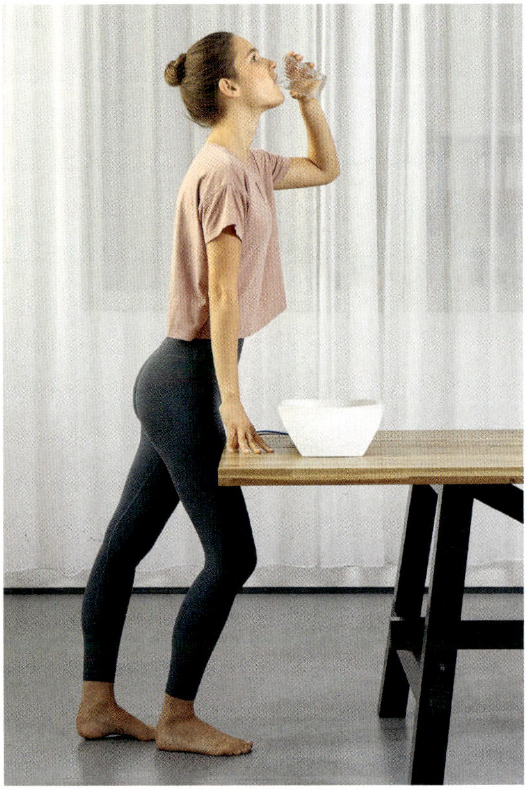

1 Stellen Sie sich zum Zähneputzen dicht an Ihr Waschbecken. Stützen Sie sich mit der freien Hand auf dem Waschbeckenrand ab.

2 Spülen und gurgeln Sie in der gleichen Position.

Aufgepasst

Richten Sie sich nicht unnötig beim Gurgeln auf. Legen Sie Ihren Kopf nicht zu weit in den Nacken.

Warum

Im Schmerzzustand vermeiden Sie so im Alltag ungünstige Rückenbelastungen.

STEHEN VERSTEHEN

Sie brauchen: kein Equipment

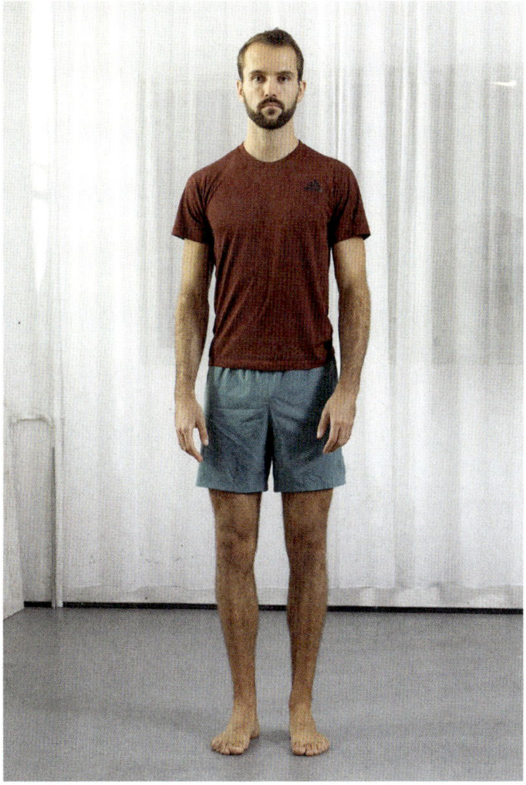

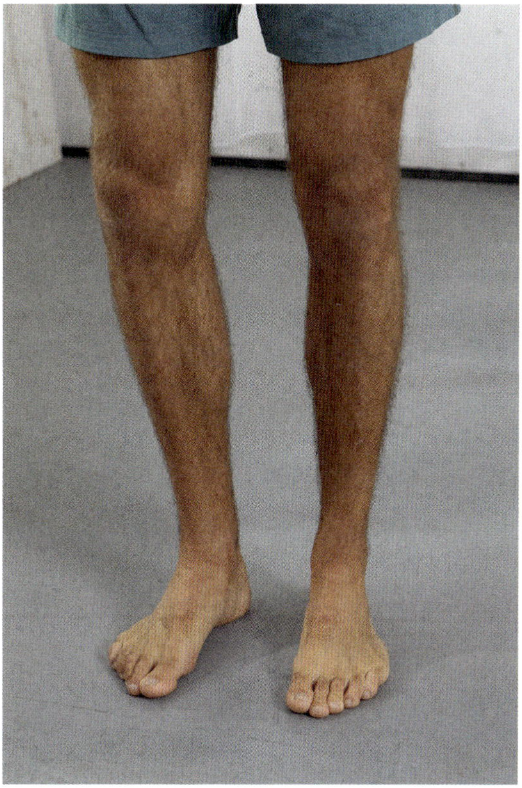

Stellen Sie sich mit locker gestreckten Knien aufrecht hin. Setzen Sie Ihre Füße fußbreit auseinander. Ihr Körpergewicht ist zu zwei Dritteln auf die Fersen verlagert, das übrige Drittel ruht auf der Außenkante der Füße und dem Quergewölbe Ihrer Füße. Die Fußinnenkanten sind unbelastet. Ihre Kniescheiben zeigen leicht nach außen.

Aufgepasst

Seitlich betrachtet fällt eine imaginäre Lotlinie vom Ohr über die Schulter zur Hüfte und zum Außenknöchel.

Warum

Im Schmerzzustand vermeiden Sie so im Alltag ungünstige Rückenbelastungen.

GEHEN VERSTEHEN

Sie brauchen: kein Equipment

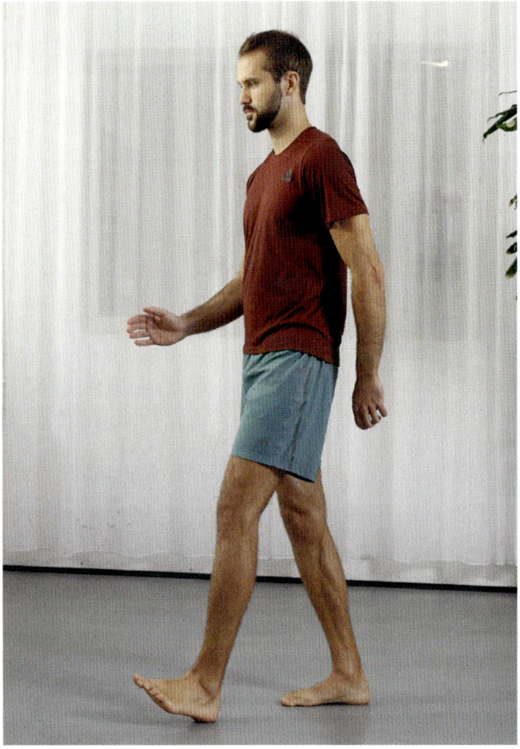

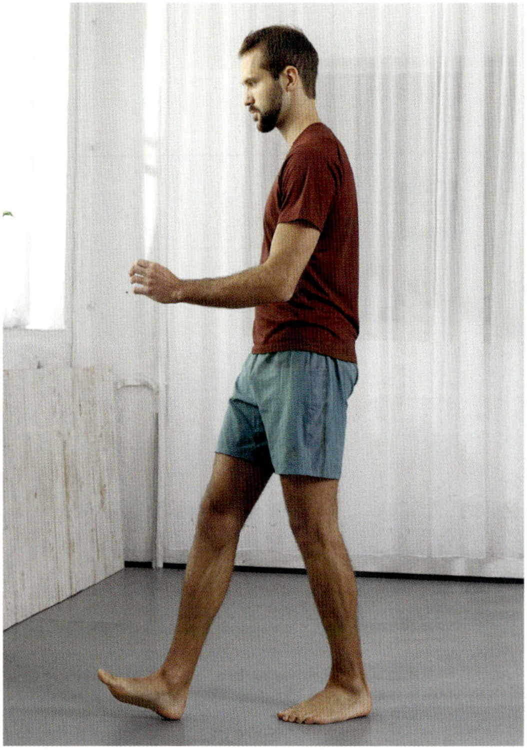

1 Setzen Sie Ihren linken Fuß nach vorn und schwingen Sie gleichzeitig Ihren rechten Arm vor. Rollen Sie den linken Fuß von der Ferse über die Außenkante bis zur Spitze ab. Richten Sie Ihren Blick geradeaus, um den Kopf zu kontrollieren.

2 Bringen Sie Ihr Körpergewicht über das linke Standbein, setzen Sie das rechte Bein nach vorn und schwingen Sie den linken Arm vor.

Aufgepasst

Ziehen Sie beim Gehen fußumschließendes Schuhwerk an. Schlappen und Flipflops verändern die Gangmotorik.

Warum

Im Schmerzzustand vermeiden Sie so im Alltag ungünstige Rückenbelastungen.

SITZEN VERSTEHEN

Sie brauchen: Stuhl

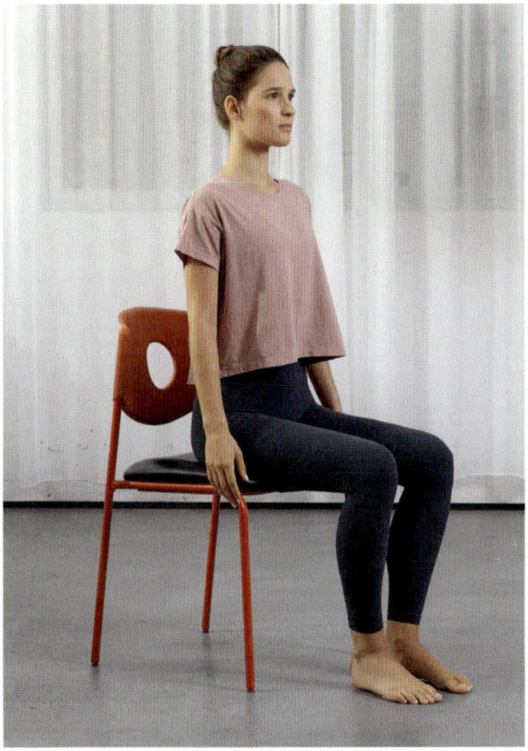

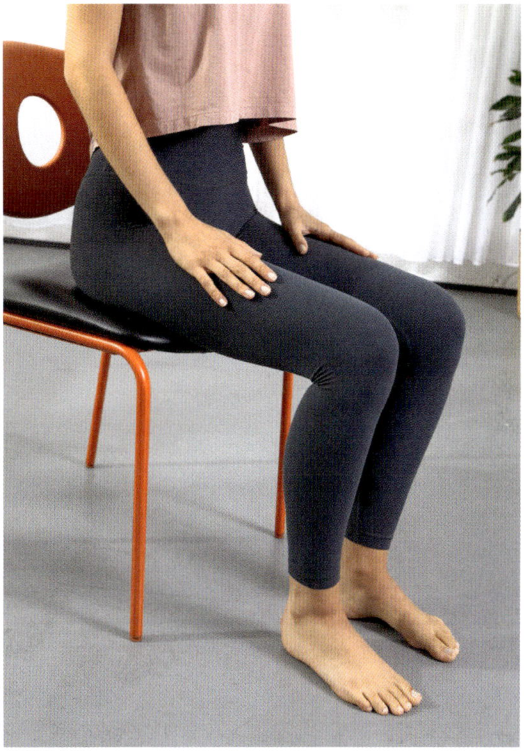

1 Setzen Sie sich aufrecht hin. Schauen Sie nach vorn. Belasten Sie die Sitzbeine Ihres Beckens gleichmäßig.

2 Stellen Sie Ihre Füße fußbreit geöffnet auf den Boden und Ihre Knie etwas auseinander. Belasten Sie sanft Ihre Fersen und Ihre Fußaußenkanten. Die Fußinnenkanten sind unbelastet.

Aufgepasst

Verlieren Sie beim Sitzen nicht die Beckenbelastung, um ein zu starkes Hohlkreuz oder einen Rundrücken zu vermeiden.

Warum

Im Schmerzzustand vermeiden Sie so im Alltag ungünstige Rückenbelastungen.

ERSTE-HILFE-MASSNAHMEN – SELBST GEMACHTE WOHLTATEN

Wie in einer Art Physiotherapie-Hausapotheke finden Sie hier viele Maßnahmen, die Ihrem Rücken Schmerzlinderung verschaffen.

SCHMERZPRESSUR

Sie brauchen: Zirbenstäbchen

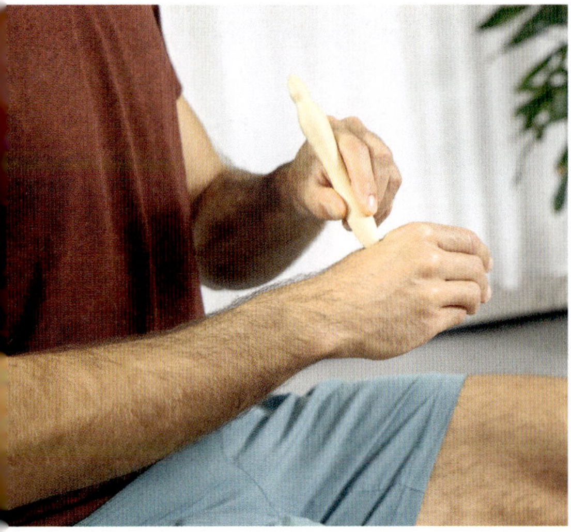

Halten Sie die Spitze des Zirbenstäbchens in Richtung des Akupressurpunktes Di4 (siehe Abbildung auf Seite 125). Dazu nehmen Sie das Zirbenstäbchen mit der Spitze nach vorn in eine Hand und drücken die Spitze zunächst leicht auf den Akupunkturpunkt am Rücken der anderen Hand. Wenn Sie den Punkt genau getroffen haben, spüren Sie einen sehr milden Schmerz. Steigern Sie Ihrem Empfinden folgend den Druck und halten Sie ihn ein bis zwei Minuten lang. Es kann sich ein »elektrisches« Gefühl einstellen – das ist das in der Traditionellen Chinesische Medizin (TCM) beschriebene Qi-Gefühl, das von höchster Wirksamkeit zeugt.

Aufgepasst

Fangen Sie mit der Akupressur sanft an. Die behandelte Stelle ist im Anschluss maximal leicht gerötet, aber nie blau verfärbt. Führen Sie diese Anwendung nicht durch, wenn Sie schwanger sind.

Warum

Diese Akupressur wirkt bei Rückenschmerzen aller Art lindernd und entkrampfend.

MUSKELPRESSUR

Sie brauchen: Zirbenstäbchen

Nehmen Sie das Zirbenstäbchen mit der Spitze nach vorn in die rechte Hand und drücken Sie die Spitze zunächst leicht auf den Akupunkturpunkt Ma36 etwas unterhalb des Knies (siehe Abbildung unten). Wenn Sie den Punkt genau getroffen haben, spüren Sie einen sehr milden Schmerz. Steigern Sie Ihrem Empfinden folgend den Druck und halten Sie ihn ein bis zwei Minuten lang. Es kann sich ein »elektrisches« Gefühl einstellen - das ist das in der Traditionellen Chinesische Medizin (TCM) beschriebene Qi-Gefühl, das von höchster Wirksamkeit zeugt.

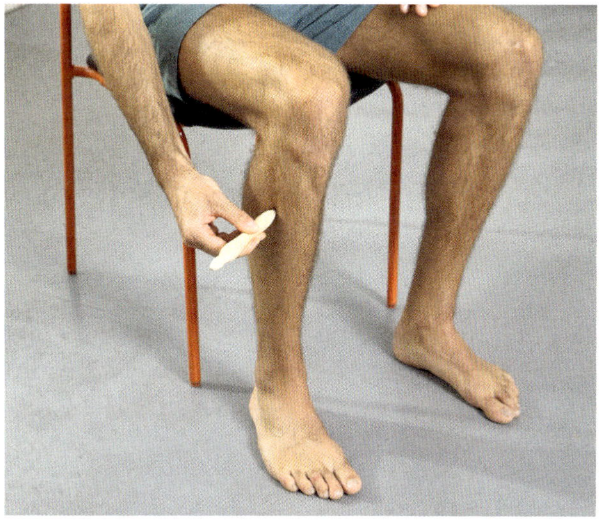

Aufgepasst

Der Akupunkturpunkt liegt genau im höchsten Punkt des Unterschenkelmuskels zwischen Waden- und Schienbein. Achten Sie darauf, nicht auf einen Knochen zu drücken.

Warum

Dieser Punkt normalisiert die Muskulatur. Zudem gilt er als »Dopingpunkt« bei verminderter Energie und Antriebsschwäche. Die Akupressur verbessert die Durchblutung des Muskels und lindert Muskel- beziehungsweise Faszienkater.

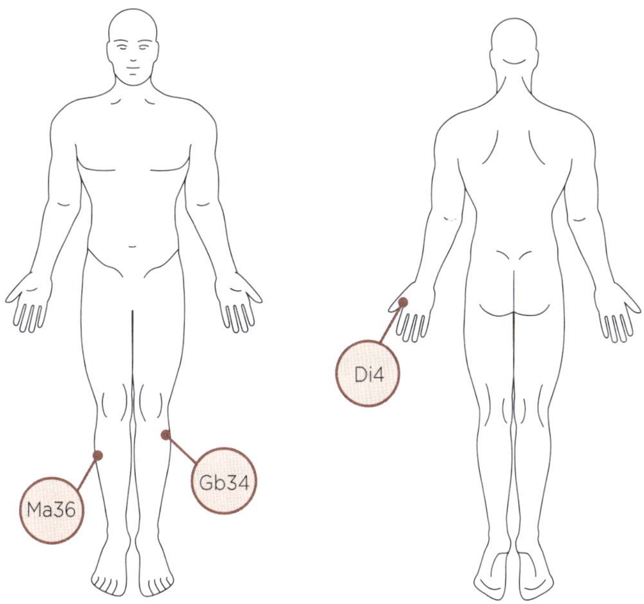

Die genaue Lage der Akupressurpunkte lässt sich leicht ertasten, da die Punkte in der Regel druckempfindlich reagieren. Die eingezeichneten Punkte befinden sich spiegelverkehrt jeweils auch auf der anderen Körperseite. Behandeln Sie immer Ihre betroffene Seite.

SEHNEN- UND BÄNDERPRESSUR

Sie brauchen: Zirbenstäbchen

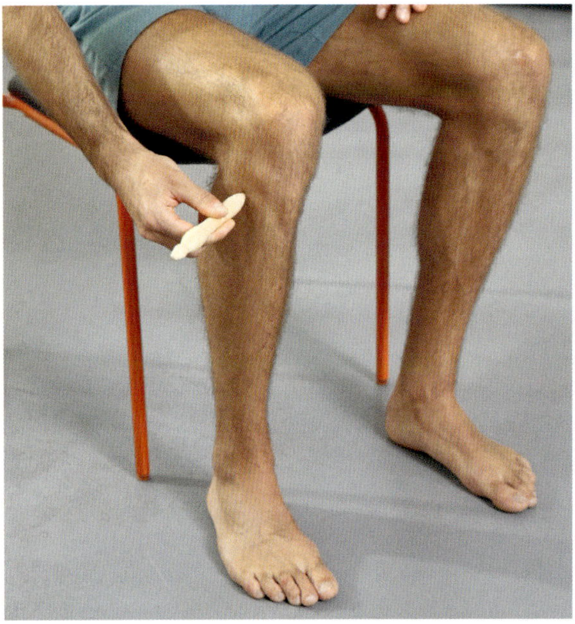

Nehmen Sie das Zirbenstäbchen mit der Spitze nach vorn in die rechte Hand und drücken Sie die Spitze zunächst leicht auf den Akupunkturpunkt Gb34 seitlich unterhalb des rechten Knies (siehe Abbildung auf Seite 125). Wenn Sie den Punkt genau getroffen haben, spüren Sie einen sehr milden Schmerz. Steigern Sie Ihrem Empfinden folgend den Druck und halten Sie ihn ein bis zwei Minuten lang. Es kann sich ein »elektrisches« Gefühl einstellen – das ist das in der Traditionellen Chinesische Medizin (TCM) beschriebene Qi-Gefühl, das von höchster Wirksamkeit zeugt.

Aufgepasst

Der Akupunkturpunkt liegt genau im höchsten Punkt des Unterschenkelmuskels außen vom Wadenbein. Achten Sie darauf, nicht auf den Wadenknochen zu drücken.

Warum

Diese Akupressur normalisiert Beschwerden an Sehnen und Bändern. Sie lindert viele Schmerzen nach Verrenkungen, Verstauchungen oder Überlastung.

EINREIBUNG MIT ARNIKASALBE

Sie brauchen: Arnikasalbe, Leinentuch, Bett, Keilkissen, Kissen

1 Tragen Sie die Arnikasalbe zwei- bis dreimal täglich auf die betroffene Körperstelle Ihres Rückens auf und massieren Sie sie gründlich ein.

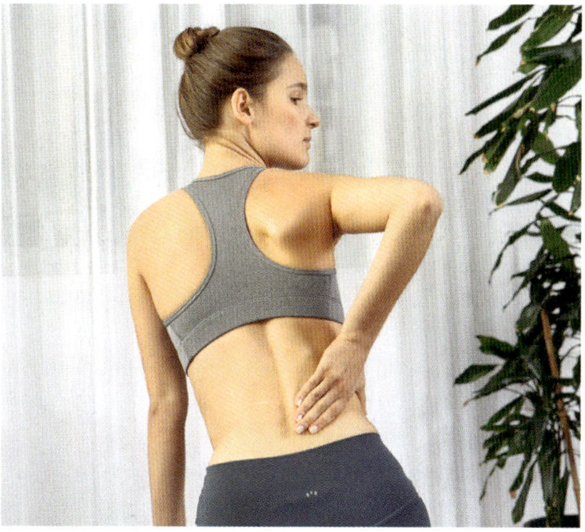

2 Wickeln Sie ein Leinentuch darum und nehmen Sie für 20 bis 30 Minuten die Entlastungshaltung mit dem Keilkissen (siehe Seite 140) ein. Nach Prellungen, Zerrungen und Verstauchungen empfiehlt es sich, die Einreibung mindestens eine Woche lang vorzunehmen.

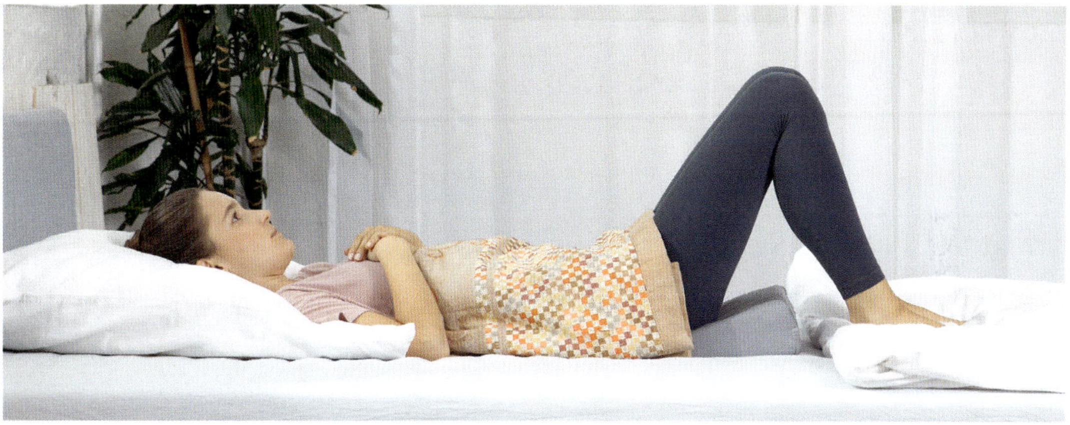

Aufgepasst

Massieren Sie die Salbe ganz sanft in das betroffene Gewebe ein. Vermeiden Sie den versehentlichen Kontakt mit Schleimhäuten, Augen und offenen Hautstellen.

Warum

Arnikasalbe hilft bei stumpfen Verletzungen, Verstauchungen, Prellungen, Schwellungen oder Blutergüssen. Sie wirkt entzündungshemmend, schmerzlindernd und abschwellend am Rücken und Gesäß.

KÖRPERWARMER SALZWICKEL

Sie brauchen: Salzlösung, Leinentuch, Tuch, Bett, Wolldecke, Keilkissen, Kissen

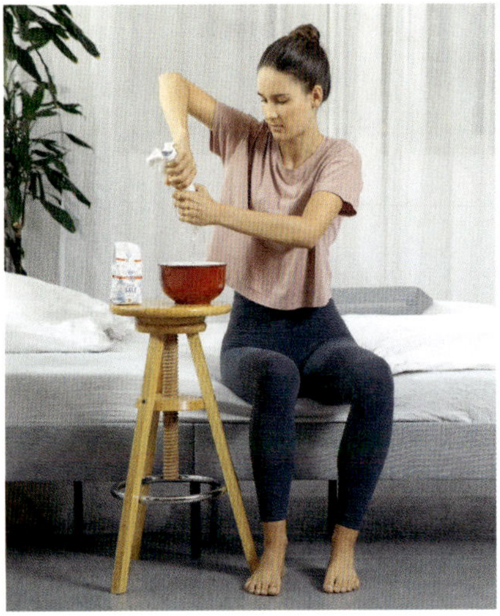

1 Tauchen Sie ein Leinentuch in eine drei- bis vierprozentige körperwarme Salzlösung (entspricht 30 bis 40 Gramm Haushaltssalz pro Liter Wasser) und wringen Sie es aus.

2 Wickeln Sie das feuchte Leinentuch um die betroffene Körperregion und schlagen Sie ein trockenes Tuch und eine Wolldecke darum. Nehmen Sie die gewünschte gelenkspezifische Entlastungslagerung mit dem Keilkissen ein (siehe Seite 140) und lassen Sie den Salzwickel so lange einwirken, wie Sie die lauwarme Empfindung spüren (etwa 20 Minuten).

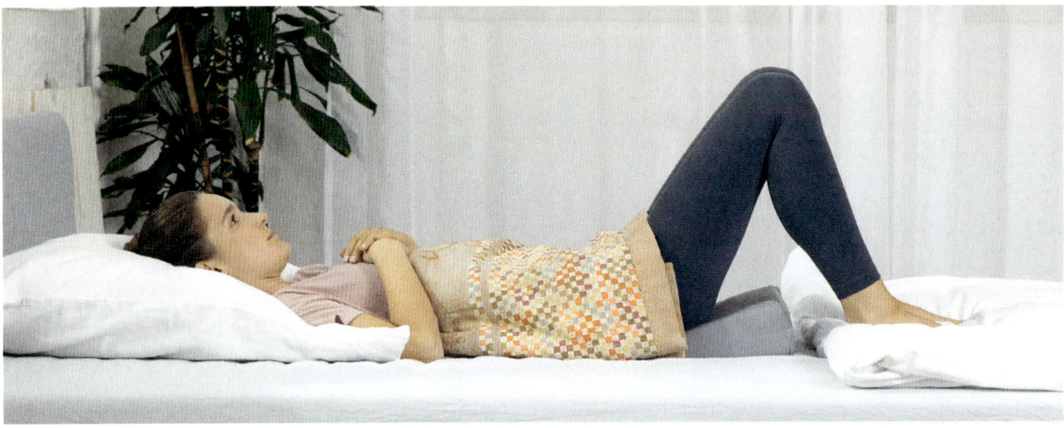

Aufgepasst

Sobald Sie ein Kältegefühl an der betroffenen Stelle spüren, sollten Sie den Wickel abnehmen. Wenden Sie ihn nicht bei offenen Wunden oder Hautverletzungen an.

Warum

Der körperwarme Salzwickel ist bei vielen Gelenkerkrankungen das Mittel der Wahl, da kein thermischer Reiz wie Wärme oder Kälte gesetzt wird. Die Anwendung hilft bei Reizzuständen, Entzündungen und Schwellungen am Rücken.

COOLPACK

Sie brauchen: Coolpack, Leinentuch, Bett, Keilkissen, Kissen

Umhüllen Sie das Coolpack vor der Anwendung mit einem Leinentuch. Legen Sie sich in die Entlastungslagerung mit dem Keilkissen (siehe Seite 140). Stellen Sie Ihre Beine auf und legen Sie das Coolpack unter Ihren Rücken. Die Dauer der Anwendung beträgt etwa zehn Minuten oder bis Sie das Gefühl haben, dass das Coolpack nicht mehr kalt ist.

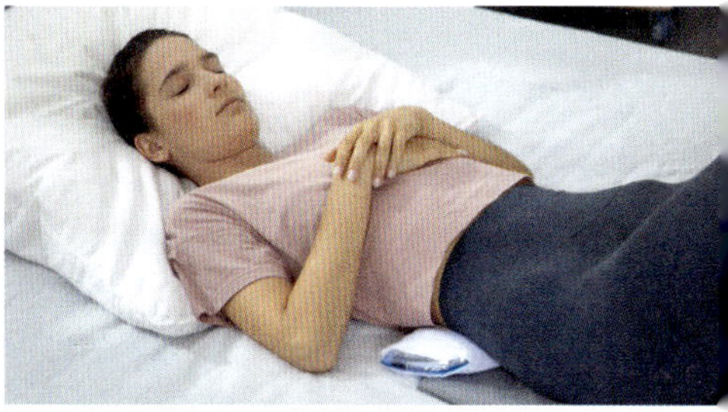

Aufgepasst

Verwenden Sie das Coolpack nicht ohne die Umhüllung und kühlen Sie nie direkt auf der Haut.

Warum

Mit dieser systematischen Trockenkühlung erzielen Sie eine Schmerzlinderung, Abschwellung und Entzündungsminderung am Rücken.

WÄRMFLASCHE

Sie brauchen: Wärmflasche, Bett, Keilkissen, Kissen

Befüllen Sie eine große Wärmflasche aus Gummi zur Hälfte mit etwa 60 Grad heißem Wasser. Legen Sie sich in die Entlastungslagerung mit dem Keilkissen (siehe Seite 140). Stellen Sie Ihre Beine auf und legen Sie sich etwa für 15 Minuten auf die Wärmflasche.

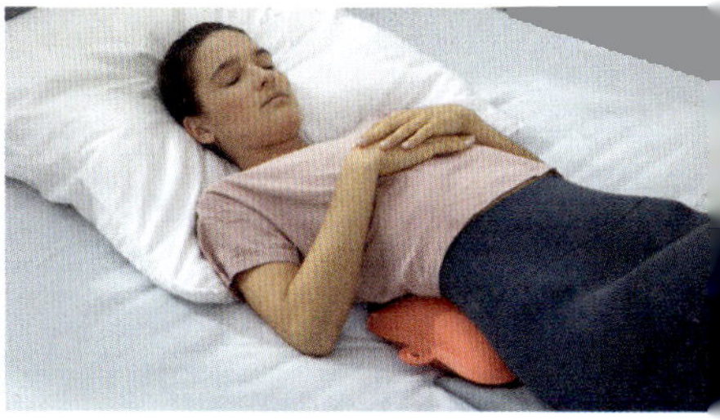

Aufgepasst

Befüllen Sie die Wärmflasche nicht zu heiß und nicht zu prall.

Warum

Moderate, trockene Wärme löst Verspannungen im Rückenbereich auf und wirkt bei Schmerzen in diesem Bereich durchblutungsfördernd und lindernd. Auch die Auflage der Wärmflasche auf den Bauch kann zur Entlastung des Rückens beitragen.

LIEGEN AUF DER AKUPRESSURMATTE

Sie brauchen: Akupressurmatte, Akupressurkissen, Matte, Handtuch (optional)

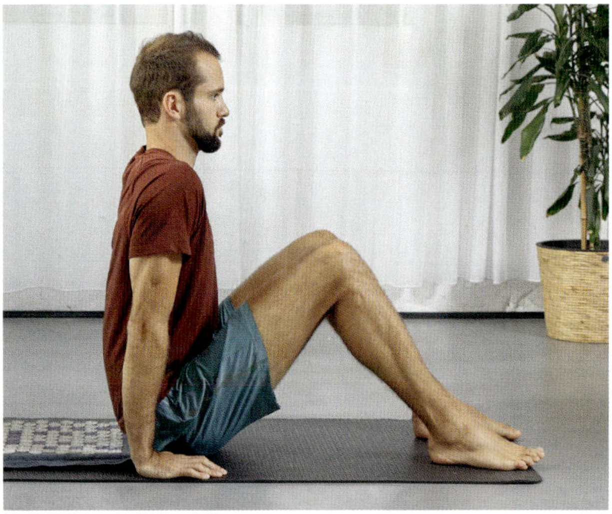

1 Breiten Sie ihre Akupressurmatte und das Akupressurkissen auf der Matte aus. Setzen Sie sich mit dem Rücken zu Akupressurmatte und -kissen hin. Legen Sie sich langsam auf den Rücken.

2 Bleiben Sie mit aufgestellten Beinen 20 Minuten liegen.

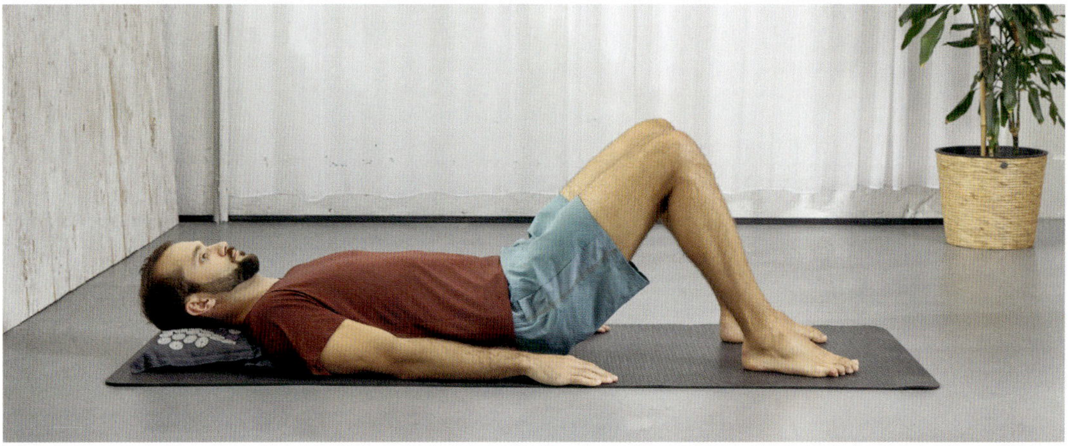

Aufgepasst

Legen Sie anfangs ein Handtuch auf die Akupressurmatte. Spüren Sie die stacheligen Noppen sanft. Vermeiden Sie bitte eine überstarke Einwirkung der Noppen in Ihr Gewebe.

Warum

Das Liegen auf der Akupressurmatte regt die Durchblutung im Rücken an, die Faszienarchitektur verbessert sich.

RICHTIG INS BETT GEHEN

Sie brauchen: Bett

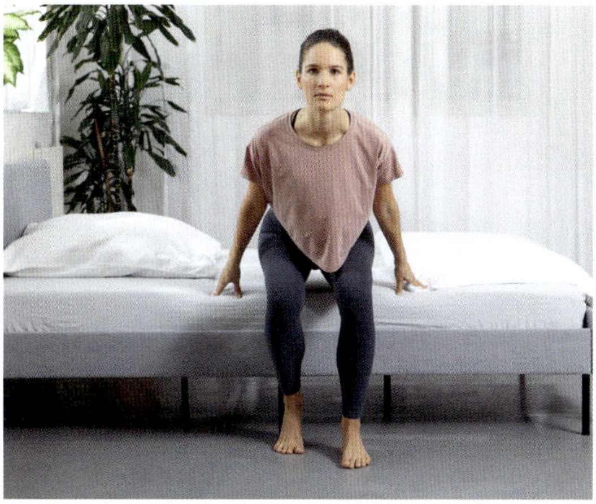

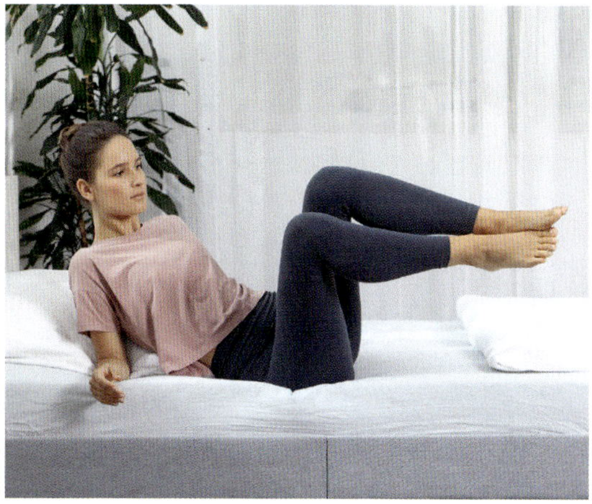

1 Setzen Sie sich in Schrittstellung rückwärts mitten auf Ihr Bett.

2 Stützen Sie sich auf einen Ellenbogen und drücken Sie sich mit der anderen Hand so ab, dass Sie sich mit gebeugten Beinen in die Seitenlage bewegen können.

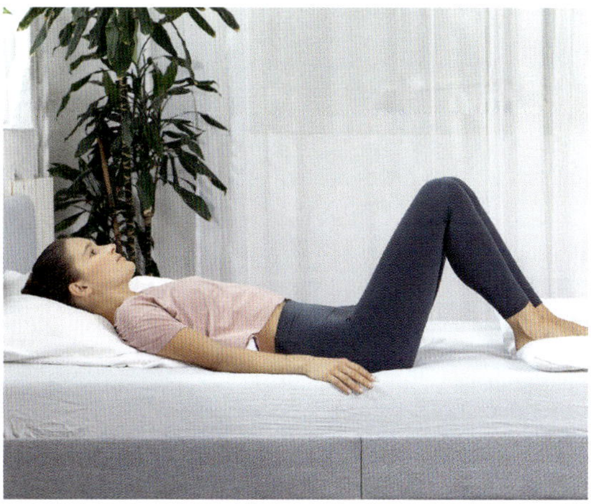

3 Drehen Sie sich mit gebeugten Beinen auf den Rücken.

Aufgepasst

Setzen Sie sich nicht zu weit an das Fußende des Betts, da Sie sonst im Bett noch zum Kopfkissen hochrutschen müssten.

Warum

In diesem Bewegungsablauf bleibt Ihr Rücken in der besten Position; Sie vermeiden so schmerzhafte Fehl- und Verdrehungspositionen.

UMDREHEN IM BETT

Sie brauchen: Bett, Kissen

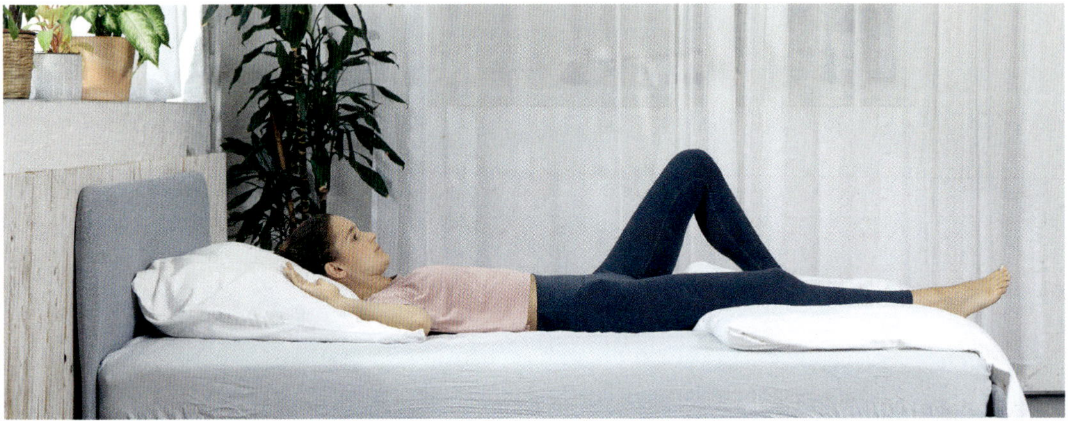

1 Legen Sie sich in Rückenlage hin, Ihr Kopf ruht auf einem Kissen. Stellen Sie ein Bein auf und drehen Sie es leicht zur Seite.

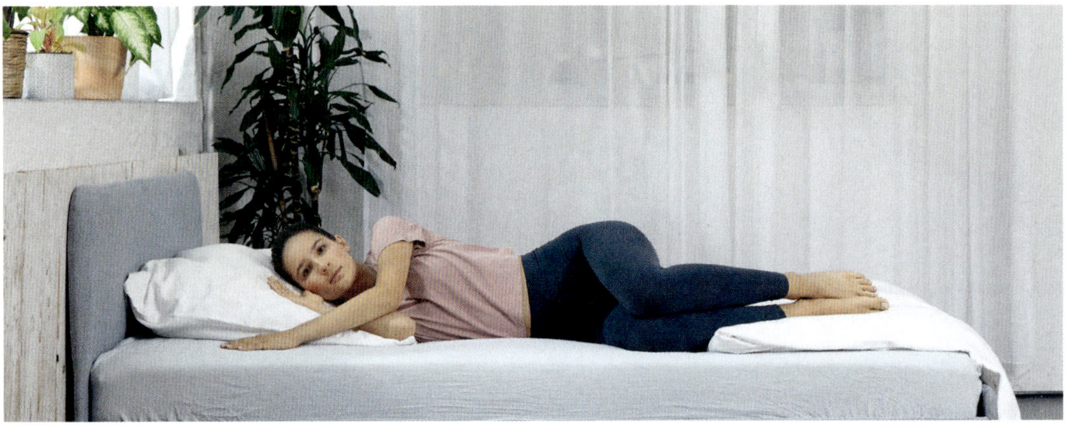

2 Drehen Sie sich mit dem Arm dieser Seite über das gestreckte Bein in die Seitenlage.

Aufgepasst
Führen Sie die Drehung langsam und ohne großen Schwung aus.

Warum
Ihr Rücken bleibt bei dieser Drehung in einer optimalen Position.

VON DER RÜCKEN- IN DIE BAUCHLAGE DREHEN

Sie brauchen: Bett

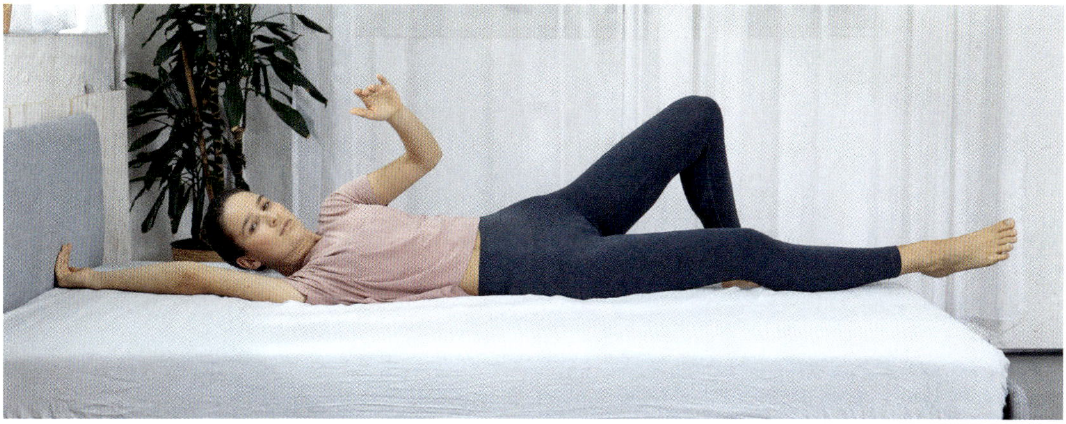

1 Legen Sie sich ohne Kopfkissen in die Rückenlage und strecken Sie einen Arm nach oben aus.

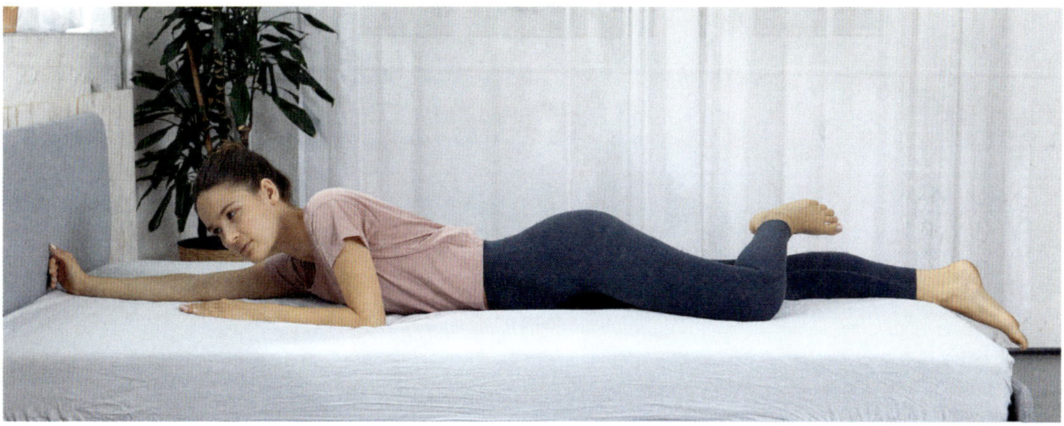

2 Drehen Sie sich über den gestreckten Arm langsam über die Seitenlage in die Bauchlage.

Aufgepasst

Fangen Sie langsam und vorsichtig an.

Warum

Ein langsamer Positionswechsel entlastet Ihren Rücken.

VON DER BAUCH- IN DIE RÜCKENLAGE DREHEN

Sie brauchen: Bett

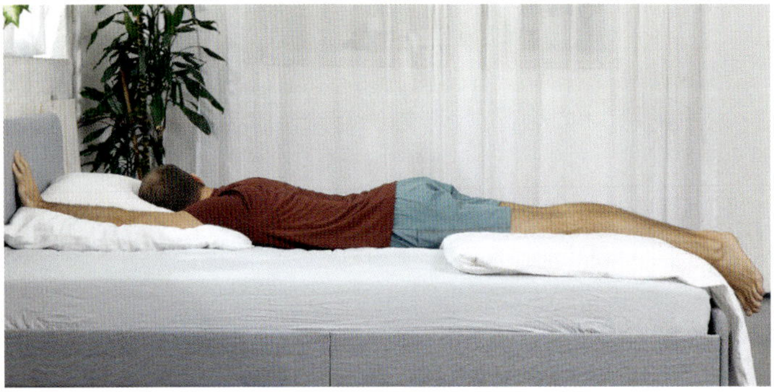

1 Sie befinden sich in der Bauchlage.

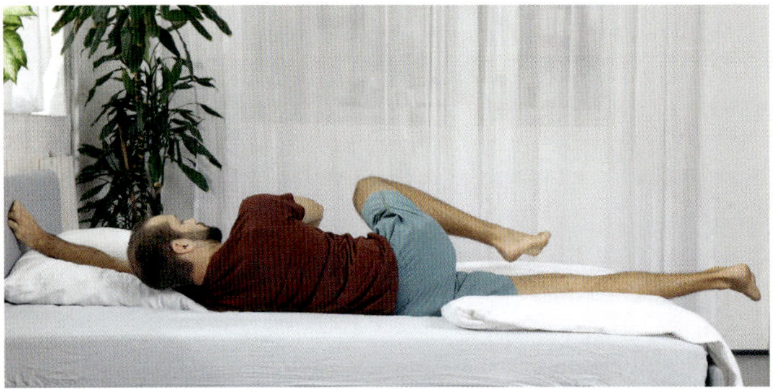

2 Strecken Sie einen Arm nach oben aus und beugen Sie das gegenüberliegende Bein an. Drücken Sie sich mit dem Knie ab und drehen Sie sich in die Seitenlage.

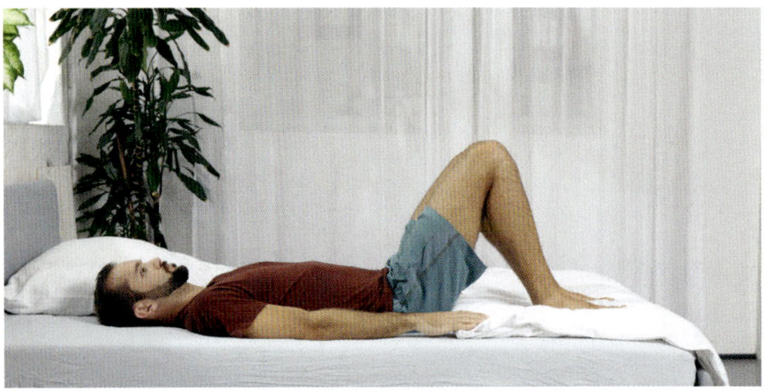

3 Drehen Sie sich mit gebeugten Knien auf den Rücken und legen Sie die Arme seitlich neben Ihrem Körper ab.

Aufgepasst

Nehmen Sie sich Zeit für diese Transferübung und führen Sie sie sanft und ohne Schwung durch.

Warum

Mit dieser Art des Transfers schonen Sie Ihren Rücken.

IM BETT AUFRICHTEN

Sie brauchen: Bett

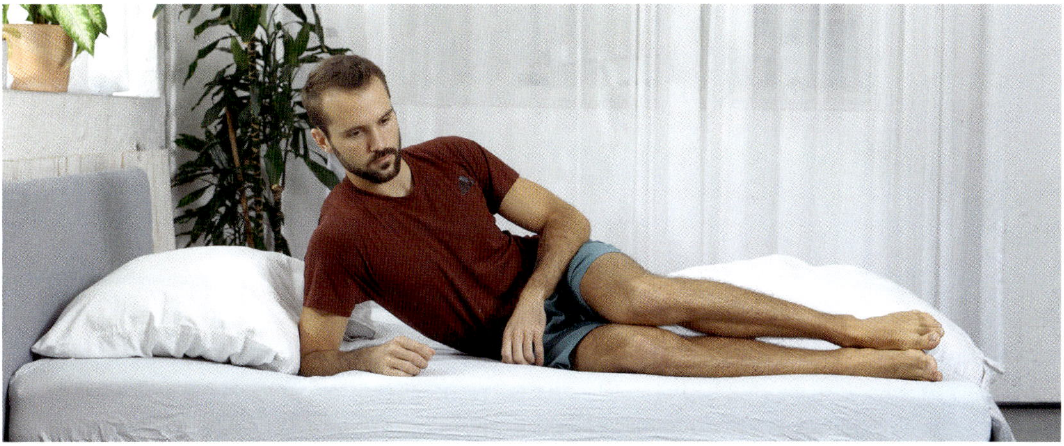

1 Legen Sie sich in der Seitenlage dicht an den Bettrand, die Knie sind gebeugt. Stützen Sie sich fest mit Ihrem unten liegenden Ellenbogen von der Matratze ab.

2 In einem gleichzeitigen Bewegungsablauf richten Sie Ihren Oberkörper auf und stellen die Füße auf den Boden vor dem Bett.

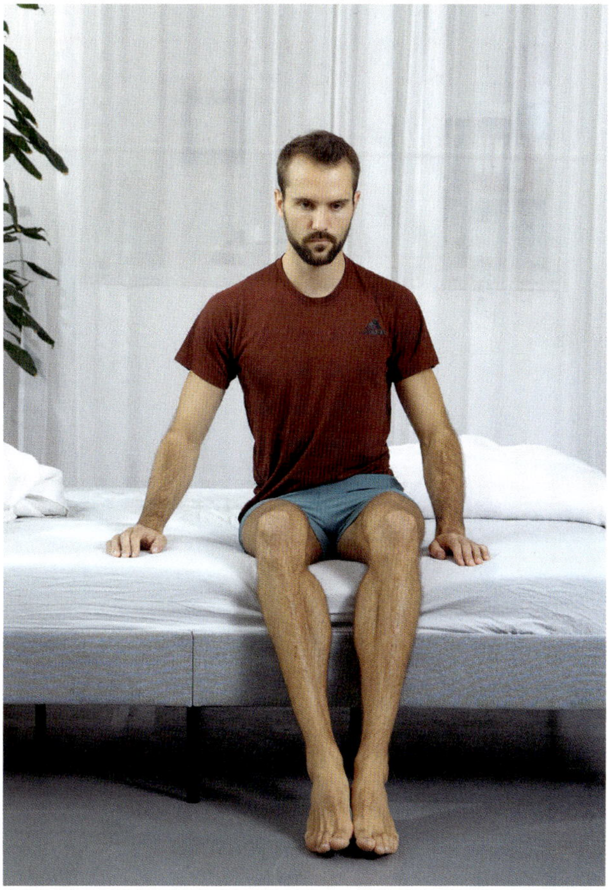

Aufgepasst

Kommen Sie langsam nach oben.

Warum

Mit diesem Transferablauf bleibt Ihr Rücken gerade und Sie schonen ihn dadurch.

AUFSTÜTZEN AUF DER BETTKANTE

Sie brauchen: Bett

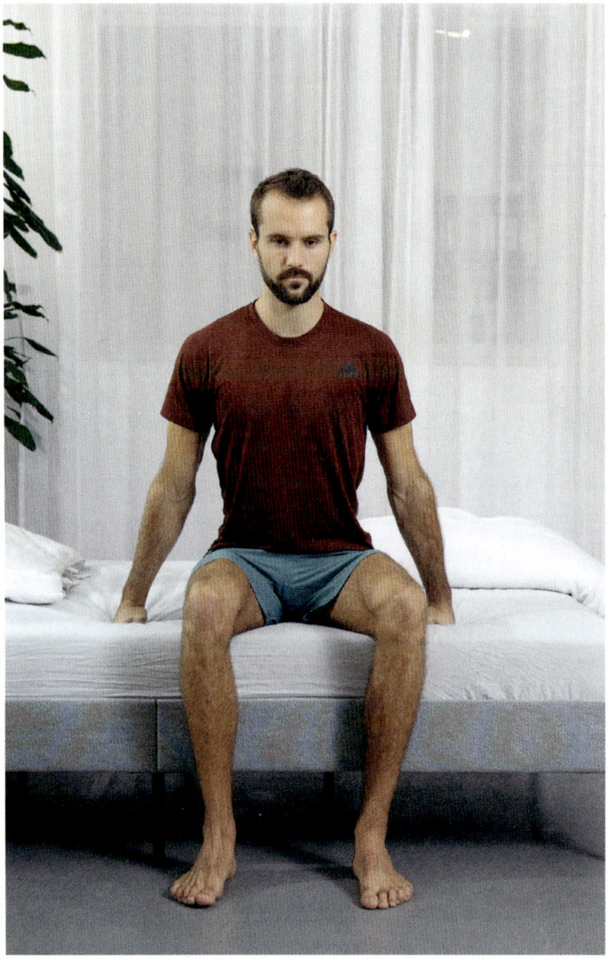

Stützen Sie sich mit beiden Fäusten auf der Matratze ab und heben Sie Ihr Gesäß leicht und sanft von der Matratze ab. Halten Sie die Aufrichtung 30 bis 40 Sekunden lang. Spüren Sie die Streckung Ihrer Brustwirbelsäule. Wiederholen Sie diese Übung dreimal.

Aufgepasst

Schauen Sie bei dieser Übung geradeaus und strecken Sie Ihr Brustbein nach vorn oben, so als hätten Sie eine Goldmedaille gewonnen.

Warum

Mit diesem Aufstützen ziehen Sie Ihre Brust- und Lendenwirbelsäule etwas auseinander. Das entlastet den Rücken.

IN SCHRITTSTELLUNG AUFSTEHEN

Sie brauchen: Bett

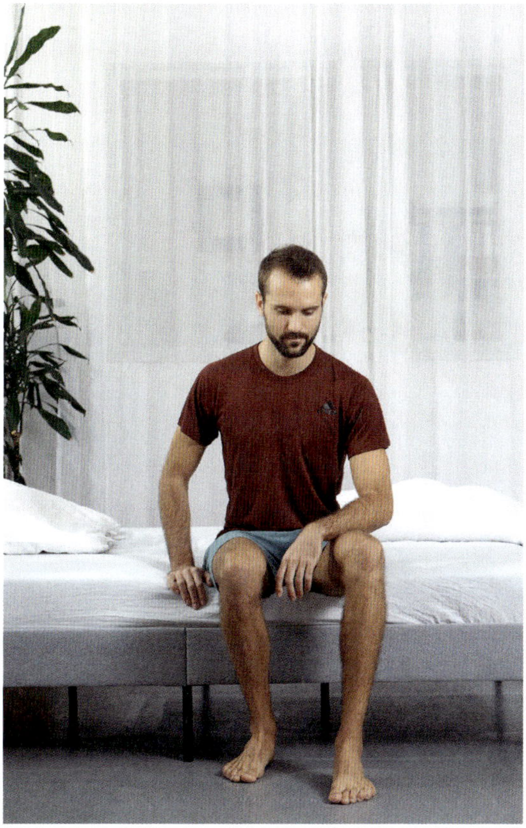

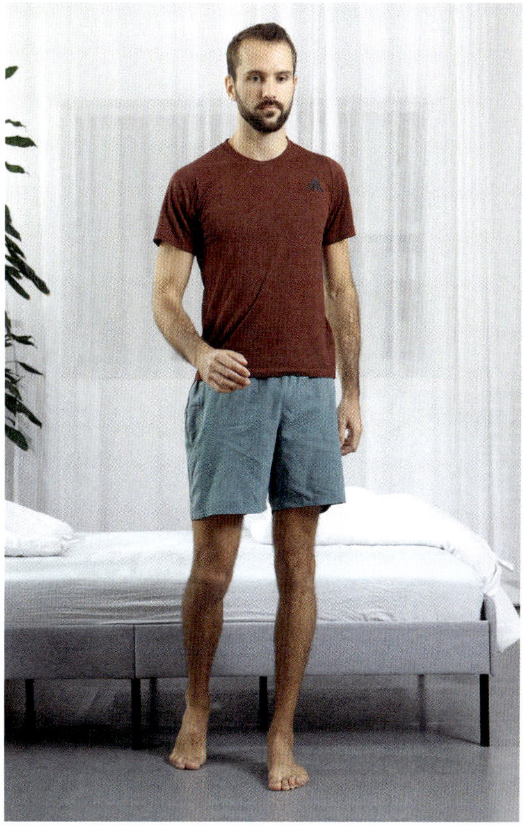

1 Setzen Sie sich weit nach vorn an die Bettkante und setzen Sie Ihre Füße in Schrittstellung auf. Verlagern Sie Ihr Körpergewicht auf das linke Bein.

2 Schwingen Sie den rechten Arm nach vorn und richten Sie sich langsam auf. Der Oberkörper folgt der Schrittstellung und richtet sich in einer nach vorn zielenden Rundung auf.

Aufgepasst

Kommen Sie langsam nach oben.

Warum

Mit dieser Technik bleibt Ihr Rücken gerade.

VOM STAND AUF DIE MATTE

Sie brauchen: Matte, Hocker

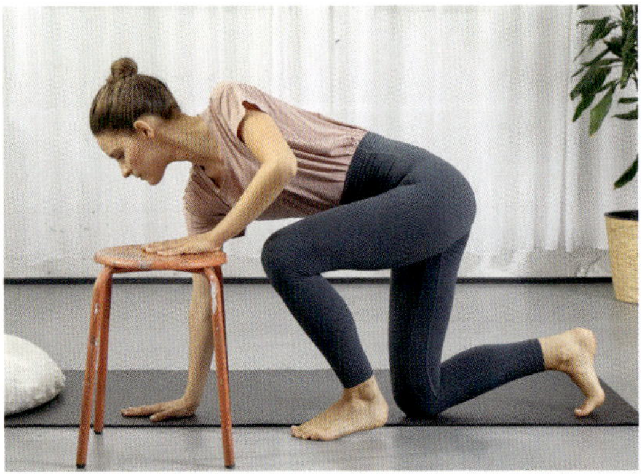

1 Gehen Sie neben der Matte in den Kniestand und stützen Sie sich mit der äußeren Hand auf einem Hocker ab.

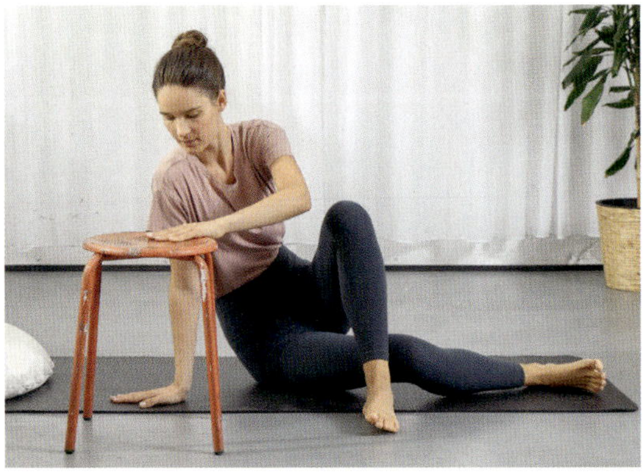

2 Setzen Sie eine Gesäßhälfte auf die Unterlage.

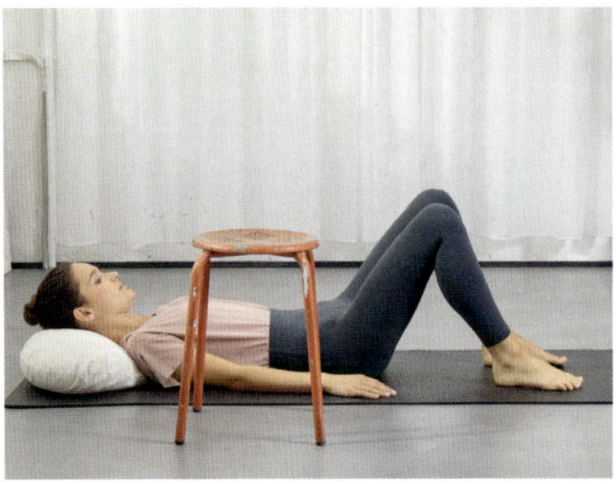

3 Drehen Sie sich über die Seitenlage auf den Rücken.

Aufgepasst

Achten Sie auf die Stabilität und die Rutschsicherheit des Hockers.

Warum

Die Matte bietet eine stabile Unterlage für viele Übungen des Programms.

VON DER MATTE IN DEN STAND

Sie brauchen: Matte, Hocker

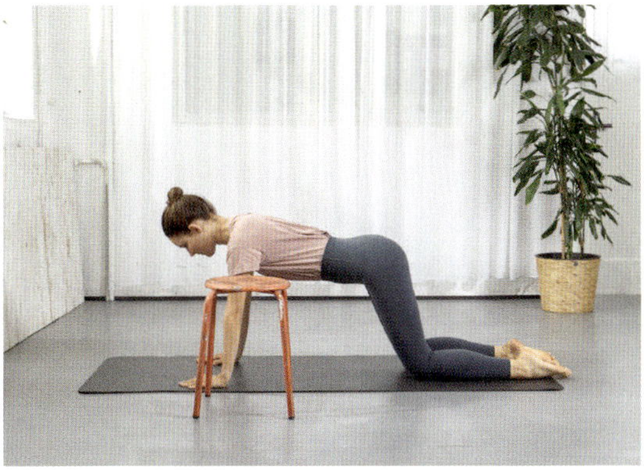

1 Gehen Sie von der Bauchlage auf der Matte in den Vierfüßlerstand (siehe Seite 167).

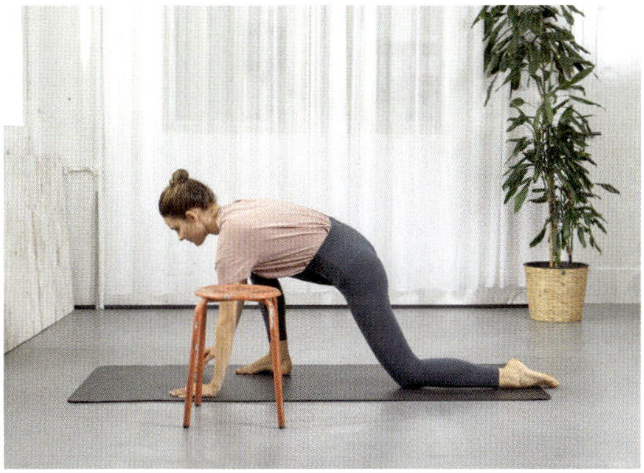

2 Stellen Sie das rechte Bein mit dem Fuß auf.

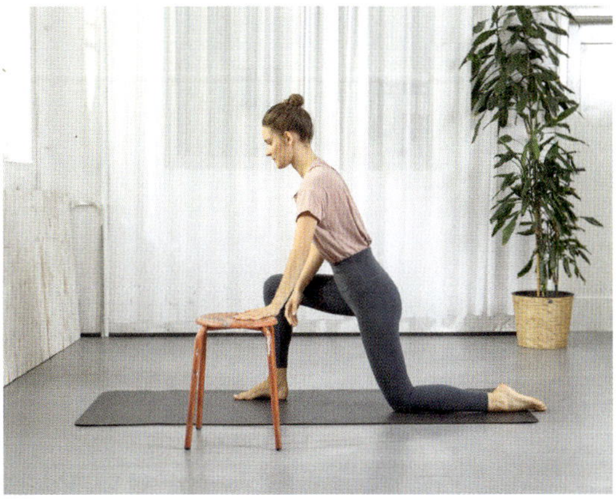

3 Stützen Sie sich mit Ihrer linken Hand auf dem Hocker auf.

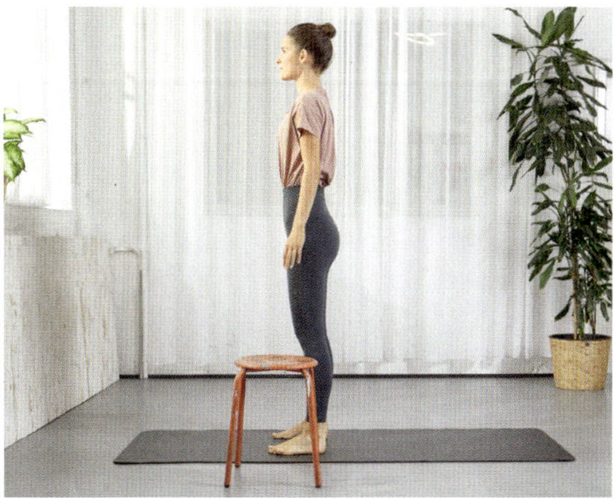

4 Kommen Sie mit geradem Rücken in den aufrechten Stand.

Aufgepasst

Blicken Sie beim Hochdrücken geradeaus.

Warum

Ein guter Transfer schützt Ihren Rücken.

ENTLASTUNGSLAGERUNG MIT KEILKISSEN

Sie brauchen: Bett, Keilkissen, Kissen

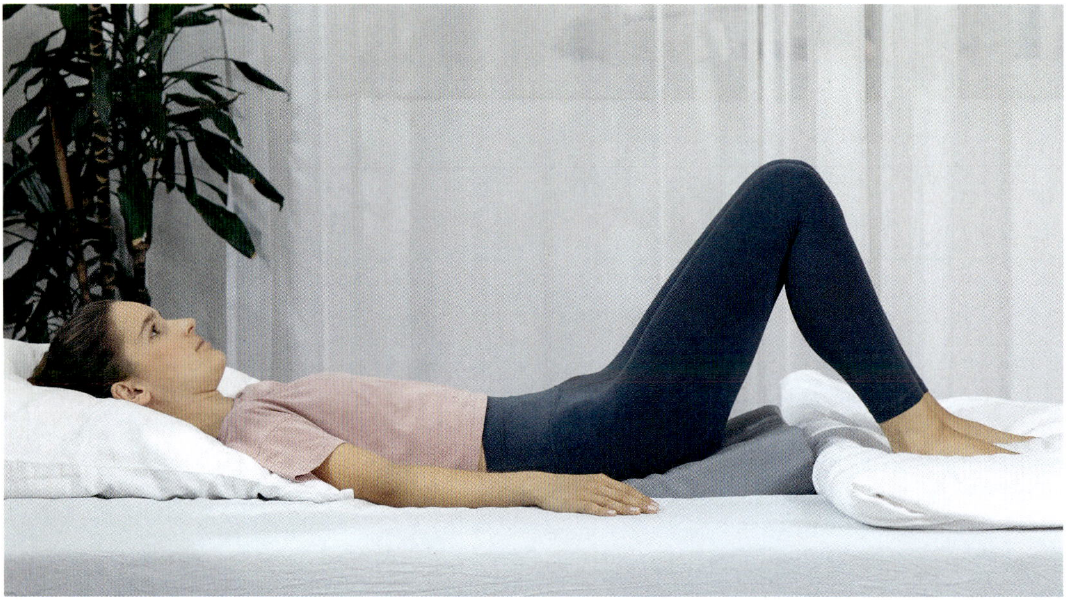

Stellen Sie in der Rückenlage Ihre Beine auf und heben Sie sanft Ihr Gesäß an. Legen Sie sich das Rückenkeilkissen mit einem Drittel seiner Fläche unter das Becken. Ihr Kopf ruht auf einem Kissen. Bleiben Sie 15 bis 20 Minuten so liegen.

Aufgepasst
Die hohe Seite des Keilkissens liegt in Richtung Ihrer Füße.

Warum
Mit der Keilkissenunterlagerung bringen Sie Ihr Becken und Ihre Lendenwirbelsäule in eine optimale Entlastungsposition.

ENTLASTUNGSLAGERUNG IN SEITENLAGE

Sie brauchen: Bett, Keilkissen, Kissen

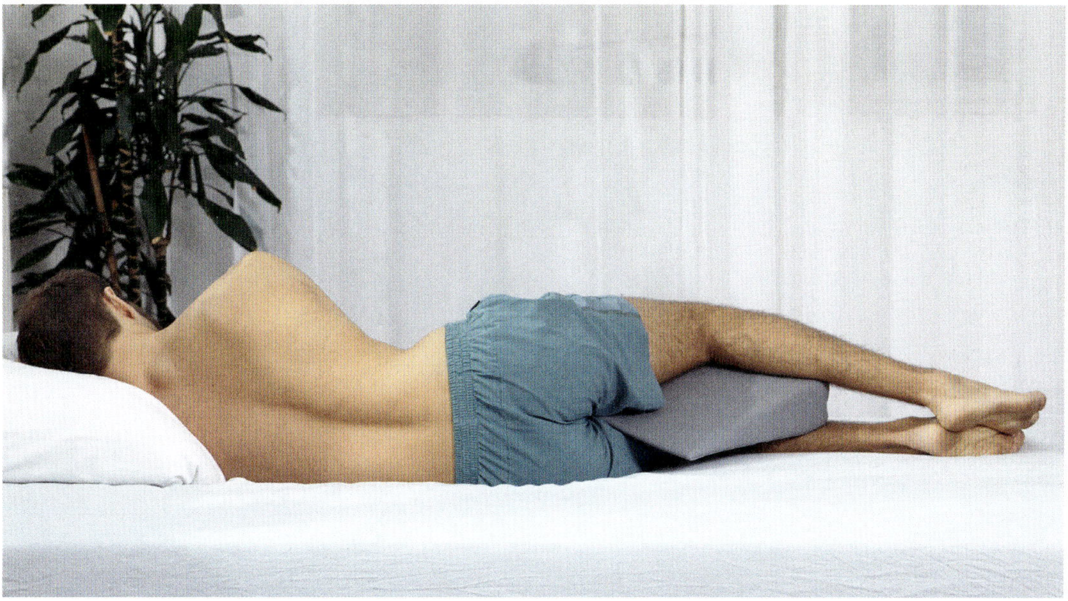

Legen Sie sich entspannt in die Seitenlage und das Keilkissen mit der schmalen Seite körperwärts zwischen Ihre Beine. Ihr Kopf ruht auf einem Kissen. Ruhen Sie 15 Minuten in dieser Position.

Aufgepasst

Der Kopf ist mit einem Kissen unterlagert.

Warum

Die Keilkissenunterlagerung bringt die Lendenwirbelsäule in eine gerade Position und schützt so vor Verdrehungen und Fehlbelastung.

ENTLASTUNGSMOBILISATION IN SEITENLAGE

Sie brauchen: Bett, Keilkissen, Kissen

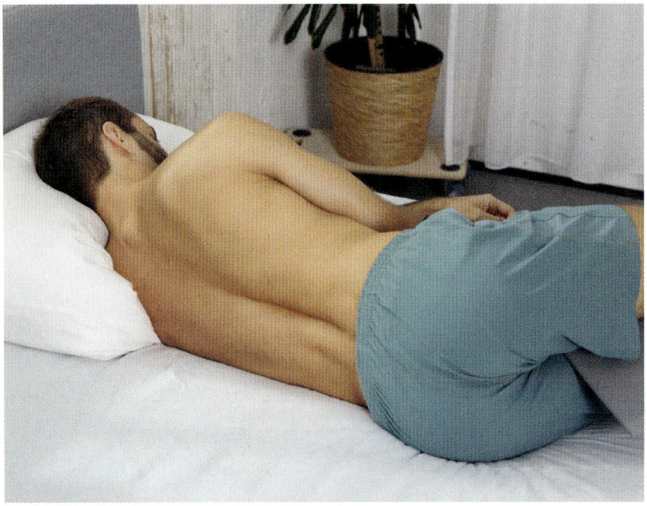

1 Legen Sie sich entspannt mit dem Keilkissen in die Entlastungslagerung in Seitlage (siehe Seite 141). Formen Sie mit der Lendenwirbelsäule eine Hohlausbiegung.

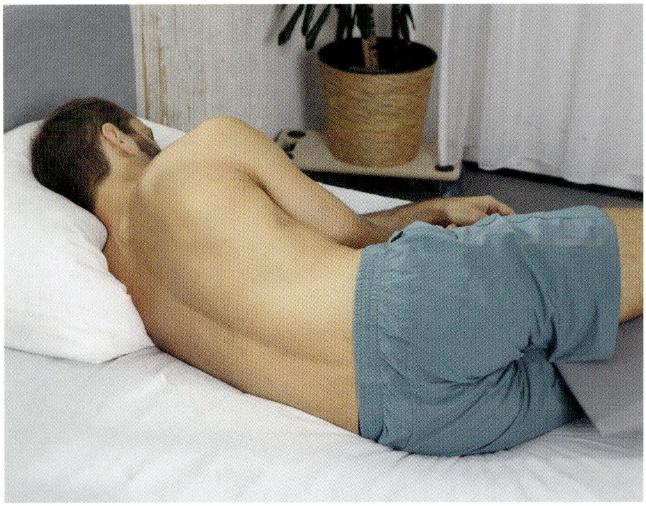

2 Formen Sie mit der Lendenwirbelsäule eine Rundausbiegung. Wiederholen Sie die Positionen fünf- bis achtmal.

Aufgepasst

Üben Sie sanft und langsam.

Warum

Die Mobilisation ist hubfrei, das heißt, dass die Wirbelsäule nicht belastet wird. Anders als im Sitz und Stand ist diese Übung bei Rückenschmerzen wirksam.

FRONTALE ENTLASTUNGSHALTUNG

Sie brauchen: Wand

Stellen Sie sich in Schrittstellung vor eine Wand. Legen Sie Ihre Unterarme übereinander in Kopfhöhe an die Wand. Verlagern Sie Ihr Körpergewicht nach vorn und legen Sie Ihre Stirn auf die Unterarme. Bleiben Sie zwei Minuten in dieser Position und atmen Sie gut ein und aus.

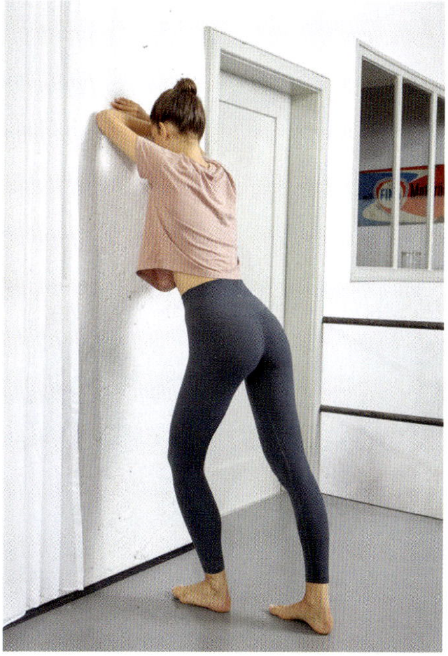

Aufgepasst

Ihr Rücken bleibt gerade und gestreckt.

Warum

In dieser Haltung zieht sich Ihre Lendenwirbelsäule sanft auseinander, die Schmerzen lassen nach.

RÜCKSEITIGE ENTLASTUNGSHALTUNG

Sie brauchen: Wand

Lehnen Sie sich rückwärts an eine Wand und verschränken Sie Ihre Arme kräftig vor der Brust. Atmen Sie gut ein und aus.

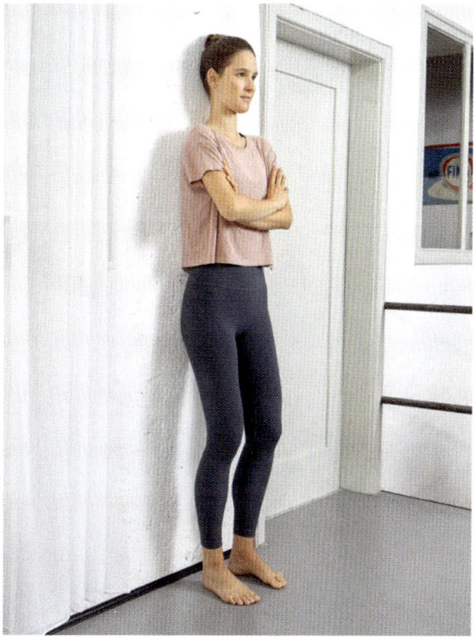

Aufgepasst

Halten Sie Ihren Brustkorb mit Ihren Armen konstant gut fest.

Warum

In dieser Haltung zieht sich Ihre Lendenwirbelsäule sanft auseinander, die Schmerzen lassen nach.

ECKENSITZ-ENTLASTUNGSHALTUNG

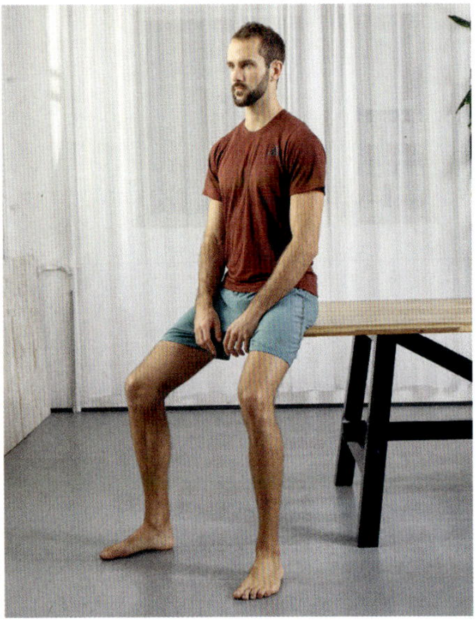

Sie brauchen: Tisch

Setzen Sie sich auf die Ecke eines hohen Tischs. Richten Sie Ihren Rücken auf. Belasten Sie Ihre Füße auf dem Boden.

Aufgepasst
Achten Sie darauf, dass sich Ihre Hüften deutlich höher als Ihre Knie befinden.

Warum
In dieser Entlastungshaltung kommt Ihr Rücken in eine optimale Aufrichtung. Das entlastet Ihre Bandscheiben.

RUSSENHOCKE-ENTLASTUNGSHALTUNG

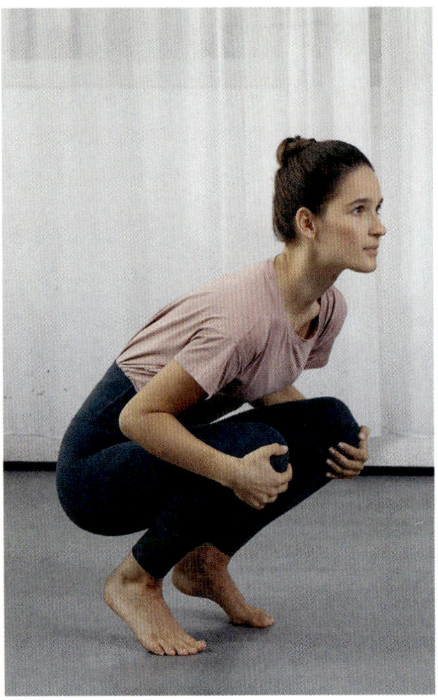

Sie brauchen: kein Equipment

Stellen Sie Ihre Füße leicht auseinander und gehen Sie mit geradem Oberkörper leicht in die Hocke. Kommen Sie mit dem Gesäß so weit Sie können in Richtung Fußboden. Bleiben Sie circa eine Minute lang in dieser Position (Russenhocke) und richten Sie sich dann langsam wieder auf.

Aufgepasst
Gehen Sie langsam in die Hocke.

Warum
In der Russenhocke entlasten Sie Ihren Rücken optimal und dehnen Ihre lange Rückenfaszie.

TISCH-ENTLASTUNGSHALTUNG

Sie brauchen: Tisch

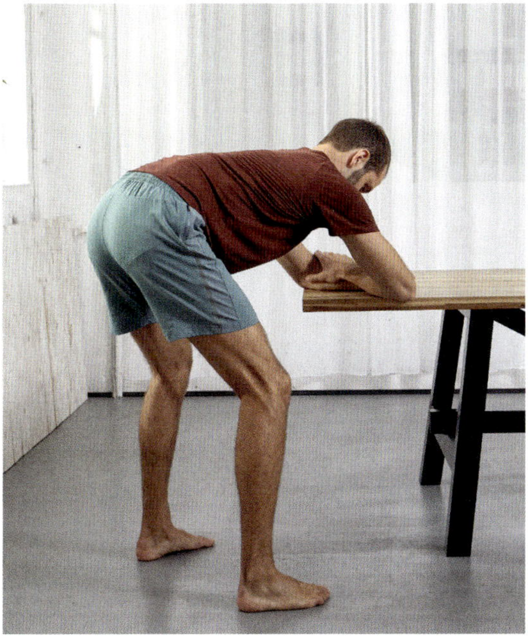

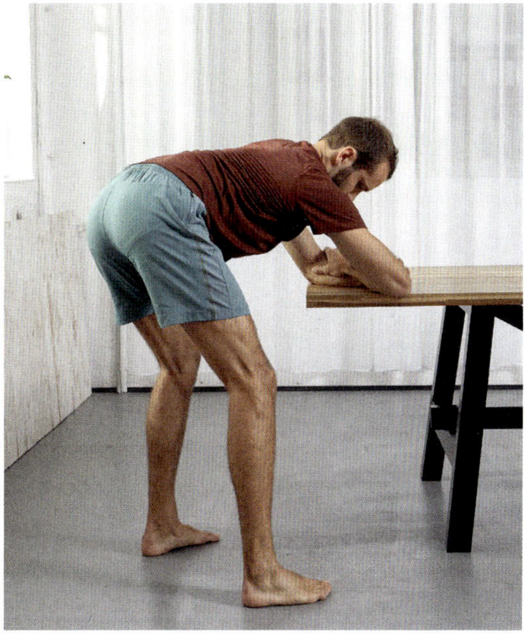

1 Stellen Sie sich frontal mit locker gestreckten Knien vor einen Tisch und legen Sie Ihre Unterarme zur Entlastung auf die Tischplatte.

2 Bewegen Sie Ihr Becken eine Minute lang sanft in alle Richtungen und richten Sie sich dann wieder auf.

Aufgepasst

Lassen Sie Ihre Knie locker und beweglich. Ihre Unterarme liegen ebenfalls locker auf dem Tisch.

Warum

In diesem »Zweifüßlerstand« mobilisieren Sie sanft und ohne Belastung Ihren Rücken.

TAPING, ROLLEN UND CUPPING – EIN DYNAMISCHES TRIO

Mit diesen Maßnahmen können Sie ganz gezielt Ihre Faszien lösen und entscheidend gegen Rückenbeschwerden selbst aktiv werden.

KINESIOTAPING

Sie brauchen: Kinesiotape

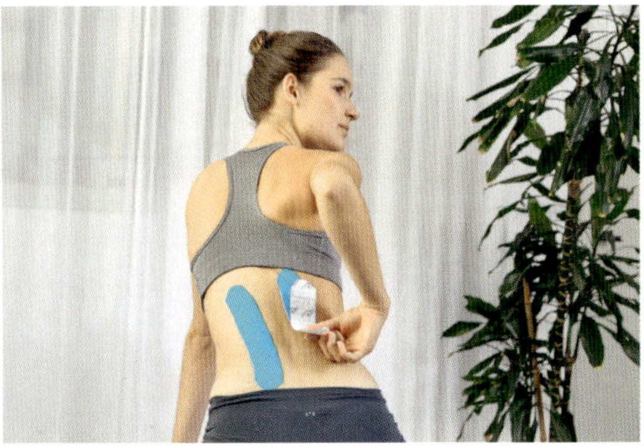

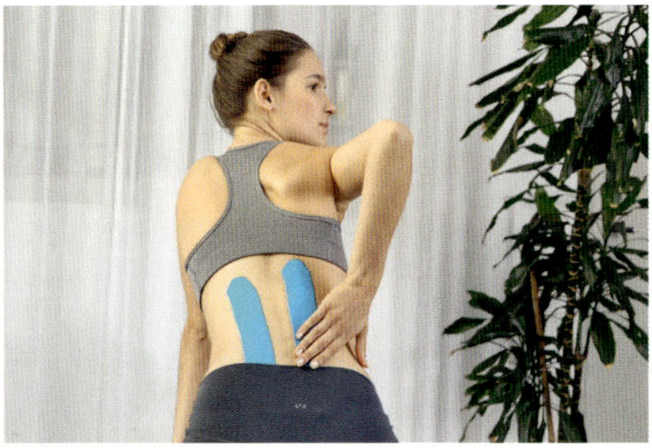

1 Schneiden Sie die Ecken des Tapezuschnitts rund. Lösen Sie das Papier vom Rand her etwas ab. Drücken Sie das Tape auf das Gewebe und lösen Sie den Rest des Papiers ab.

2 Streichen Sie das Tape gut mit den Händen auf das Körpergewebe.

Aufgepasst

Die runden Ecken schützen das Tape vor einem zu raschen Ablösen von der Haut.

Warum

Mit dem Kinesiotaping lösen Sie myofasziale Verspannungen im Rücken und stabilisieren die Wirbelsäule, ohne die Bewegung einzuschränken.

KINESIOTAPING AUF LENDENWIRBELSÄULE

Sie brauchen: Kinesiotape

Bringen Sie zwei Kinesiotapes rechts und links neben Ihrer Lendenwirbelsäule auf.

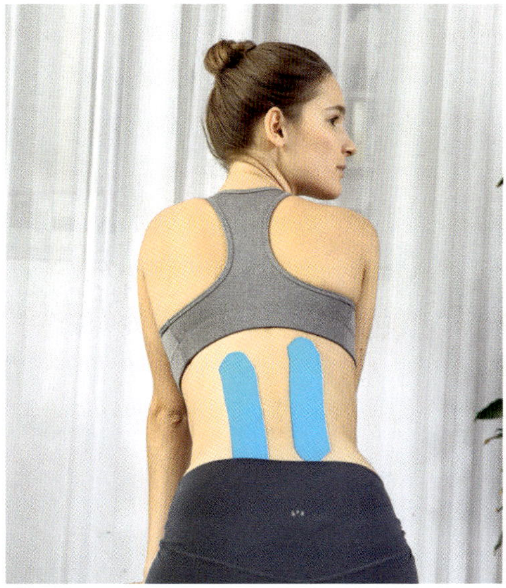

Aufgepasst

Kleben Sie die Tapes nicht direkt auf Ihre Wirbelsäule.

Warum

Mit dem Kinesiotaping lösen Sie myofasziale Verspannungen im Rücken und stabilisieren die Wirbelsäule, ohne die Bewegung einzuschränken.

KINESIOTAPING AUF ILIOSAKRALGELENK

Sie brauchen: Kinesiotape

Bringen Sie die Tapes neben Ihrer Lendenwirbelsäule und genau auf der Verbindungslinie zwischen den hinteren »Grübchen« Ihres Beckens auf.

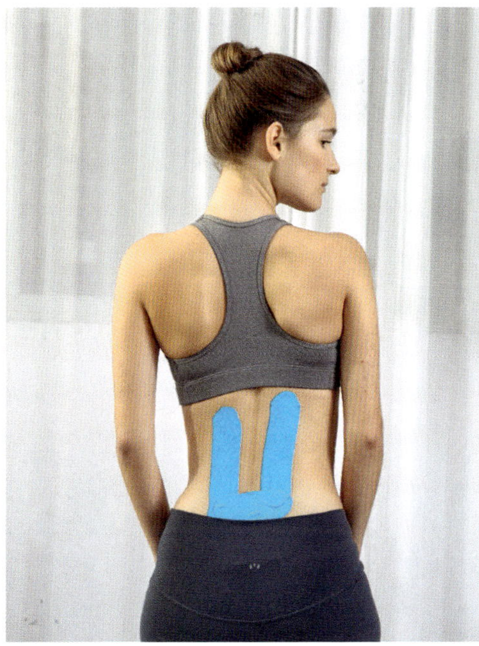

Aufgepasst

Kleben Sie die Tapes nicht direkt auf Ihre Wirbelsäule.

Warum

Mit dem Kinesiotaping lösen Sie myofasziale Verspannungen im Rücken und stabilisieren die Wirbelsäule, ohne die Bewegung einzuschränken.

CROSSTAPING

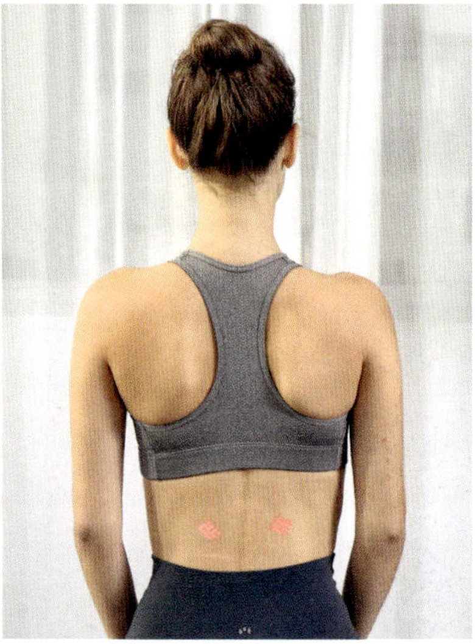

Sie brauchen: Crosstape

Bringen Sie je ein Crosstape rechts und links neben Ihrer oberen Lendenwirbelsäule auf.

Aufgepasst

Kleben Sie die Crosstapes nicht auf Ihre Wirbelsäule.

Warum

Crosstapes lösen durch ihre Gitterform punktförmige Verspannungen und Triggerpunkte auf. Das entspannt den Rücken.

DOPPELTER FUSSROLLER

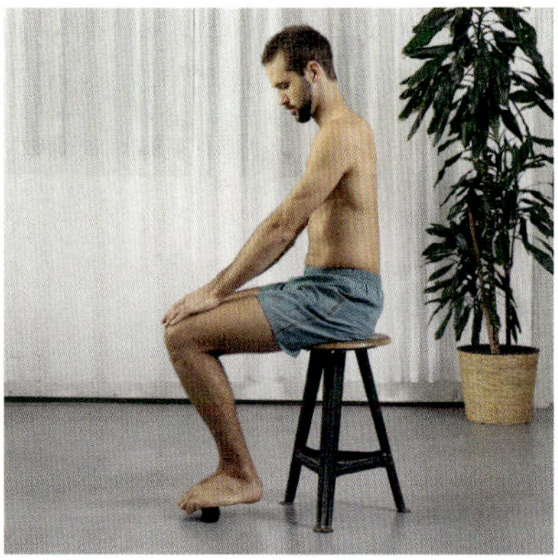

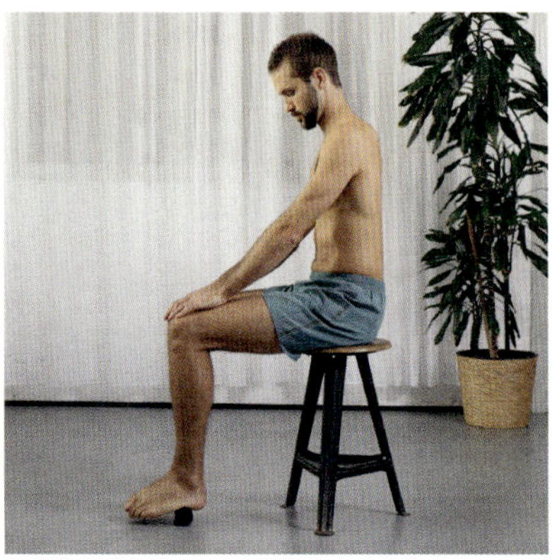

Sie brauchen: Minifaszienrolle, Hocker

1. Setzen Sie sich auf einen Hocker und legen Sie die Minirolle quer vor sich auf den Boden. Stellen Sie beide Füße im vorderen Bereich der Sohle auf die Rolle; die Zehenspitzen weisen zum Boden.

2. Rollen Sie mit gerundeten Fußsohlen zehnmal bis zur Ferse und wieder zurück.

Aufgepasst

Die Zehen weisen während des Rollens immer zum Boden.

Warum

Mit dieser Übung lösen Sie die Fußsohlenfaszie. Sie ist häufig die Ursache für Fußbeschwerden, aber auch an der Entstehung von Rückenschmerzen beteiligt.

LENDENROLLER

Sie brauchen: Minifaszienrolle, Stuhl

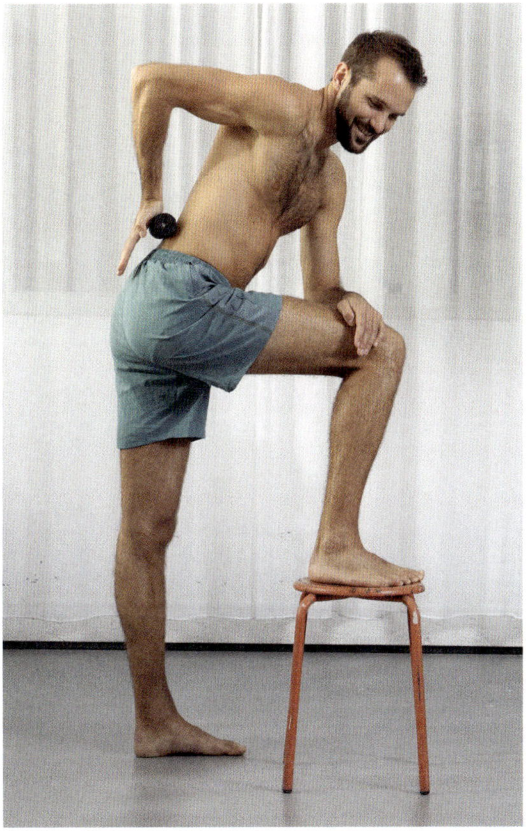

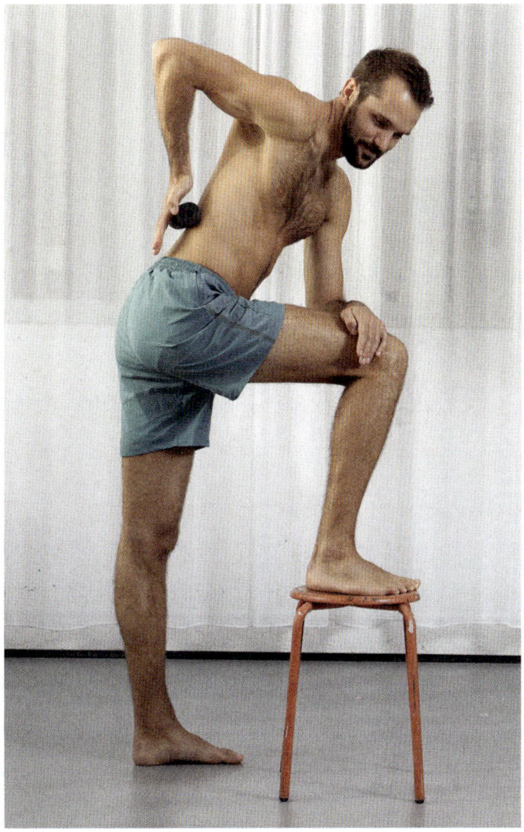

1 Stellen Sie einen Fuß mit der ganzen Fußsohle auf einen Stuhl. Halten Sie mit der flachen Hand die Minirolle gegen die hintere Beckenkante derselben Körperseite.

2 Rollen Sie die Minirolle zehnmal mit der flachen Hand auf- und abwärts.

Aufgepasst

Rollen Sie nur auf dem Muskelgewebe, nicht auf der Wirbelsäule.

Warum

Mit dem Roller lösen Sie Verkrampfungen und Verfilzungen in den großen Rückenfaszien. Sie sind häufig die Ursache für Rückenschmerzen.

GESÄSSROLLER

Sie brauchen: Minifaszienrolle, Stuhl

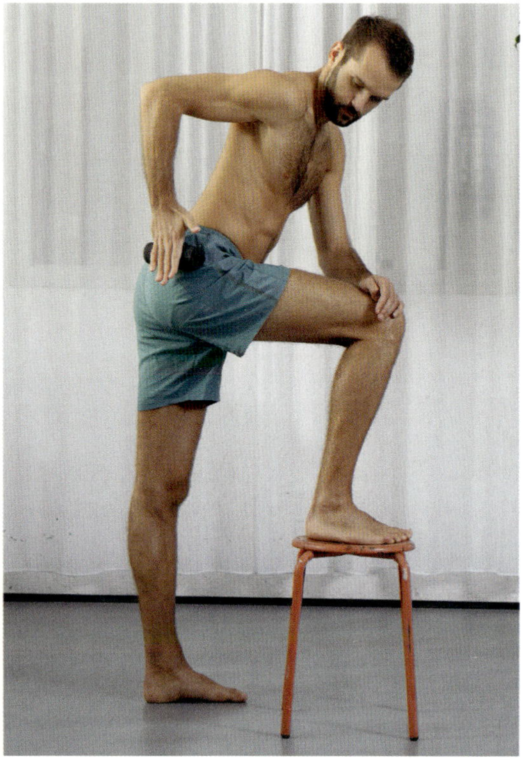

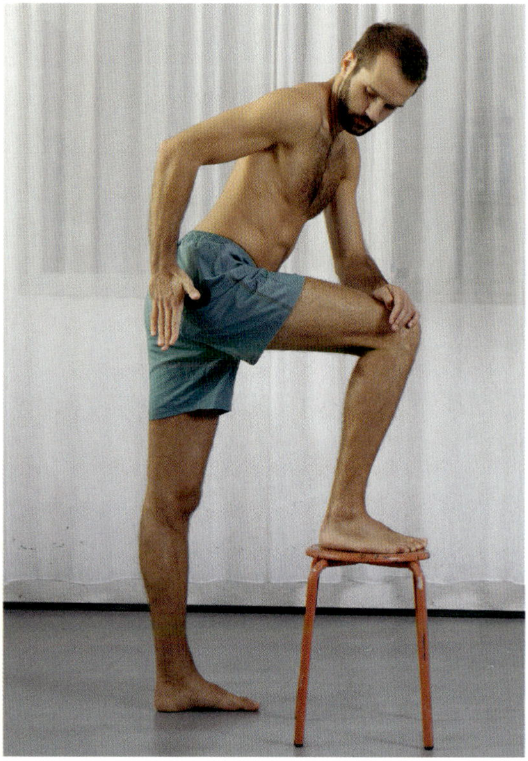

1 Stellen Sie einen Fuß mit der ganzen Fußsohle auf einen Stuhl. Halten Sie auf derselben Körperseite mit der flachen Hand die Minirolle gegen die Hüfte.

2 Rollen Sie die Minirolle zehnmal über Ihr Gesäß bis zum Steißbein und zurück.

Aufgepasst

Üben Sie nicht zu starken Druck aus, da der Ischiasnerv ganz in der Nähe liegt.

Warum

Mit diesem Roller lösen Sie tief sitzende Verkrampfungen und Verfilzungen im birnenförmigen Piriformismuskel. Das hilft beim Piriformissyndrom und bei Rückenschmerzen.

RÜCKENCUPPING

Sie brauchen: zwei große Cups, Hocker

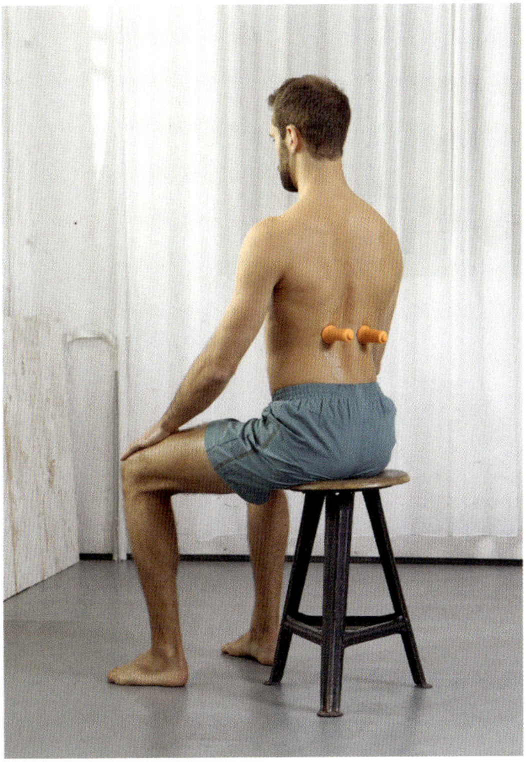

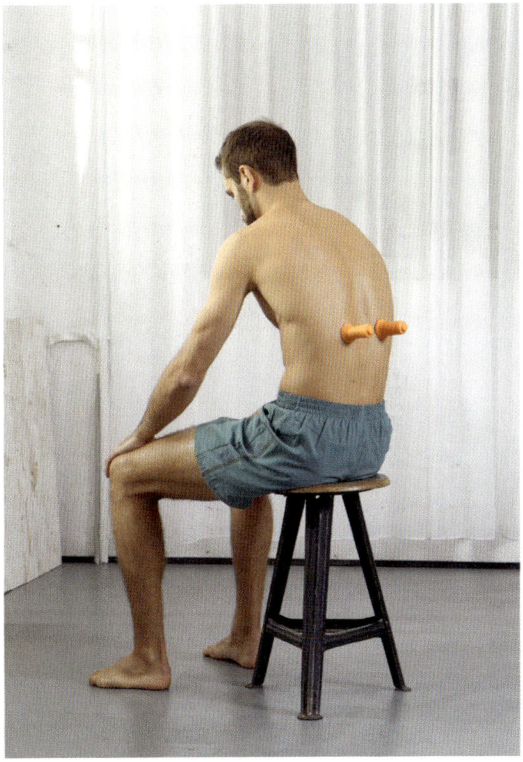

1 Setzen Sie sich auf einen Hocker. Drücken Sie die Cups vom Rand her zusammen und platzieren Sie sie rechts und links neben Ihrer oberen Lendenwirbelsäule. Gehen Sie mit dem unteren Rücken ins Hohlkreuz.

2 Machen Sie einen Rundrücken. Wechseln Sie zehnmal zwischen diesen beiden Positionen.

Aufgepasst

Gehen Sie nicht zu stark ins Hohlkreuz, die Bewegung sollte nur aus dem unteren Rücken kommen.

Warum

Diese Cupping-Mobilisation im Sitzen wirkt schmerzlindernd und entspannend. Sie ist hilfreich beim Lendenwirbelsäulensyndrom, bei Blockaden in der Lendenwirbelsäule, Rückenschmerzen und Rückensteifigkeit.

OBERSCHENKELCUPPING

Sie brauchen: einen großen Cup, Hocker

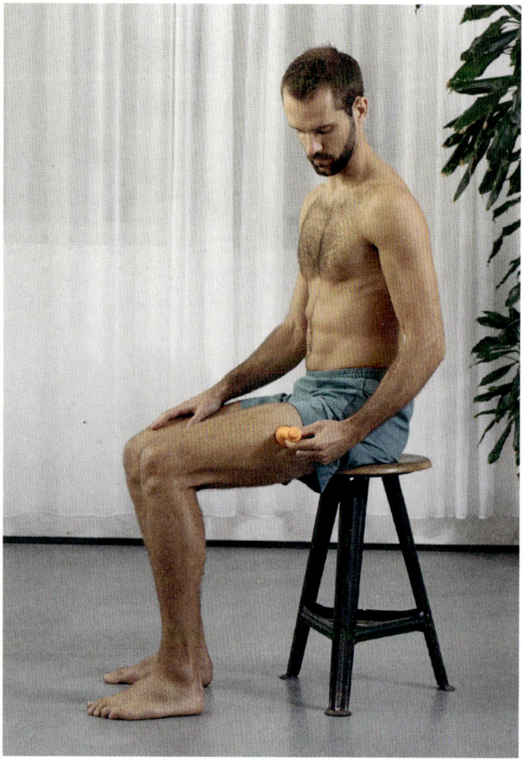

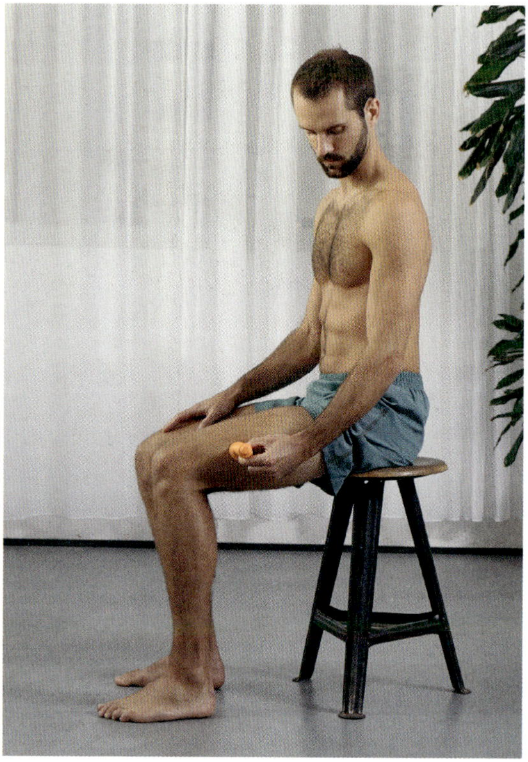

1 Setzen Sie sich auf einen Hocker. Drücken Sie den Cup und setzen Sie ihn mit der Öffnung nahe des Hüftgelenks auf den betroffenen Oberschenkel.

2 Gleiten Sie mit dem Cup entlang einer gedachten seitlichen Hosennaht zehnmal bis oberhalb des Knies und wieder aufwärts Richtung Hüfte.

Aufgepasst

Beginnen Sie sanft, da der »Hosennaht«-Bereich, der *Tractus iliotibialis*, äußerst schmerzempfindlich ist.

Warum

Mit dieser Übung lösen Sie Verspannungen im seitlichen Oberschenkel. Sie wirkt gegen zahlreiche Becken- und Rückenbeschwerden.

MOBILISIEREN, DEHNEN UND KRÄFTIGEN – JETZT WIRD'S PHYSIOTHERAPEUTISCH

Diese gezielten Physiotherapieübungen bringen Sie wieder ins Lot. Die regelmäßige, exakte Durchführung ist eine zielführende Hilfe für Ihren Rücken.

HOCHATMUNG

Sie brauchen: Bett, Keilkissen, Kissen

1 Legen Sie sich in die Entlastungslagerung mit dem Keilkissen (siehe Seite 140). Heben Sie mit der Einatmung beide Arme bis über Ihren Kopf.

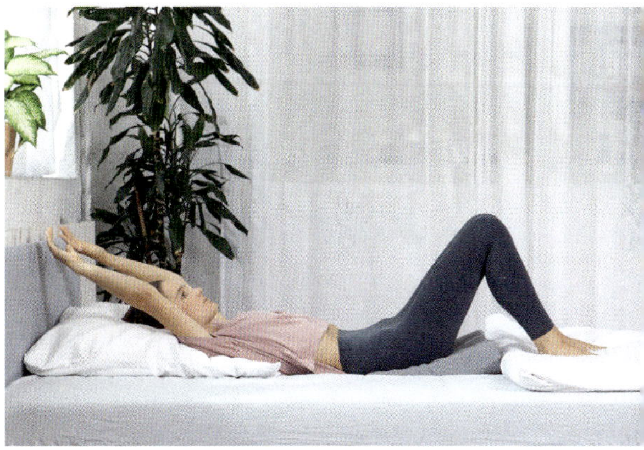

2 Legen Sie Ihre Arme mit der Ausatmung wieder neben dem Körper ab. Wiederholen Sie diesen Zyklus sechs- bis zehnmal.

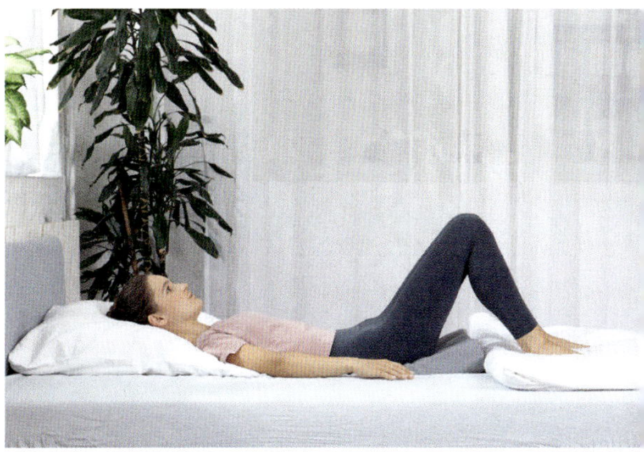

Aufgepasst

Achten Sie beim Anheben der Arme auf eine entspannte Auflage Ihres Rückens auf dem Keilkissen. Vermeiden Sie ein Hohlkreuz.

Warum

Mit der Hochatmung lindern Sie Rückenschmerzen durch das leichte Auseinanderziehen des unteren Rückens.

HALSWIRBELSÄULE STRECKEN

Sie brauchen: Bett, Keilkissen, Kissen

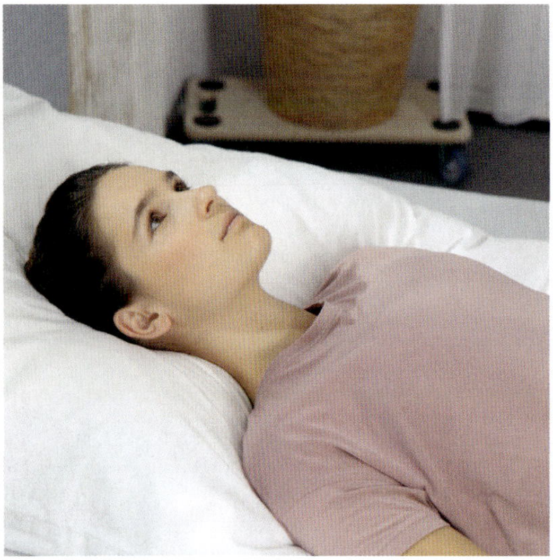

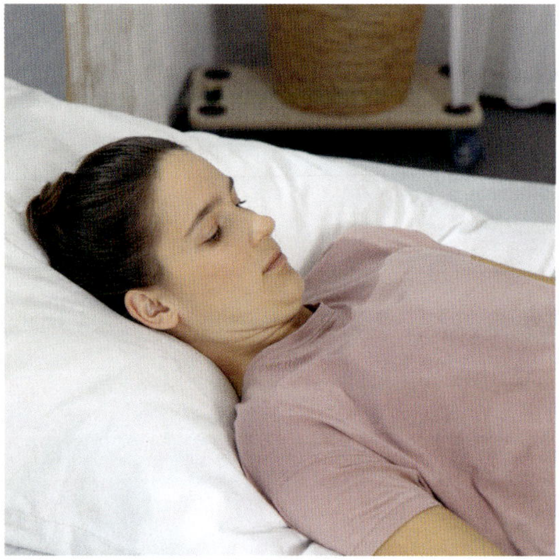

1 Legen Sie sich in die Entlastungslagerung mit dem Keilkissen (siehe Seite 140). Schauen Sie senkrecht zur Decke und atmen Sie ein.

2 Schauen Sie zwischen Ihre Knie und atmen Sie dabei aus. Wiederholen Sie den Zyklus sechs- bis zehnmal. Der Blick geht zunehmend weiter in Richtung der Knie.

Aufgepasst

Der Kopf bleibt auf dem Kissen liegen und wird nicht nach hinten überstreckt.

Warum

Mit dem Strecken der Halswirbelsäule bewirken Sie reflektorisch eine leichte Streckung Ihrer Lendenwirbelsäule und entlasten diese.

KOPF ABHEBEN

Sie brauchen: Bett, Keilkissen, Kissen

1 Legen Sie sich in die Entlastungslagerung mit dem Keilkissen (siehe Seite 140). Legen Sie Ihre Hände auf den Bauch.

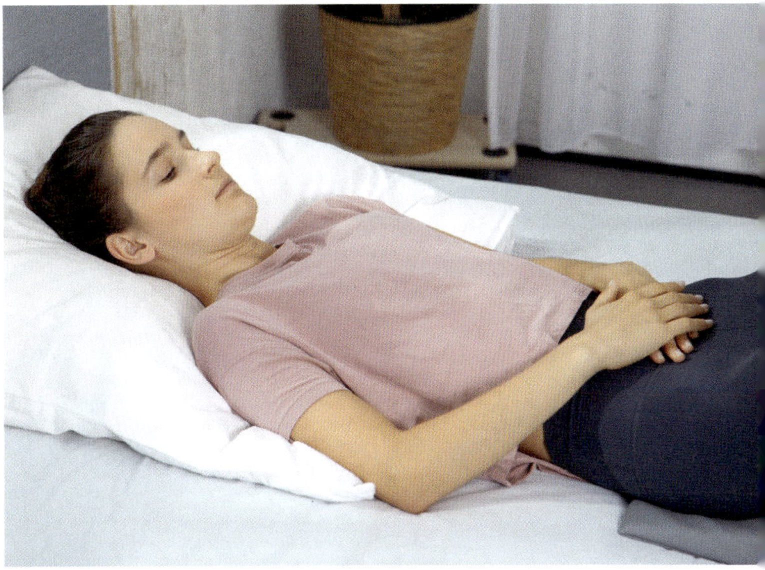

2 Heben Sie langsam den Kopf sechs- bis zehnmal vom Kissen ab (zwei bis drei Zentimeter in Richtung eines Doppelkinns) und blicken Sie dabei jeweils zwischen Ihre Knie. Spüren Sie mit Ihren Händen die Anspannung Ihrer Bauchmuskulatur.

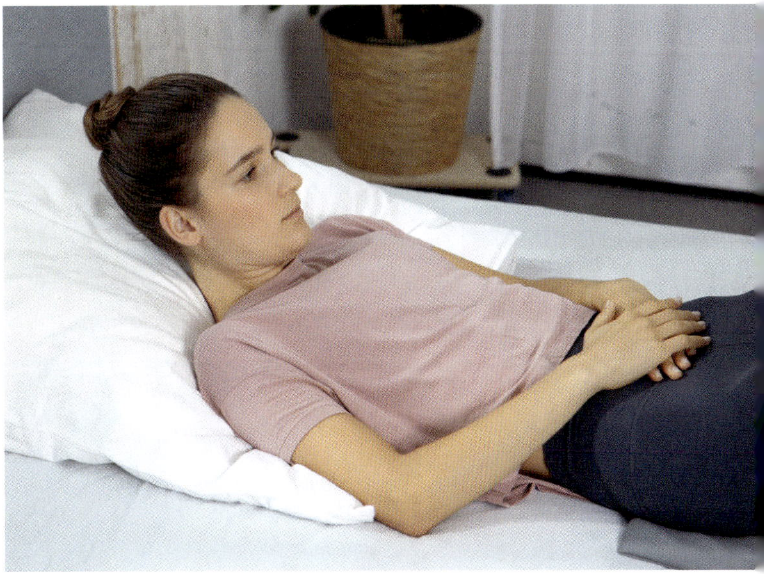

Aufgepasst

Heben Sie Ihren Kopf nur leicht ab. Drücken Sie Ihren Rücken nicht auf das Keilkissen.

Warum

Mit dieser Kräftigungsübung der vorderen Halsmuskulatur erreichen Sie eine Mitaktivierung der Bauchmuskulatur.

BECKEN MOBILISIEREN

Sie brauchen: Bett, Keilkissen, Kissen

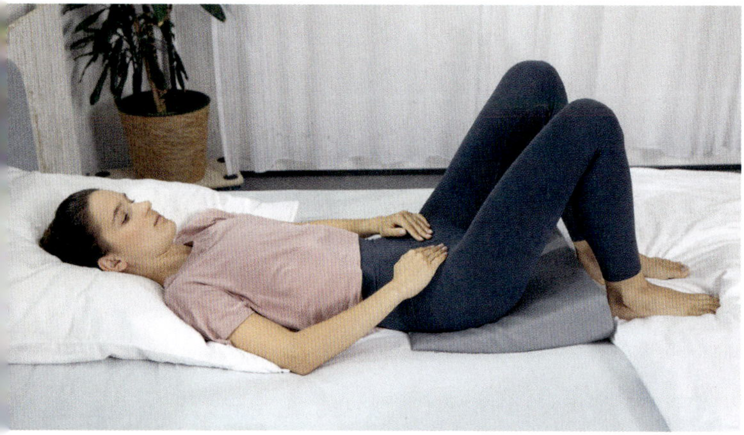

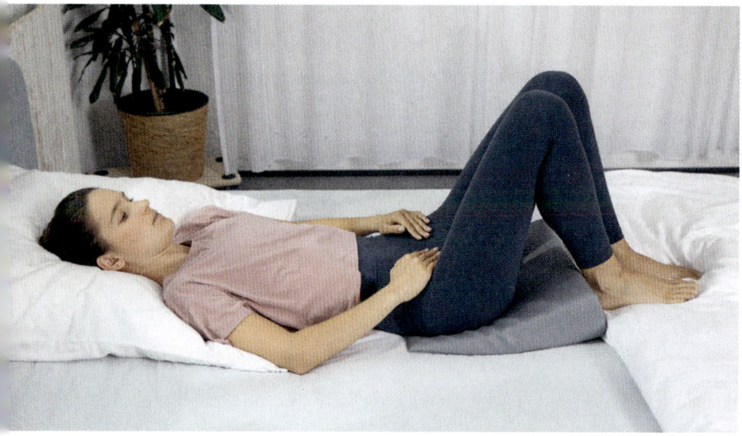

1 Legen Sie sich in die Entlastungslagerung mit dem Keilkissen (siehe Seite 140). Legen Sie Ihre Hände auf die vorderen Beckenknochen. Verschieben Sie Ihre Knie gegenläufig. Ihr rechtes Knie ist fußwärts verschoben, Ihr linkes Knie körperwärts. Spüren Sie die Beckenmobilisation unter Ihren Händen.

2 Verschieben sie Ihre Knie in die entgegengesetzte Richtung. Wiederholen Sie den Zyklus sechs- bis zehnmal.

Aufgepasst

Ihr Rücken ruht auf der Unterlage.

Warum

Mit dieser Übung lösen Sie Ihre Iliosakralgelenke, das Becken wird wieder mobiler.

LENDENWIRBELSÄULE MOBILISIEREN

Sie brauchen: Bett, Kissen

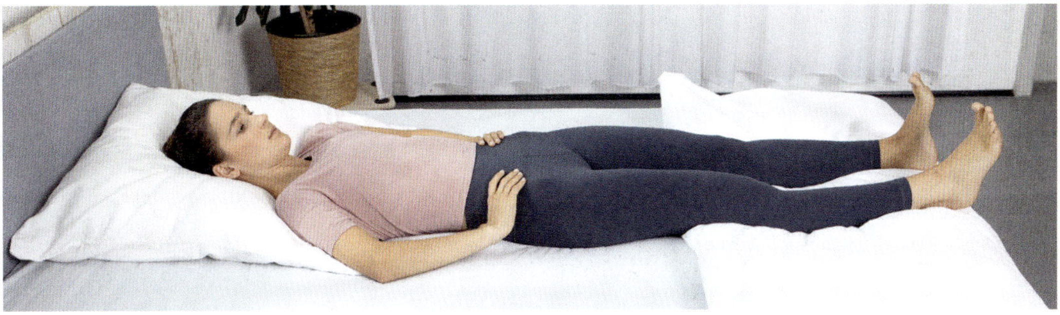

1 Legen Sie sich flach auf den Rücken und strecken Sie Ihre Beine aus. Ihr Kopf ruht auf einem Kissen. Schieben Sie den rechten Fuß circa zwei Zentimeter nach unten heraus.

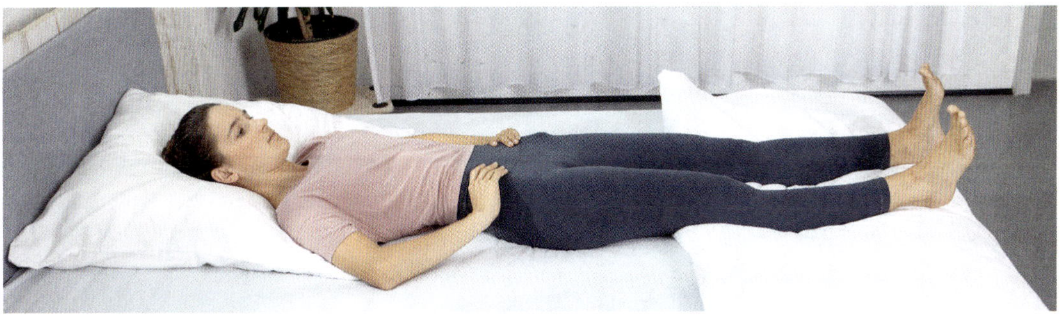

2 Schieben Sie den linken Fuß circa zwei Zentimeter nach unten heraus. Wiederholen Sie diese Übung fünfmal.

Aufgepasst

Lassen Sie Ihr Becken gut auf der Unterlage liegen. Heben Sie nicht eine Beckenseite ab.

Warum

Wenn sich Ihre Innenknöchel berühren, mobilisieren Sie den Bereich L5/S1 Ihrer Lendenwirbelsäule (siehe Abbildung auf Seite 18). Für den Bereich L4/L5 öffnen Sie die Innenknöchel eine Handbreit. Entsprechend mobilisieren Sie Ihre Lendenwirbelsäule Segment für Segment durch eine weitere Öffnung Ihrer Innenknöchel bis maximal 70 Zentimeter Breite (TH12/L1).

ANHOCKEN

Sie brauchen: Bett, Keilkissen, Kissen

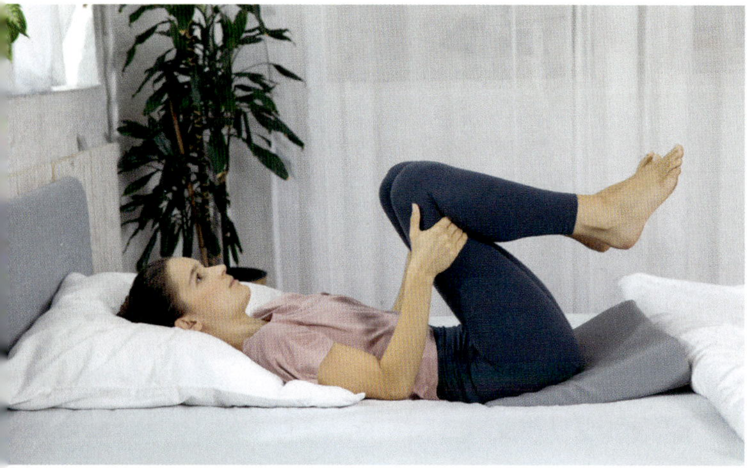

1 Legen Sie sich in die Entlastungslagerung mit dem Keilkissen (siehe Seite 140). Ziehen Sie die gebeugten Beine zur Brust.

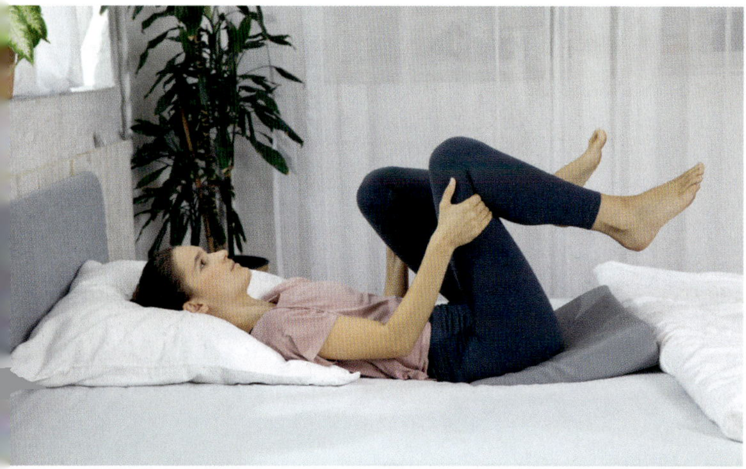

2 Öffnen Sie Ihre Beine leicht und bewegen Sie sich entspannt in variable Beinpositionen.

Aufgepasst

Der Rücken ruht auf der Unterlage, überdrehen Sie Ihren Körper nicht.

Warum

Mit dieser variablen Dehnung lösen Sie die Spannung aus Ihrer Rückenmuskulatur und der großen Rückenfaszie.

KRAFTVOLLER ARMZUG ABWÄRTS

Sie brauchen: Bett, Keilkissen, Kissen

1 Legen Sie sich in die Entlastungslagerung mit dem Keilkissen (siehe Seite 140). Nehmen Sie beide Arme hinter den Kopf.

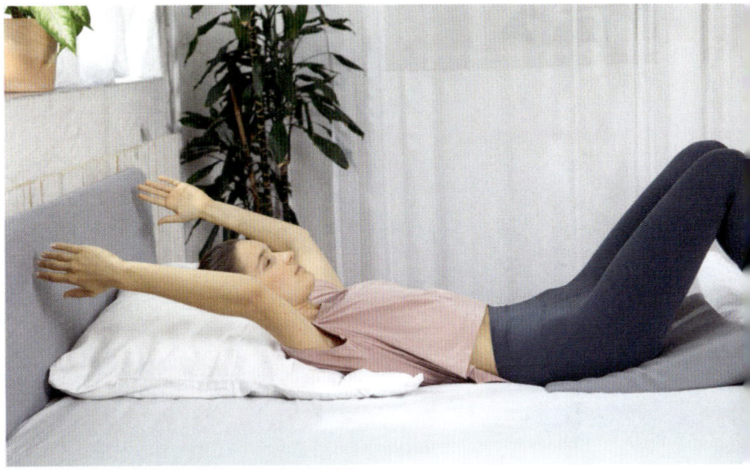

2 Ziehen Sie die Arme kraftvoll über Kreuz nach vorn und in Richtung der Hüften. Ebenso kraftvoll bewegen Sie die Arme zurück in die Ausgangsposition. Wiederholen Sie diesen Zyklus sechs- bis zehnmal.

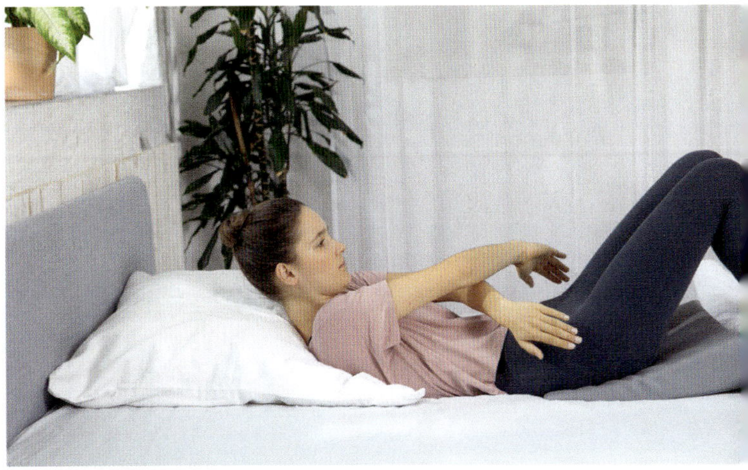

Aufgepasst

Halten Sie die Spannung in den Armen. Der Rücken ruht auf der Unterlage. Machen Sie kein Hohlkreuz.

Warum

Sie kräftigen mit dieser Übung spiraldiagonal Ihre vordere Rumpfmuskulatur.

KRAFTVOLLER ARMZUG AUFWÄRTS

Sie brauchen: Bett, Keilkissen, Kissen

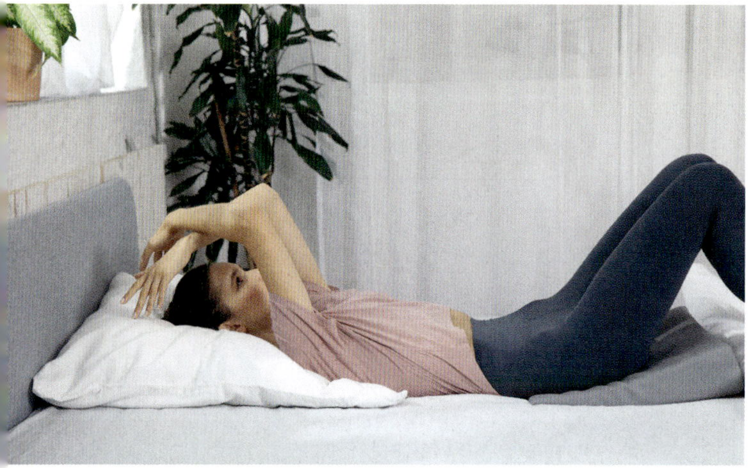

1 Legen Sie sich in die Entlastungslagerung mit dem Keilkissen (siehe Seite 140). Heben Sie beide Arme über Kreuz über den Kopf, die Unterarme sind vor Ihrem Gesicht.

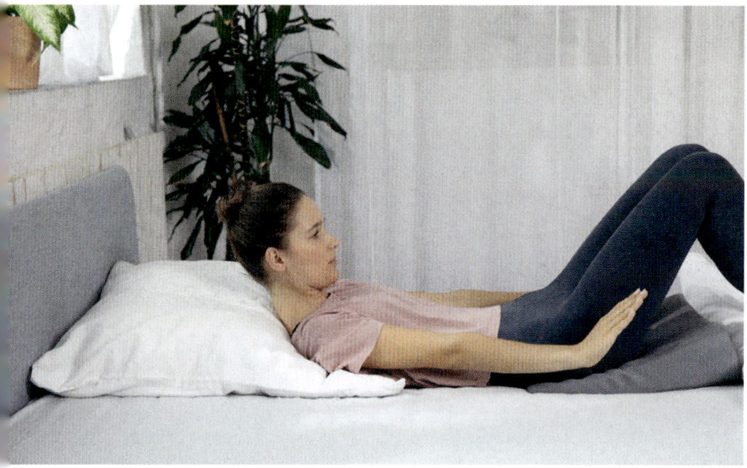

2 Ziehen Sie die Arme kraftvoll nach vorn unten neben Ihren Körper. Ebenso kraftvoll bewegen Sie die Arme zurück in die Ausgangsposition. Wiederholen Sie diesen Zyklus sechs- bis zehnmal.

Aufgepasst

Halten Sie die Spannung in den Armen. Der Rücken ruht auf der Unterlage; machen Sie kein Hohlkreuz.

Warum

Sie kräftigen mit dieser Übung spiraldiagonal Ihre vordere Rumpfmuskulatur.

KRAFTVOLLER BEINSTOSS AUFWÄRTS

Sie brauchen: Bett, Keilkissen, Kissen

1 Legen Sie sich in die Entlastungslagerung mit dem Keilkissen (siehe Seite 140). Ziehen Sie Ihr rechtes Bein aus einer leichten Abspreizhaltung spiraldiagonal nach links oben. Ihr rechtes Knie zeigt zu Ihrer linken Schulter.

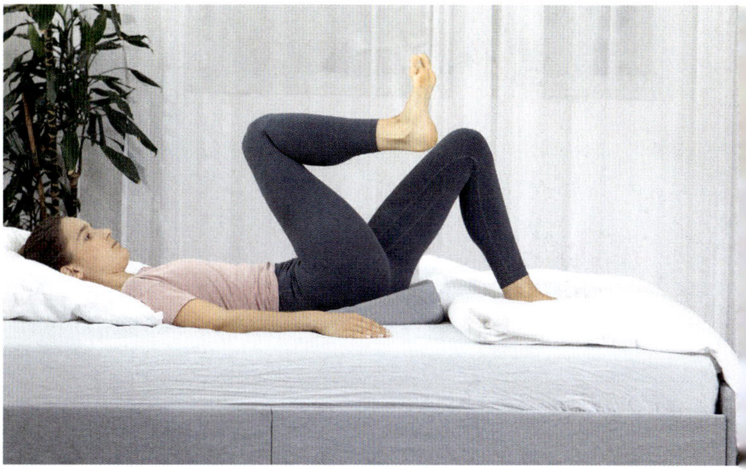

2 Strecken Sie das Bein kraftvoll wieder aus und kommen Sie in die Ausgangsstellung zurück. Wiederholen Sie diese Übung sechs- bis zehnmal.

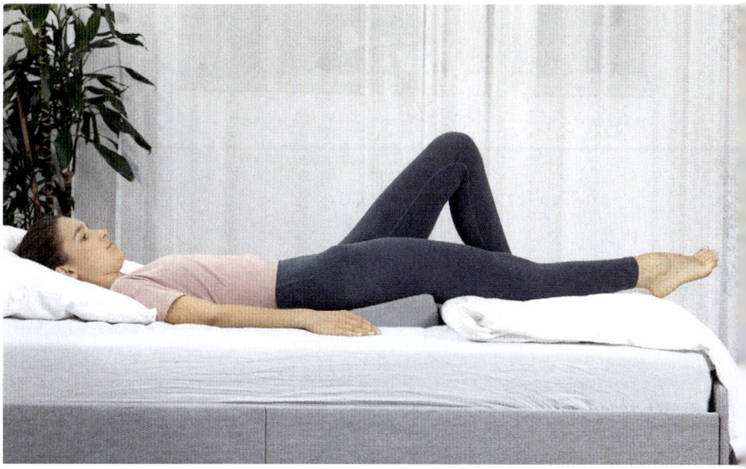

Aufgepasst

Ihr Rücken ruht auf dem Keilkissen.

Warum

Diese Übung trainiert dreidimensional Ihre Hüft-, Becken und Lendenwirbelsäulenposition und die umgebende Muskulatur.

KRAFTVOLLER BEINZUG ABWÄRTS

Sie brauchen: Bett, Keilkissen, Kissen

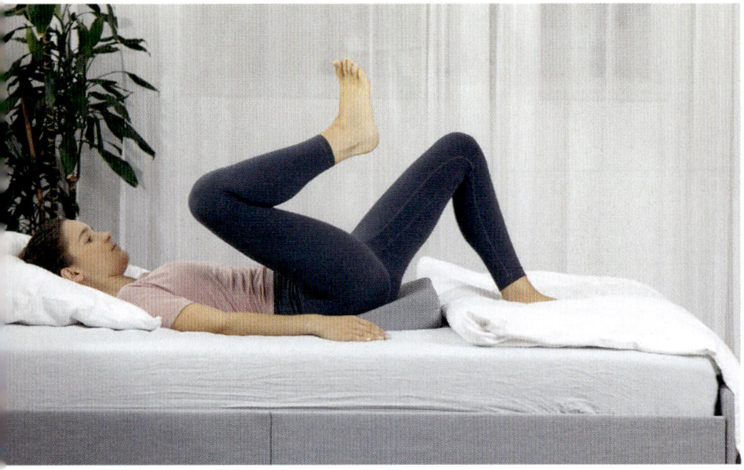

1 Legen Sie sich in die Entlastungslagerung mit dem Keilkissen (siehe Seite 140). Ziehen Sie Ihr rechtes Knie zu Ihrer rechten Schulter.

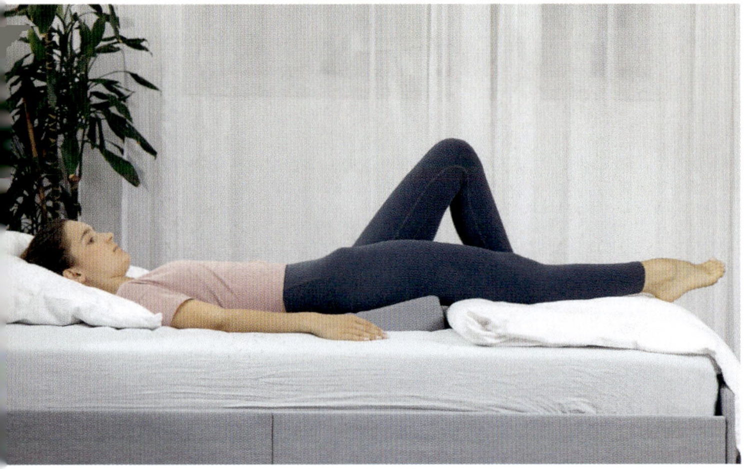

2 Stecken Sie das Bein kraftvoll wieder aus und kommen Sie in die Ausgangsstellung zurück. Widerholen Sie diese Übung sechs- bis zehnmal.

Aufgepasst

Halten Sie die Spannung vom Fuß bis zur Hüfte.

Warum

Diese Übung trainiert dreidimensional Ihre Hüft-, Becken- und Lendenwirbelsäulenposition und die umgebende Muskulatur.

HACKEBEILCHEN

Sie brauchen: Bett, Keilkissen, Kissen

1 Legen Sie sich in die Entlastungslagerung mit dem Keilkissen (siehe Seite 140). Stellen Sie Ihre Beine auf und strecken Sie Ihre Arme senkrecht in die Luft. Machen Sie schnelle »Hackbewegungen« mit einer kleinen Bewegungsamplitude.

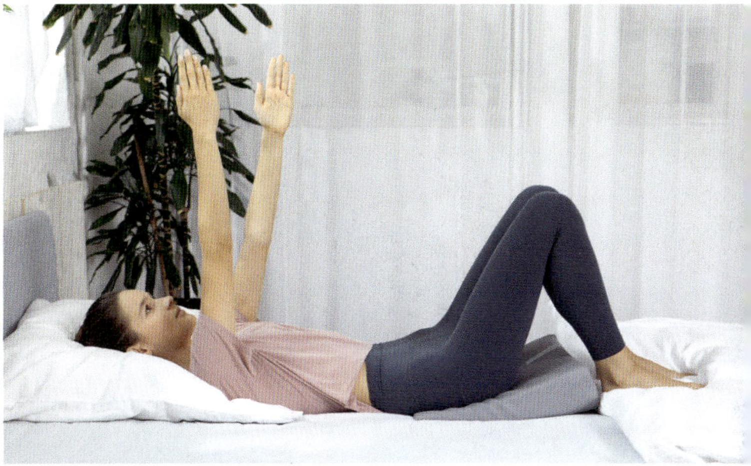

2 Wechseln Sie rasch diese Positionen.

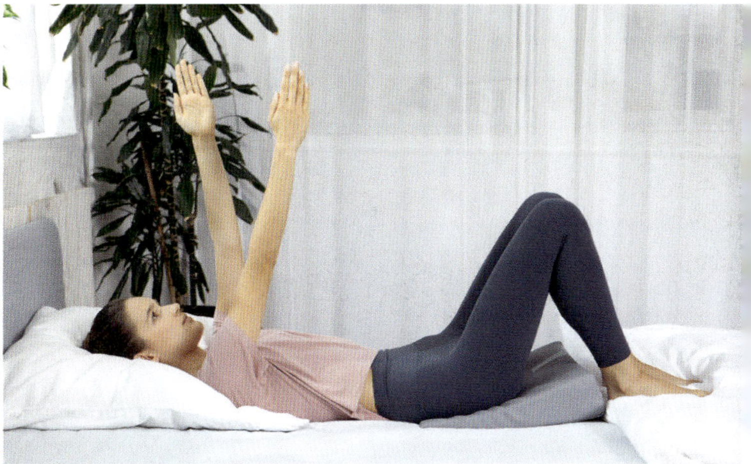

Aufgepasst

Die Bewegungen erfolgen ganz klein und kurz.

Warum

Mit dieser Übung trainieren Sie Ihre autochthonen Rückenmuskeln, das sogenannte Muskelkorsett.

LUFTBOXEN

Sie brauchen: Bett, Keilkissen, Kissen

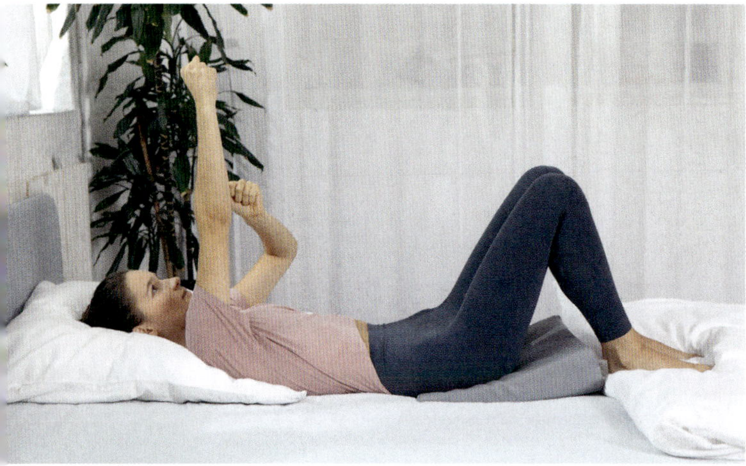

1 Legen Sie sich in die Entlastungslagerung mit dem Keilkissen (siehe Seite 140). Stellen Sie Ihre Beine auf und boxen Sie mit Ihren Armen senkrecht in die Luft.

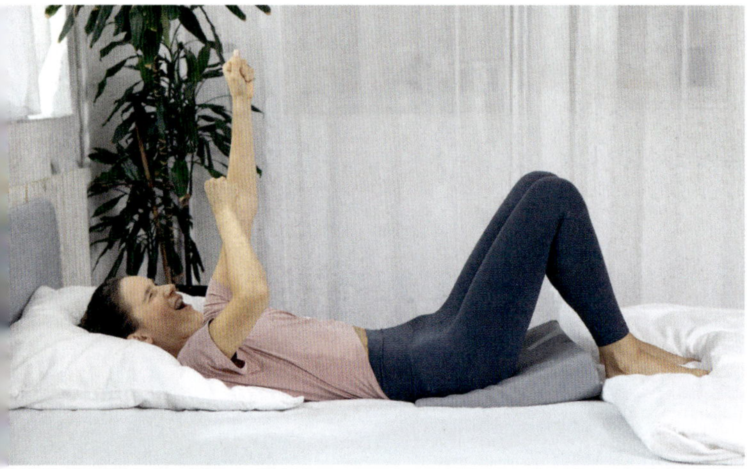

2 Wechseln Sie rasch diese Positionen.

Aufgepasst

Die Bewegungen erfolgen schnell und ausladend.

Warum

Mit dieser Übung trainieren Sie Ihre autochthonen Rückenmuskeln, das sogenannte Muskelkorsett.

BEINPENDEL

Sie brauchen: Bett, Kissen

1 Legen Sie sich auf den Rücken, Ihr Kopf ruht auf einem Kissen. Stellen Sie Ihre Beine auf und legen Sie sie langsam um circa 45 Grad nach rechts ab.

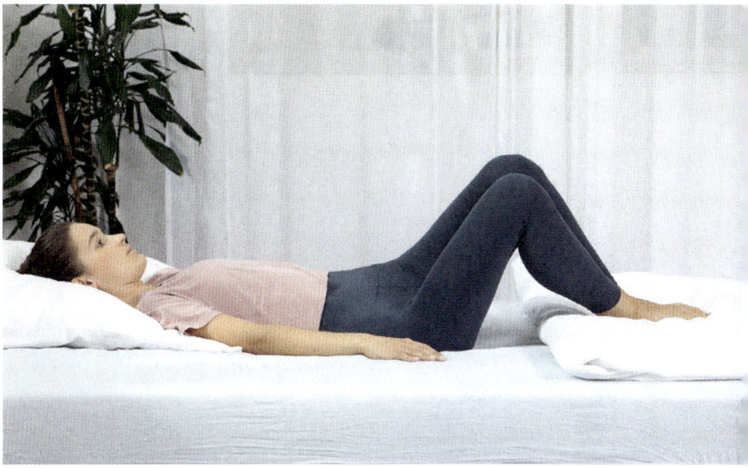

2 Legen Sie die Beine um circa 45 Grad nach links ab. Wiederholen Sie die Pendelbewegung sechs- bis zehnmal.

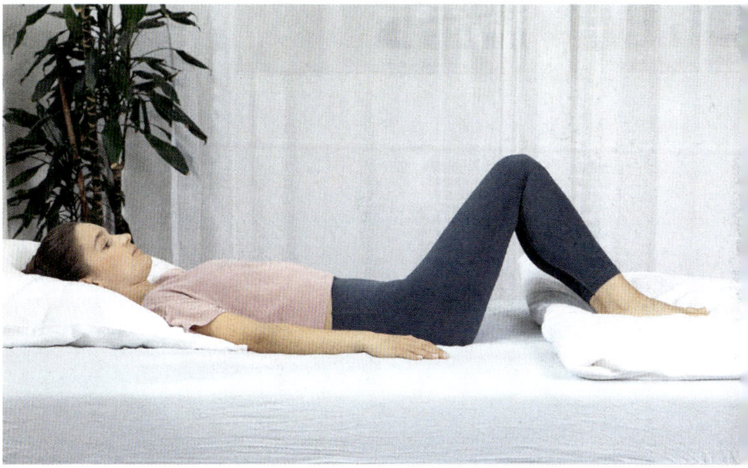

Aufgepasst

Beachten Sie diese kleine Bewegungsamplitude und überdrehen Sie nicht.

Warum

Mit dieser Übung verbessern Sie die Becken- und Hüftrotation.

UNTERSCHENKELPENDEL

Sie brauchen: Bett

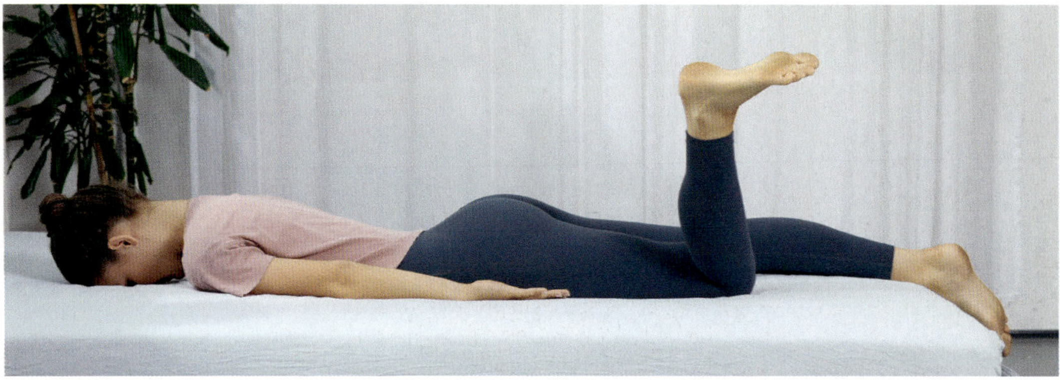

1 Legen Sie sich in die Bauchlage, beugen Sie einen Unterschenkel im Knie um 90 Grad an und bewegen Sie ihn um circa 60 Grad zur Seite.

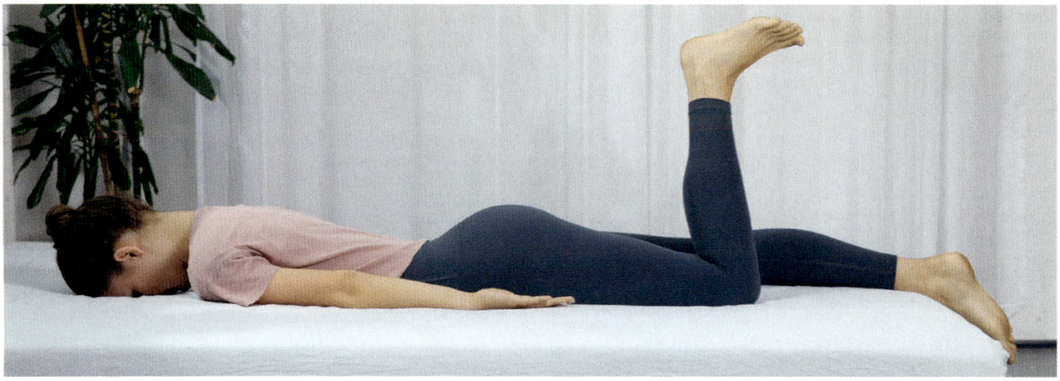

2 Bewegen Sie Ihren Unterschenkel in die Mitte. Wiederholen Sie diese Übung sechs- bis zehnmal zu jeder Seite.

Aufgepasst

Ihr Becken bleibt auf der Unterlage und wird nicht angehoben.

Warum

Diese Übung mobilisiert Ihre Hüfte und das Becken. Der Hüftbeuger wird leicht gedehnt, das entlastet Ihre Lendenwirbelsäule.

VIERFÜSSLERSTAND

Sie brauchen: Bett

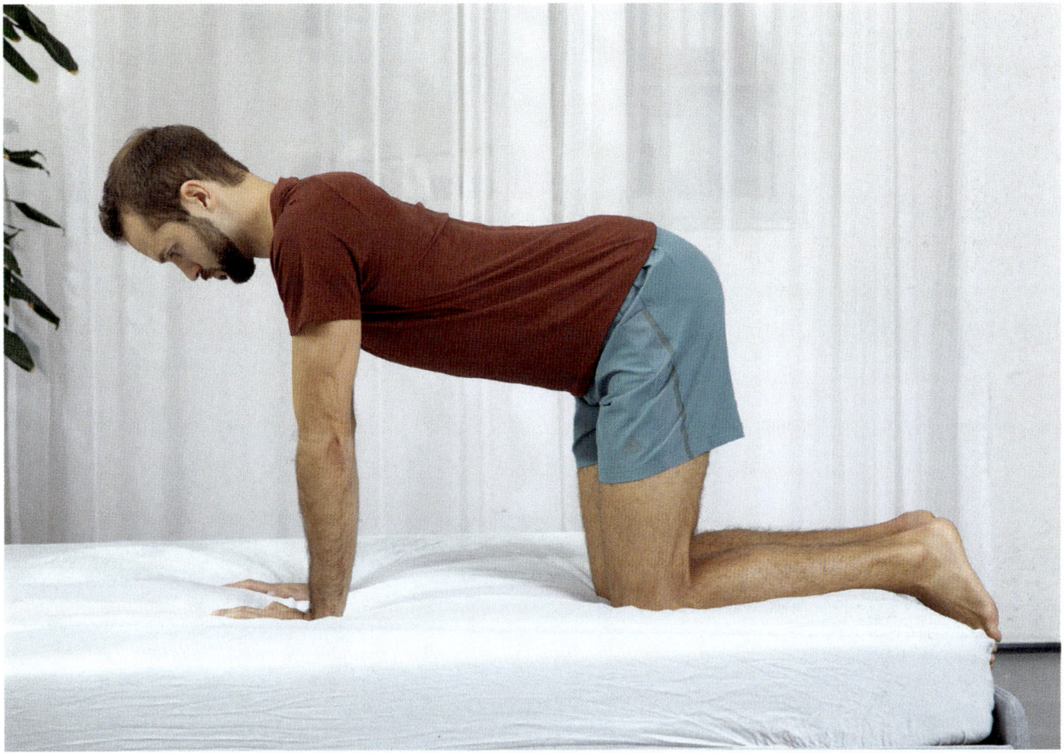

Gehen Sie auf Ihrer Matratze im Bett in den Vierfüßlerstand. Stellen Sie Ihre gestreckten Arme so auf die Unterlage, dass sich Ihre Hände genau unter den Schultern befinden. Ihre Beine sind leicht geöffnet, Kopf und Rücken sind möglichst gerade ausgerichtet. Erspüren Sie mit leichten Bewegungen die Unterlage unter Ihren Knien und Händen.

Aufgepasst

Schauen Sie auf die Unterlage.

Warum

In dieser Position üben Sie zunächst die Stabilisation Ihres Rückens. Der weiche Untergrund bietet Ihnen kleine Trainingsreize und schont Ihre Knie.

FERSENSITZ

Sie brauchen: Bett

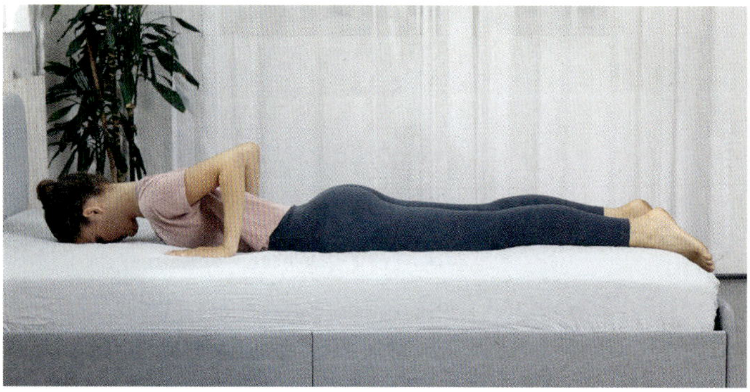

1 Kommen Sie aus der Bauchlage mit einem Armliegestütz …

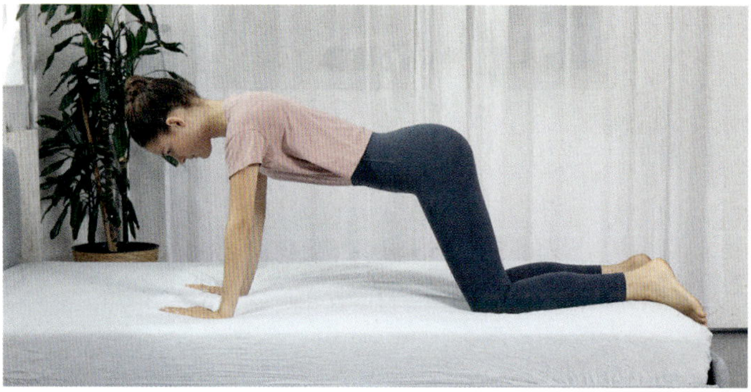

2 … in den Vierfüßlerstand (siehe Seite 167).

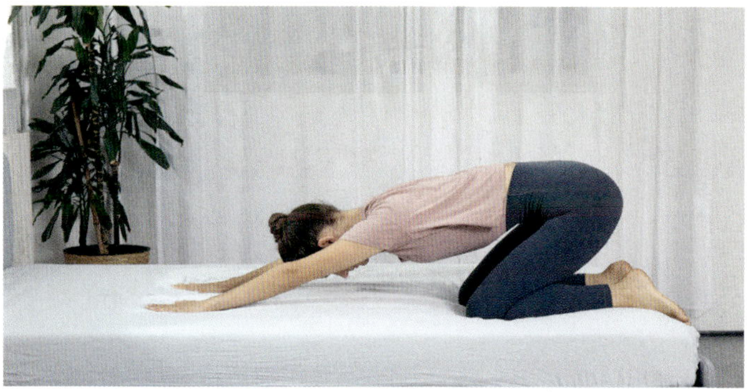

3 Bewegen Sie Ihr Gesäß langsam in Richtung Ihrer Fersen. Verharren Sie in dieser Position eine Minute lang.

Aufgepasst

Erarbeiten Sie sich den Fersensitz nach und nach.

Warum

Mit dem Fersensitz auf der weichen Unterlage dehnen Sie Ihre Rückenstreckmuskeln sowie die große Rückenfaszie und Sie schonen Ihre Knie.

GESÄSS SCHWINGEN

Sie brauchen: Bett

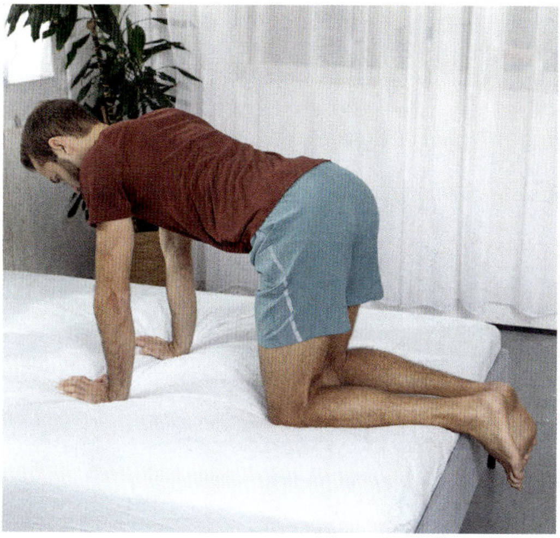

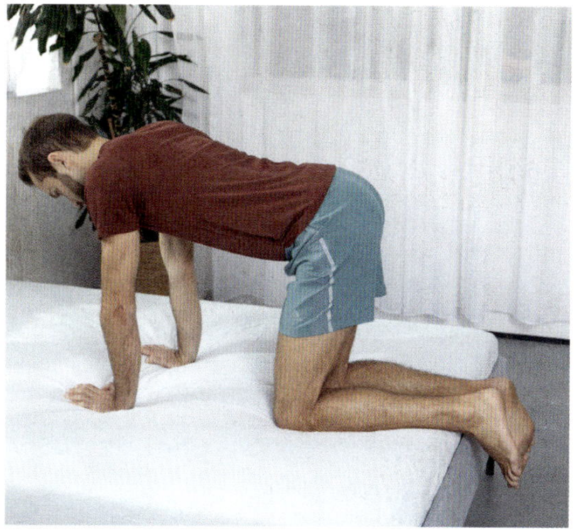

1 Gehen Sie in den Vierfüßlerstand (siehe Seite 167). Drehen Sie Ihr Gesäß sanft nach links außen.

2 Drehen Sie Ihr Gesäß dann sanft nach rechts außen. Wiederholen Sie die Übung sechs- bis zehnmal.

Aufgepasst

Ihre Arme bleiben in der Ausgangsposition, überdrehen Sie das Gesäß nicht.

Warum

Mit dieser Übung beginnen Sie, die Seitneigung Ihres Rückens wieder einzuüben.

UNTERLAGENDRUCK

Sie brauchen: Bett

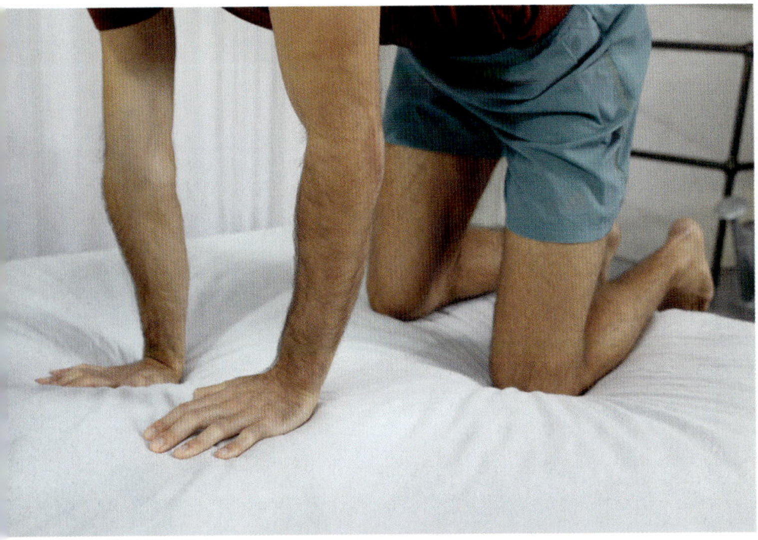

1 Gehen Sie in den Vierfüßlerstand (siehe Seite 167). Drücken Sie Ihren gestreckten rechten Arm sowie Ihr linkes Knie kräftig in die Unterlage.

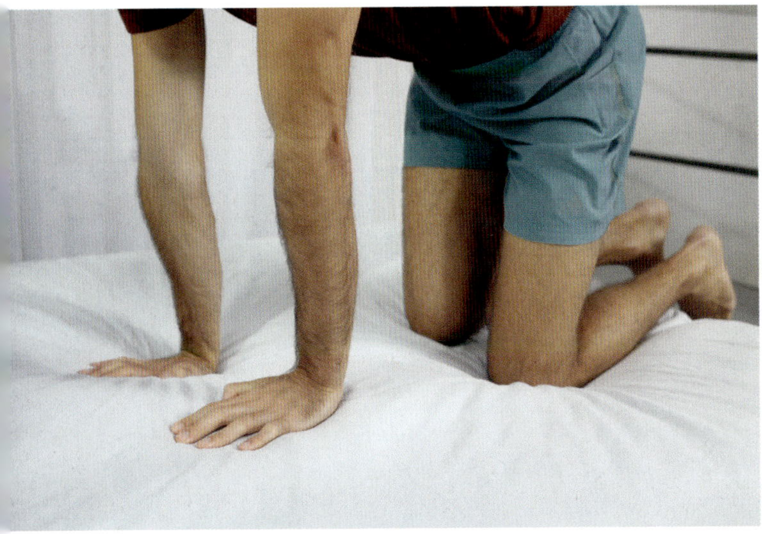

2 Drücken Sie dann Ihren gestreckten linken Arm sowie Ihr rechtes Knie kräftig in die Unterlage. Wiederholen Sie die Übung sechs- bis zehnmal.

Aufgepasst

Schauen Sie auf die Unterlage.

Warum

Mit dieser Druckübung stabilisieren Sie Ihren Rücken diagonal und kräftigen Ihr Muskelkorsett.

DIAGONALE BEINSTRECKUNG

Sie brauchen: Bett

1 Gehen Sie in den Vierfüßlerstand (siehe Seite 167). Strecken Sie das rechte Bein lang nach hinten aus.

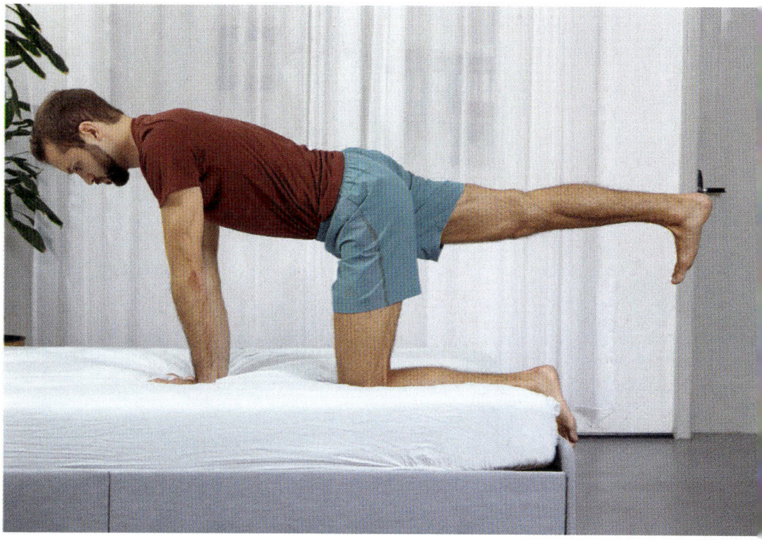

2 Strecken Sie dann das linke Bein lang nach hinten aus. Wechseln Sie sechs- bis zehnmal.

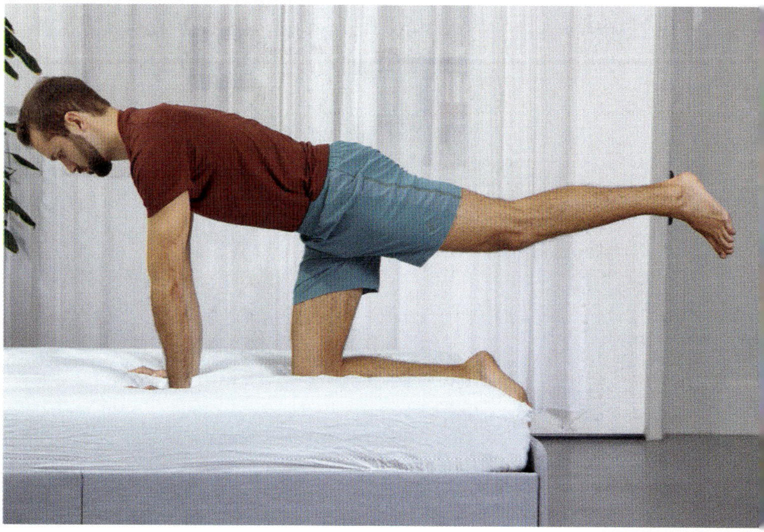

Aufgepasst

Halten Sie Ihre Rückenposition gerade und kippen Sie nicht seitwärts.

Warum

Diese Übung mobilisiert auf der gestreckten Seite Ihr Becken und Ihre Hüfte bei gleichzeitiger Stabilisation der belasteten Seite.

DIAGONALE ARMSTRECKUNG

Sie brauchen: Bett

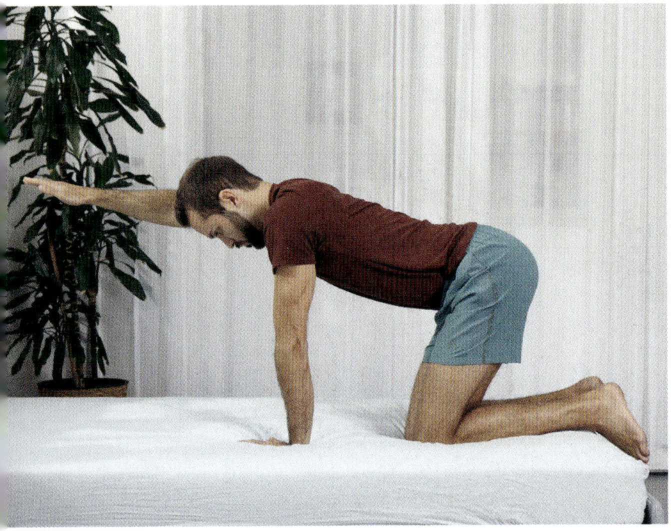

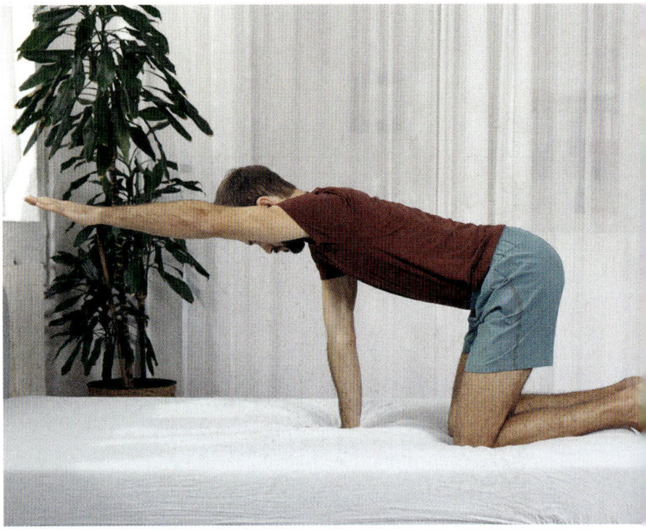

1 Gehen Sie in den Vierfüßlerstand (siehe Seite 167). Strecken Sie Ihren rechten Arm lang nach vorn aus.

2 Strecken Sie dann Ihren linken Arm lang nach vorn aus. Wiederholen Sie die Streckübung sechs- bis zehnmal.

Aufgepasst

Halten Sie Ihre Rückenposition gerade und kippen Sie nicht seitwärts.

Warum

Diese Übung stabilisiert Ihren Rücken und Ihre Standbeinseite bei gleichzeitiger Mobilisation der gestreckten Seite.

HIP-DROP

Sie brauchen: kein Equipment

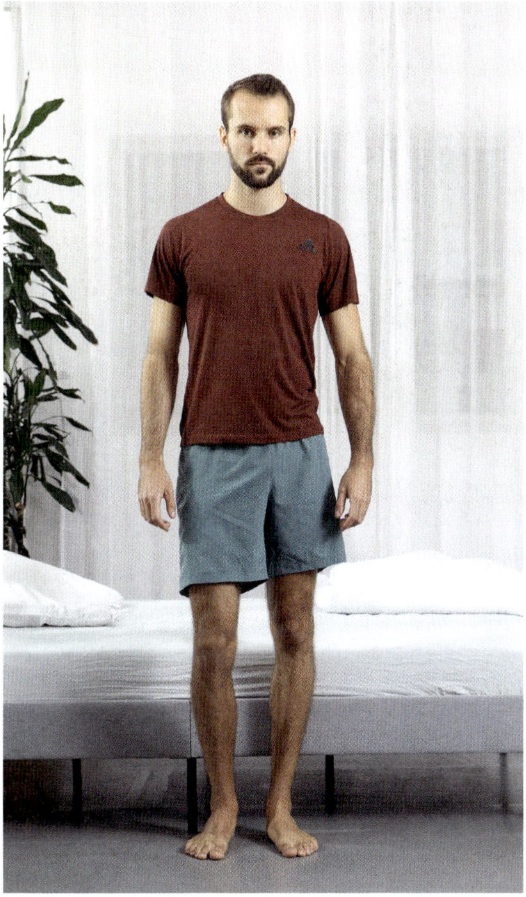

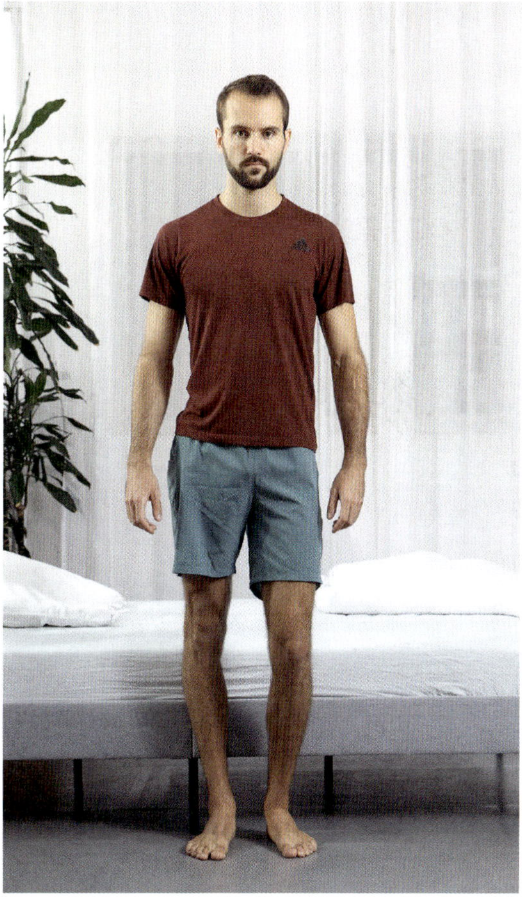

1 Sie stehen aufrecht und beugen Ihr rechtes Knie, das linke Knie bleibt gestreckt.

2 Wechseln Sie die Seite und beugen Sie Ihr linkes Knie. Wechseln Sie lässig die Position sechs- bis zehnmal.

Aufgepasst

Lassen Sie Ihre Fersen am Boden stehen.

Warum

Diese »Starterübung« mobilisiert Ihre Hüften und Ihr Becken und bereitet Ihren Rücken auf einen gesunden, aufrechten Gang vor.

GESUNDE KNIEBEUGE

Sie brauchen: Wand

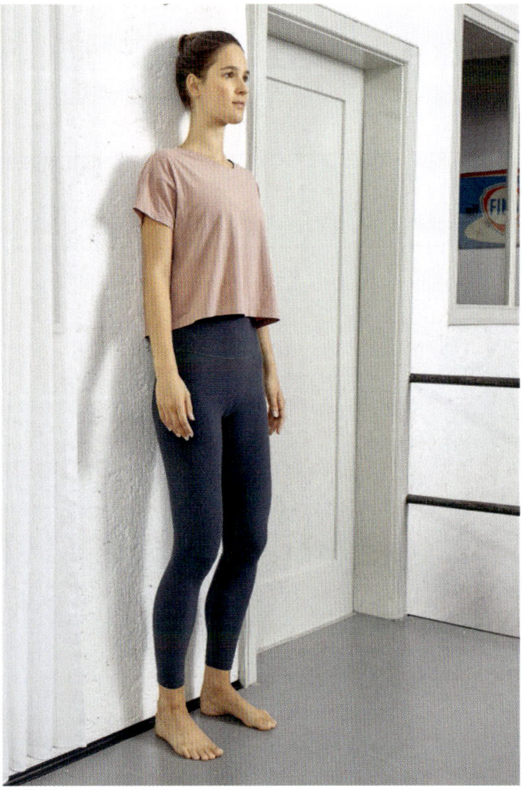

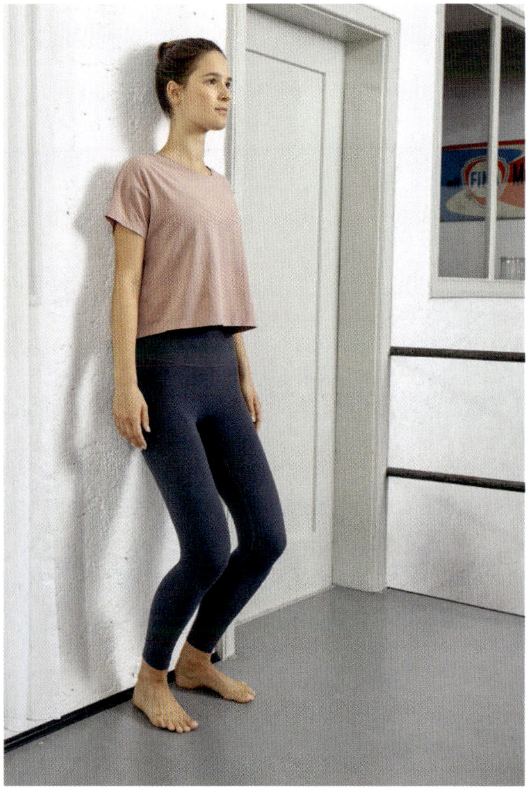

1 Stellen Sie sich aufrecht mit dem Rücken gegen eine Wand. Die Füße stehen hüftbreit geöffnet nebeneinander.

Aufgepasst

Ihre Fersen bleiben am Boden.

Warum

Die gesunde Kniebeuge trainiert und kräftigt die Beinachsen. Korrekt ausgerichtete Beinachsen sind die Voraussetzung für einen gesunden Rücken.

2 Gehen Sie mit einem guten Wandkontakt des Rückens leicht in die Kniebeuge. Die Fersen bleiben am Boden stehen, Ihre Beine zeigen eine O-Bein-Stellung. Die Füße sind somit nur auf Fersen und Außenkanten belastet. Variieren Sie Ihre Kniebeugen zehnmal. Gehen Sie mal tiefer hinunter, manchmal nur leicht. Zwischendurch verharren Sie 15 Sekunden in einer Position.

ILIOPSOASDEHNUNG

Sie brauchen: Matte, Kissen, Keilkissen

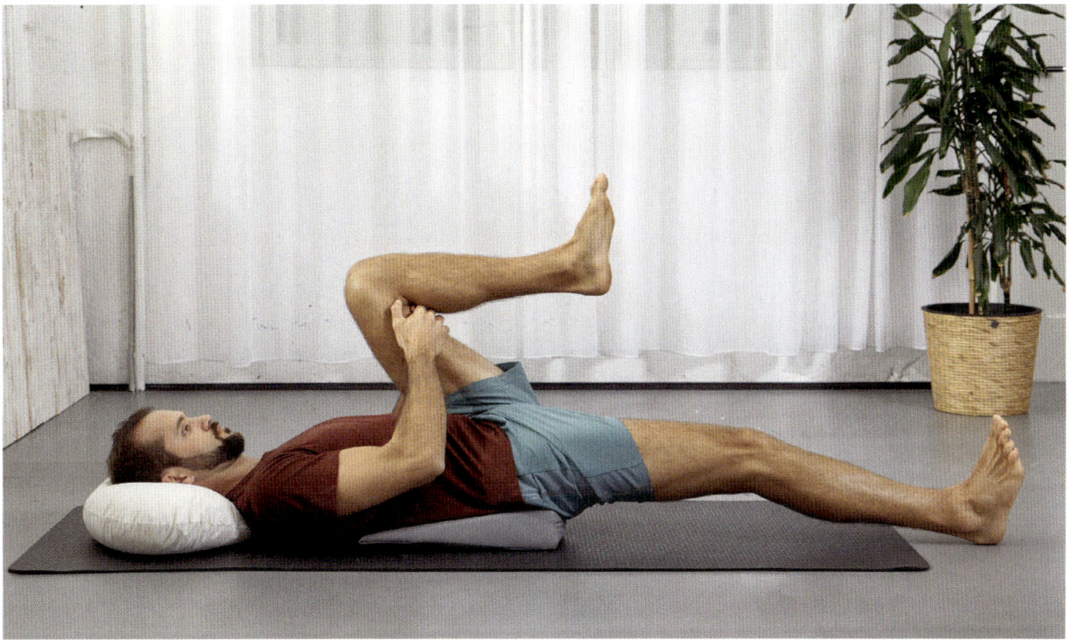

Legen Sie sich auf die Matte, Ihr Kopf ruht auf einem Kissen. Das Keilkissen liegt weit unter Ihrem Becken. Ziehen Sie Ihren linken Oberschenkel möglichst nahe zur Brust, indem Sie ihn mit beiden Händen umfassen. Schieben Sie die rechte Ferse kräftig und eine Minute lang nach unten, ohne die Position des linken Oberschenkels zu verändern.

Aufgepasst

Das gestreckte Bein hält den Kontakt zur Unterlage.

Warum

Bei verkürztem Hüftbeugemuskel wird die Lendenwirbelsäule in eine ungünstige Hohlkreuzposition gezogen. In dieser Stellung wird der Muskel gedehnt.

DEHNUNG DES PIRIFORMIS

Sie brauchen: Matte, Kissen, Keilkissen

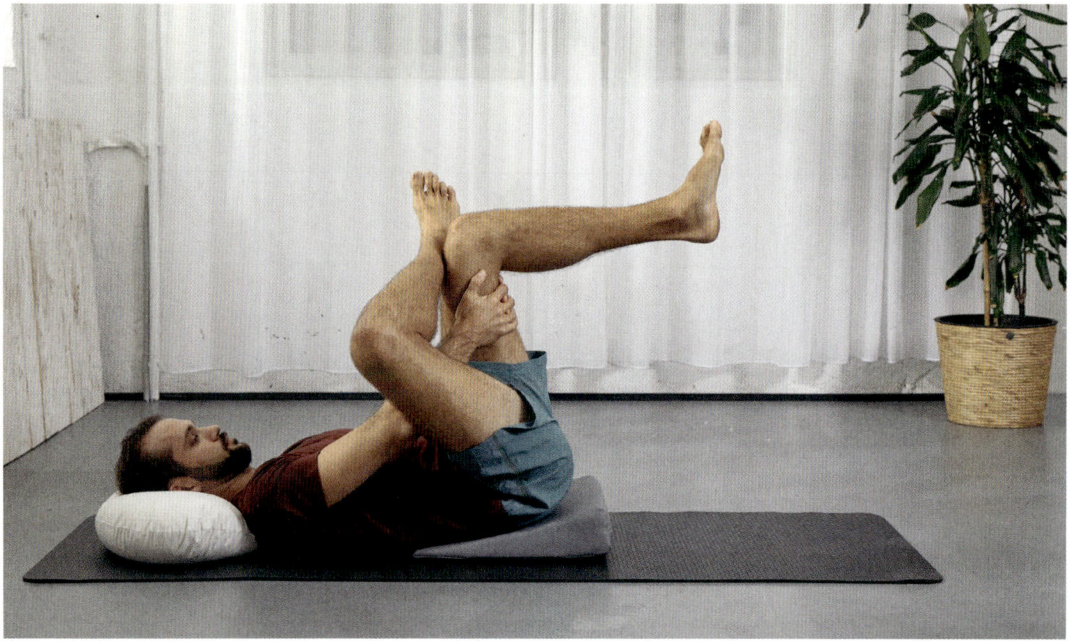

Legen Sie sich auf die Matte, Ihr Kopf ruht auf einem Kissen. Das Keilkissen liegt weit unter Ihrem Becken. Umfassen Sie das linke Bein. Legen Sie das rechte Bein mit dem Außenknöchel oberhalb des Knies auf das linke Bein. Umfassen Sie den linken Oberschenkel oberhalb des Knies mit beiden Händen. Ziehen Sie den Oberschenkel maximal an die Brust. Abschließend drücken Sie mit Ihrem rechten Ellenbogen eine Minute lang gegen die rechte Oberschenkelinnenseite.

Aufgepasst

Der Blick geht zu den Knien.

Warum

Die Dehnung des Piriformismuskels hilft gegen Beckenringstörungen und gegen Schmerzen im Gesäß.

HAMSTRING-DEHNUNG

Sie brauchen: Matte, Kissen, Keilkissen

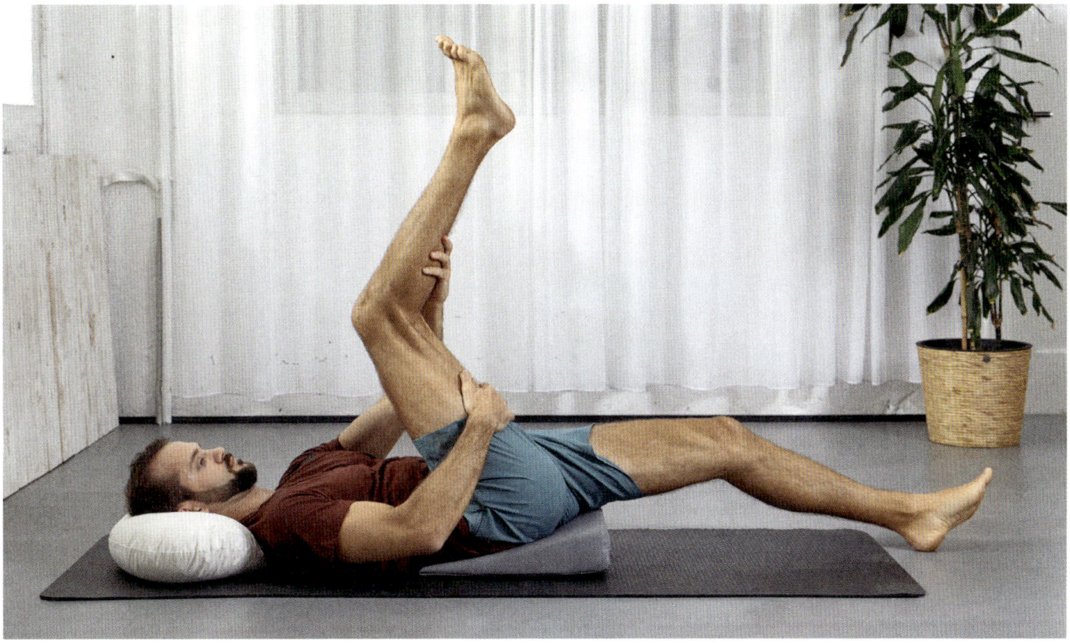

Legen Sie sich auf die Matte, Ihr Kopf ruht auf einem Kissen. Das Keilkissen liegt weit unter Ihrem Becken. Ziehen Sie Ihren rechten Oberschenkel mit Ihren Händen maximal nah an die Brust heran. Umgreifen Sie den Unterschenkel mit der linken Hand und bringen Sie ihn so gut es geht eine Minute lang in Richtung Kniestreckung.

Aufgepasst

Das rechte Bein hält Bodenkontakt.

Warum

Die hintere Oberschenkelmuskulatur, auch Hamstrings (»Schinkenspanner«) genannt, ist der Gegenspieler der Gesäßmuskulatur. Von den Beinmuskeln ist sie diejenige, die am ehesten verkürzt ist. Diese Dehnung bringt sie wieder ins Lot.

STAND AUF DER FLEXMATTE

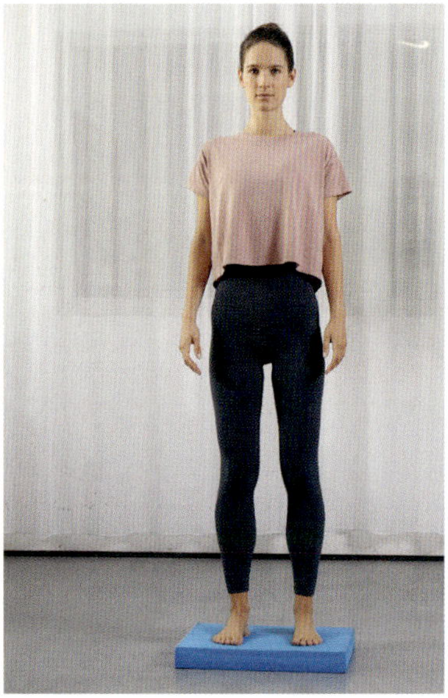

Sie brauchen: Flexmatte

Stellen Sie sich aufrecht auf die Flexmatte. Spüren Sie die Minibewegungen über Ihre Füße bis in den Rücken. Bleiben Sie drei bis fünf Minuten ruhig stehen.

Aufgepasst
Blicken Sie geradeaus, wenn möglich, in einen Korrekturspiegel.

Warum
Auf der Flexmatte zu stehen, trainiert sanft die Bein-, aber insbesondere die autochthone Rückenmuskulatur (das Muskelkorsett).

RUTSCHHALTE

Sie brauchen: Matte

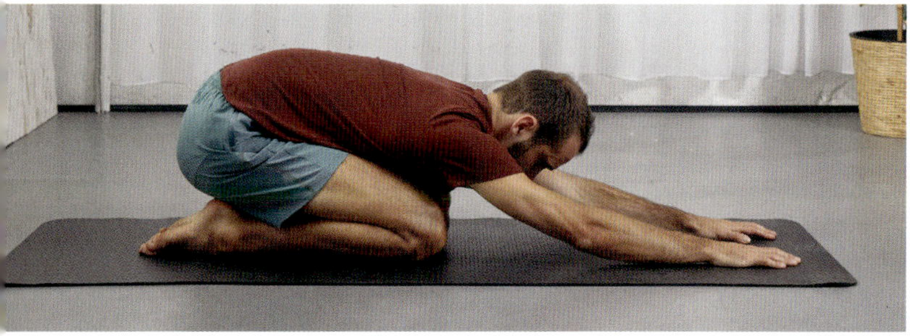

Gehen Sie auf der Matte in den Vierfüßlerstand (siehe Seite 167). Bewegen Sie Ihr Gesäß in Richtung Fersen. Setzen Sie sich auf die Fersen. Bleiben Sie eine Minute lang in dieser Haltung.

Aufgepasst
Beginnen Sie langsam und erarbeiten Sie sich den Fersensitz Tag für Tag ein wenig mehr.

Warum
Aus dem rückenentlastenden Vierfüßlerstand ziehen Sie Ihren Rücken lang und dehnen Ihre große Rückenfaszie.

ADDUKTORENDEHNUNG

Sie brauchen: Matte, Kissen, Keilkissen

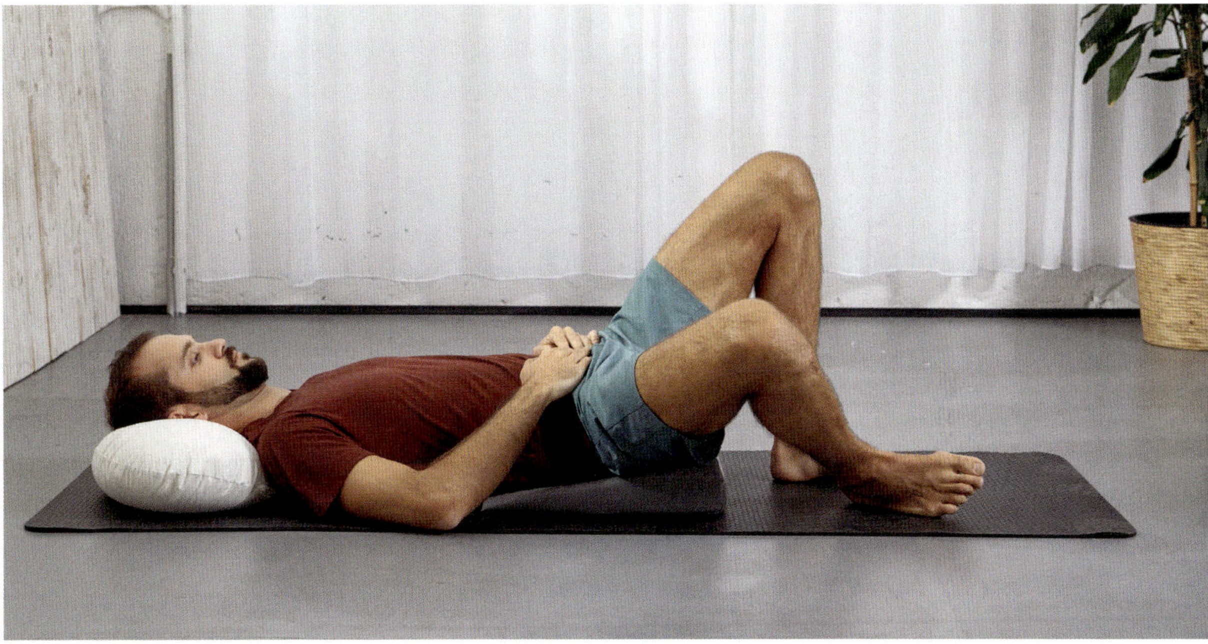

Legen Sie sich auf die Matte, Ihr Kopf ruht auf einem Kissen. Das Keilkissen liegt weit unter Ihrem Becken. Stellen Sie in der Rückenlage beide Beine auf. Lassen Sie Ihr rechtes Bein langsam etwa 45 Grad zur Seite fallen und bleiben Sie eine Minute lang in dieser Dehnung.

Aufgepasst

Überdrehen Sie nicht, das Becken und der Rücken bleiben auf der Matte.

Warum

Verkürzte Adduktoren behindern die Becken- und Hüftbewegung. Sie sollten auf ihre Solllänge hin gedehnt werden.

WADENDEHNUNG

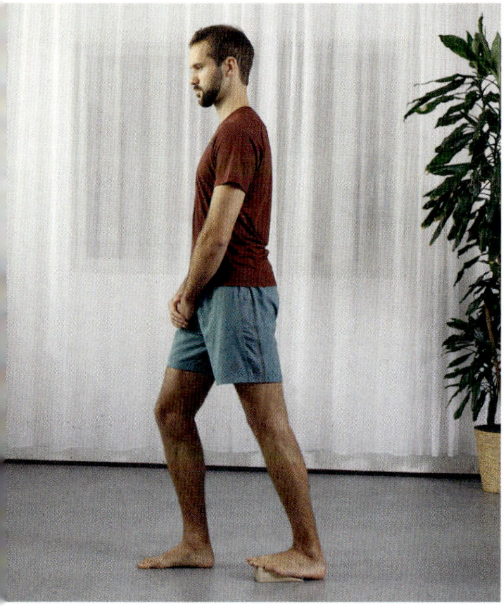

Sie brauchen: Wadendehnkeil

Unterlagern Sie Ihren linken Vorfuß mit einem Wadendehnkeil. Stellen Sie sich in eine Schrittposition. Das rechte Bein steht vorn. Verlagern Sie Ihr Körpergewicht nach vorn und bleiben Sie eine Minute lang in dieser Position.

Aufgepasst

Die linke Ferse bleibt am Boden.

Warum

Die Wadendehnung entlastet den Rücken, die Wadenmuskulatur und die Achillessehne.

HAMSTRING-DEHNUNG IM STAND

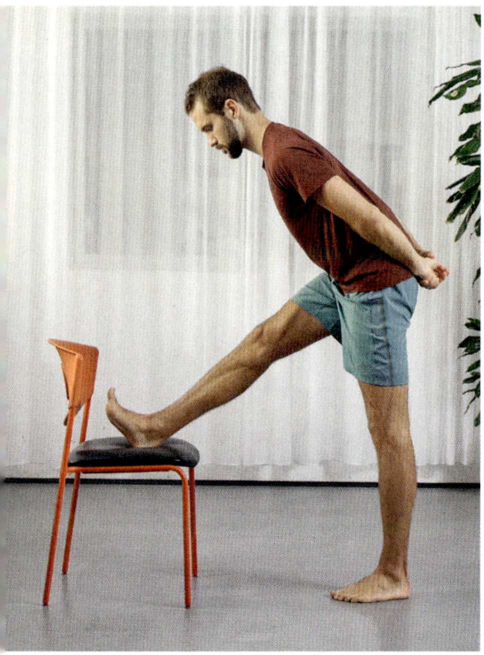

Sie brauchen: Stuhl

Stellen Sie sich frontal vor einen fixierten Stuhl. Legen Sie beide Arme verschränkt auf den Rücken. Setzen Sie Ihren rechten Fuß auf den Stuhl und neigen Sie Ihren Oberkörper sanft und so gut Sie können nach vorn.

Aufgepasst

Halten Sie gut die Armspannung auf dem Rücken. Richten Sie Ihren Blick fußwärts.

Warum

Die hintere Oberschenkelmuskulatur, auch Hamstrings (»Schinkenspanner«) genannt, ist der Gegenspieler der Gesäßmuskulatur. Von den Beinmuskeln ist sie diejenige, die am ehesten verkürzt ist. Diese Dehnung bringt sie wieder ins Lot.

ADDUKTORENDEHNUNG IM STAND

Sie brauchen: Stuhl

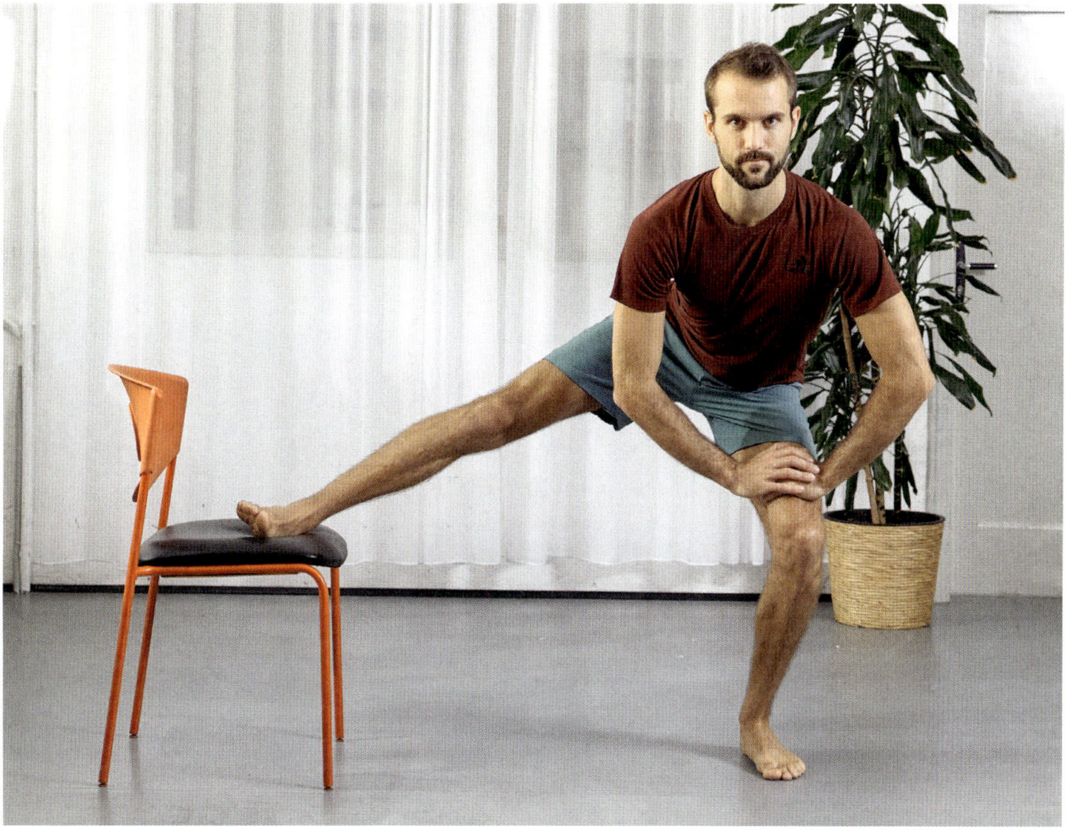

Stellen Sie sich seitlich neben einen fixierten Stuhl. Setzen Sie Ihr rechtes Bein mit der Fußinnenkante entspannt auf den Stuhl. Verlagern Sie Ihr Gewicht auf das linke Bein, beugen Sie es leicht und bleiben Sie eine Minute lang in dieser Dehnung.

Aufgepasst

Wählen Sie anfangs eine Stuhlhöhe, die für Sie angenehm ist.

Warum

Verkürzte Adduktoren behindern die Becken- und Hüftbewegung. Sie sollten auf ihre Solllänge hin gedehnt werden.

ILIOPSOASDEHNUNG IM ÜBERHANG

Sie brauchen: Tisch

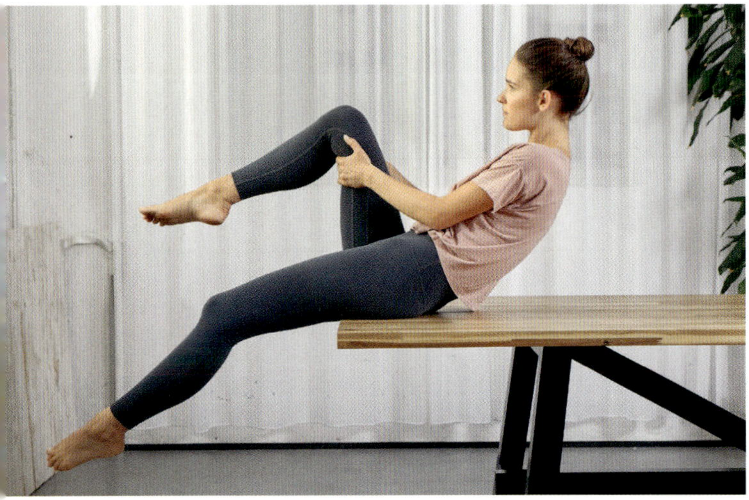

1 Stellen Sie sich rückwärts an eine Tischkante. Umgreifen Sie Ihr rechtes Bein und legen Sie sich langsam auf den Rücken. Ihr linkes Bein hängt herunter.

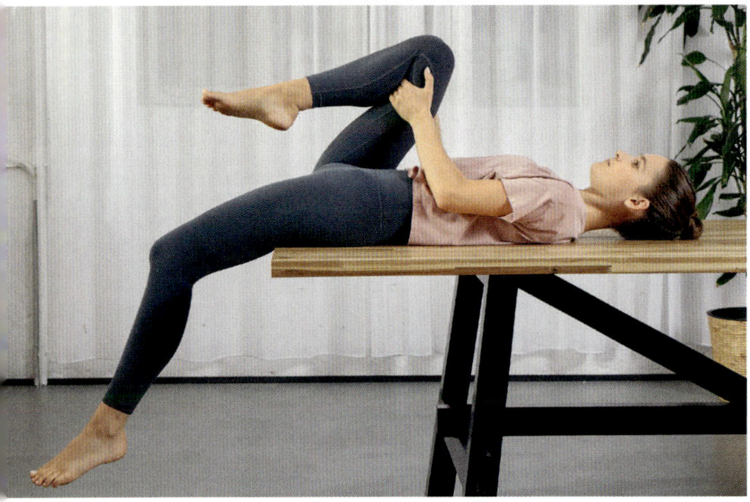

2 Lassen Sie Ihr Bein eine Minute lag herabhängen und spüren Sie die Dehnung im Hüftbereich. Anschließend ziehen Sie Ihr rechtes Bein wieder an und richten sich zum Sitzen auf.

Aufgepasst

Halten Sie Ihr rechtes Bein während der ganzen Dehnung gut fest, damit die Spannung erhalten bleibt. Der Hinterkopf kann mit einem Kissen unterlagert werden.

Warum

Bei verkürztem Hüftbeugemuskel wird die Lendenwirbelsäule in eine ungünstige Hohlkreuzposition gezogen. In dieser Stellung wird der Muskel gedehnt.

HACKEBEILCHEN AUF DER FLEXMATTE

Sie brauchen: Flexmatte

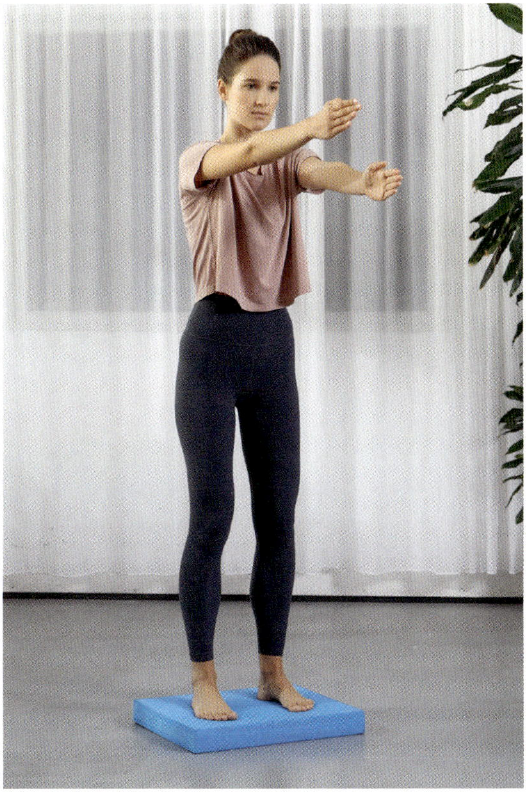

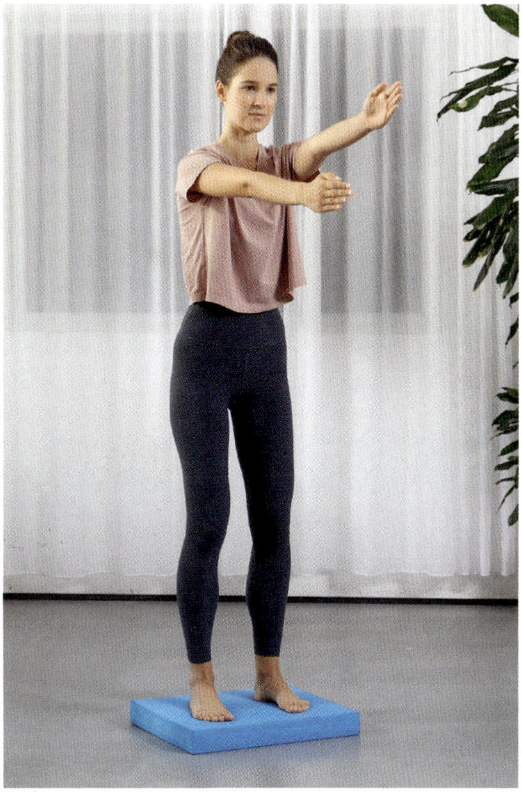

1 Stellen Sie sich auf die Flexmatte. Ihre Knie sind ganz leicht gebeugt. Strecken Sie Ihre Arme nach vorn aus. Hacken Sie mit den Handkanten kraftvoll in die Luft.

2 Wechseln Sie die Positionen Ihrer Arme sehr schnell. Wiederhohlen Sie die Hackbewegungen eine Minute lang.

Aufgepasst

Ihr Blick geht zu den Händen. Behalten Sie die Beinposition konstant bei.

Warum

Mit dieser Übung kräftigen Sie gezielt Ihre tiefen (autochthonen) Rückenmuskeln.

GESÄSS KRÄFTIGEN

Sie brauchen: Matte, Kissen, Keilkissen

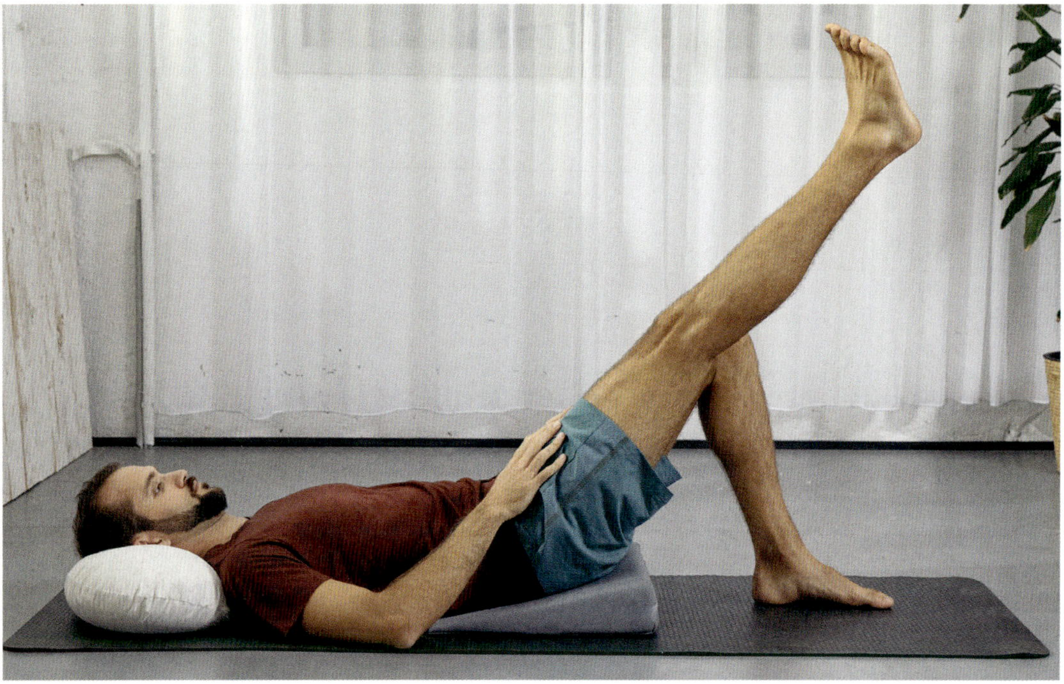

Legen Sie sich auf die Matte, Ihr Kopf ruht auf einem Kissen. Das Keilkissen liegt unter Ihrem Becken. Stellen Sie Ihre Beine auf. Strecken Sie das rechte Bein aus. Heben Sie, so oft Sie es können, das Gesäß vom Boden ab. Zählen Sie Ihre maximalen Wiederholungen. Wählen Sie zwei Drittel Ihrer maximalen Wiederholungen und üben Sie in drei Serien. Beispiel: Wenn Sie maximal 15 Wiederholungen schaffen, führen Sie dreimal zehn Wiederholungen mit 20 Sekunden Pause durch.

Aufgepasst

Die Oberschenkel bleiben immer auf einer Linie. Üben Sie immer erst mit der einen und dann mit der anderen Seite.

Warum

Kräftige Gesäßmuskeln stabilisieren Ihr Becken und den Rücken.

BAUCHMUSKELTRAINING

Sie brauchen: Matte, Kissen, Keilkissen

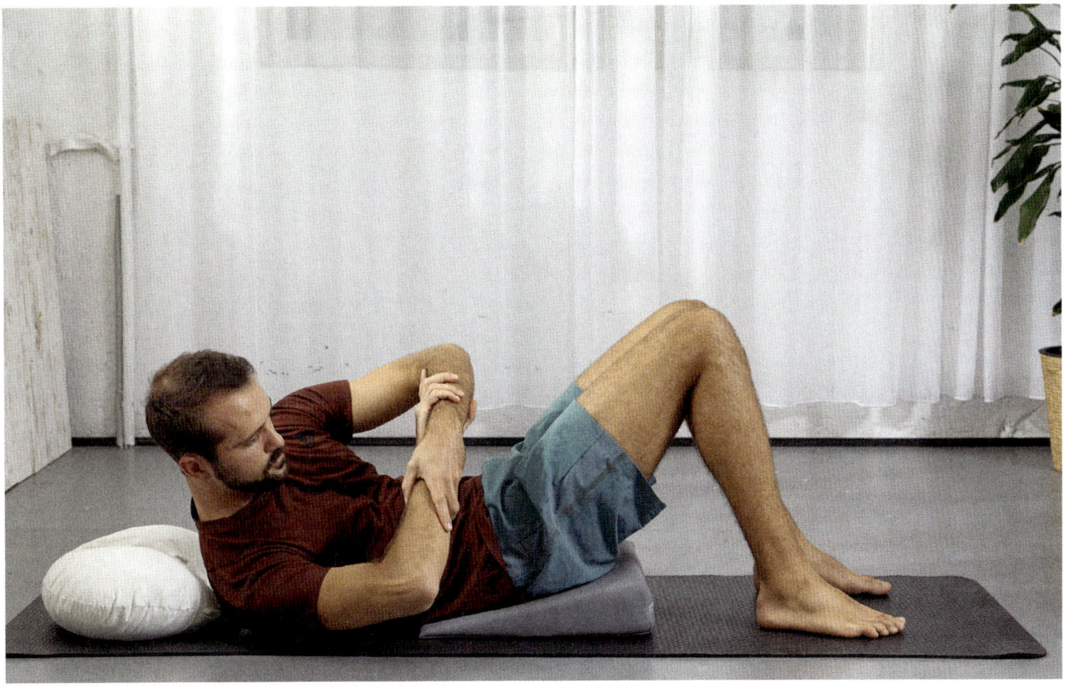

Legen Sie sich auf die Matte, Ihr Kopf ruht auf einem Kissen. Das Keilkissen liegt unter Ihrem Becken. Umgreifen Sie mit Ihren Händen den jeweils gegenüberliegenden Unterarm und ziehen Sie Ihre Arme kräftig auseinander. Heben Sie den Oberkörper mit 45 Grad Seitneigung nach rechts leicht an und folgen Sie mit Ihrem Blick dieser Bewegung. Sie schauen neben Ihr rechtes Knie. Zählen Sie Ihre maximalen Wiederholungen. Wählen Sie zwei Drittel Ihrer maximalen Wiederholungen und üben Sie in drei Serien. Beispiel: Wenn Sie maximal 15 Wiederholungen schaffen, führen Sie dreimal zehn Wiederholungen mit 20 Sekunden Pause durch.

Aufgepasst

Verlieren Sie nicht Ihre Armspannung und üben Sie immer erst mit der einen, dann mit der anderen Seite.

Warum

Kräftige schräge Bauchmuskeln stabilisieren Ihre Haltung und sorgen für Entlastung bei Rückenbeschwerden.

RUND UM DIE WIRBELSÄULE

Sie brauchen: Flexmatte

1 Stellen Sie sich im aufrechten Stand auf die Flexmatte. Ihre Arme hängen seitlich neben dem Körper. Beugen Sie sich mit leicht gebeugten Knien vornüber, bis Sie mit den Fingerspitzen Bodenkontakt haben.

2 Richten Sie sich auf und heben Sie Ihre Arme seitlich ausgestreckt an.

3 Heben Sie die Hände weiter über den Kopf, bis sie sich berühren. Verketten Sie die Daumen ineinander.

4 Gehen Sie mit dieser Handstellung in die Seitneige nach rechts.

5 Kommen Sie zur Mitte zurück und strecken Sie sich kurz zur Decke.

6 Gehen Sie mit der gleichen Handhaltung in die Linksseitneige.

7 Führen Sie Ihre Hände vor das Gesicht, als ob Sie in einen Spiegel schauten.

8 Beugen Sie sich vor, bis die Handrücken am Boden sind.

9 Lassen Sie den linken Handrücken am Boden. Drehen Sie Ihren Körper nach rechts auf und schauen Sie der rechten Handfläche nach.

10 Kommen Sie zur Mitte zurück und drehen Sie sich wie zuvor zur anderen Seite auf.

11 Kommen Sie wieder zur Mitte. Beugen Sie Ihre Beine leicht, neigen Sie Ihren Oberkörper vor, strecken Sie die Arme nach hinten und drehen Sie Ihre Handflächen zur Zimmerdecke. Sie stehen wie ein Skispringer.

12 Gehen Sie in die tiefe Hocke und bringen Sie die Arme dabei wieder nach vorn.

13 Richten Sie sich auf und strecken Sie sich mit geraden Armen zur Decke. Wiederholen Sie diesen Zyklus dreimal.

Aufgepasst

Beginnen Sie anfangs mit leichten Bewegungsausschlägen und spüren Sie gut die flexible Unterlage unter Ihren Füßen.

Warum

Mit dieser sehr komplexen Übung verbessern Sie die Beweglichkeit Ihrer Wirbelsäule. Sie trainiert die Kraftausdauer im gesamten Körper, speziell im Arm- und Beinbereich, und verbessert die Beinachsenstellung. Die Körperaufrichtung in die Streckung lindert Rückenschmerzen.

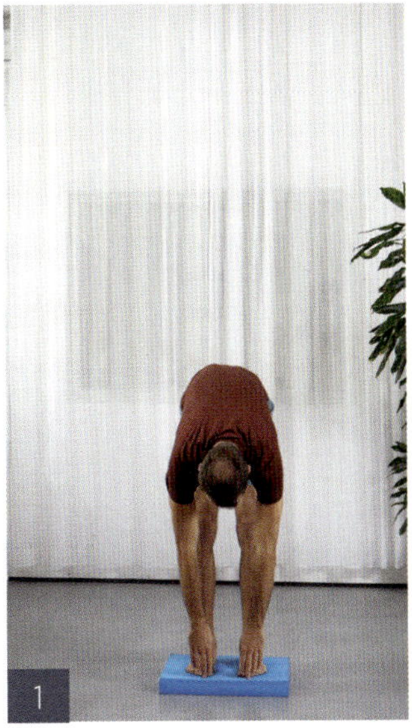
1

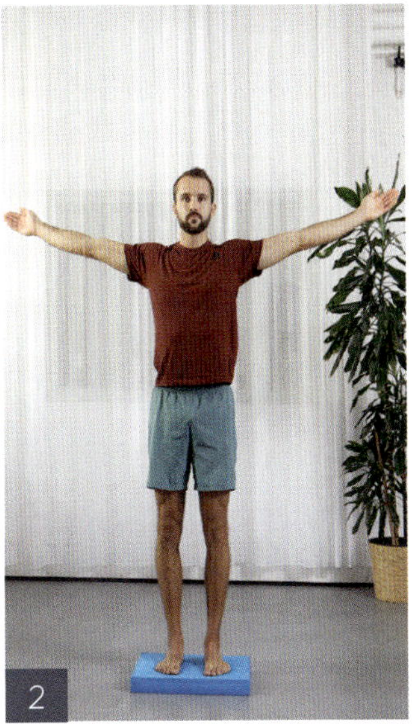
2

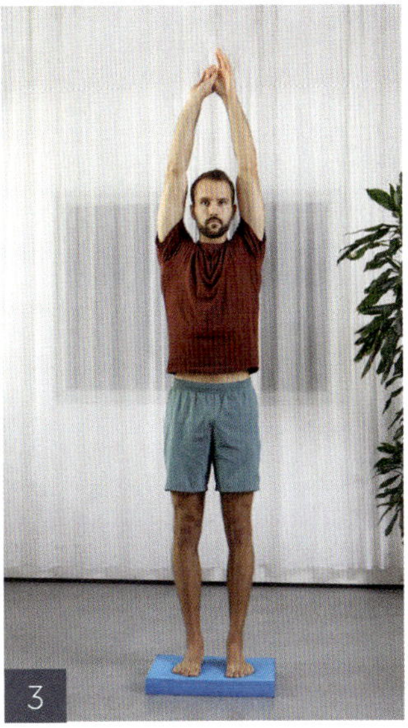
3

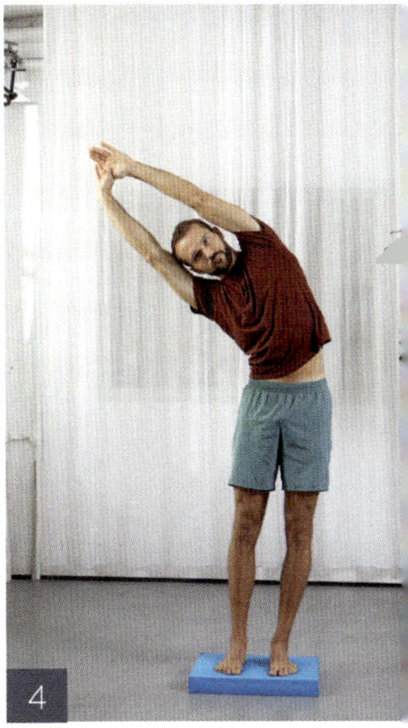
4

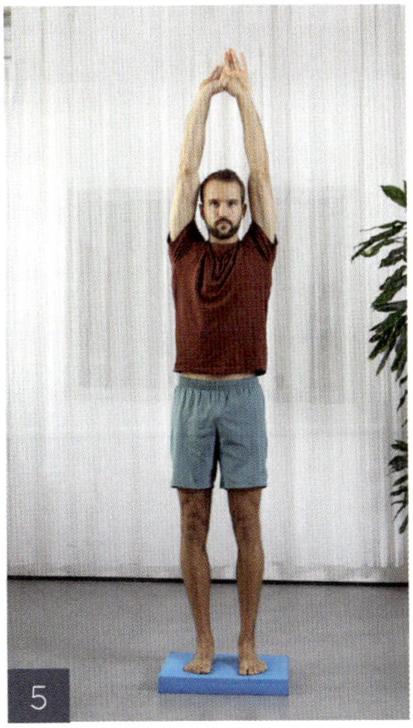
5

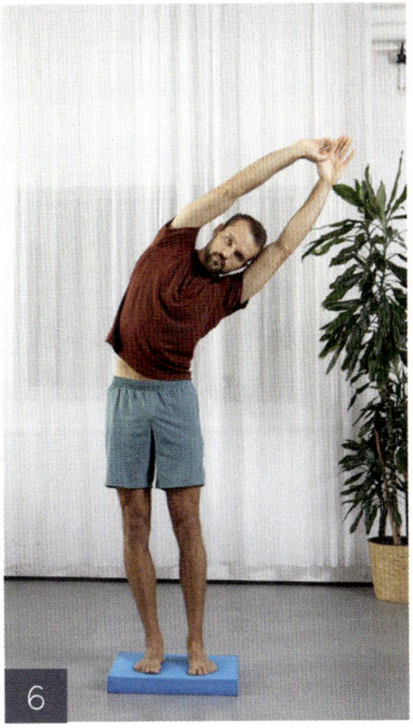
6

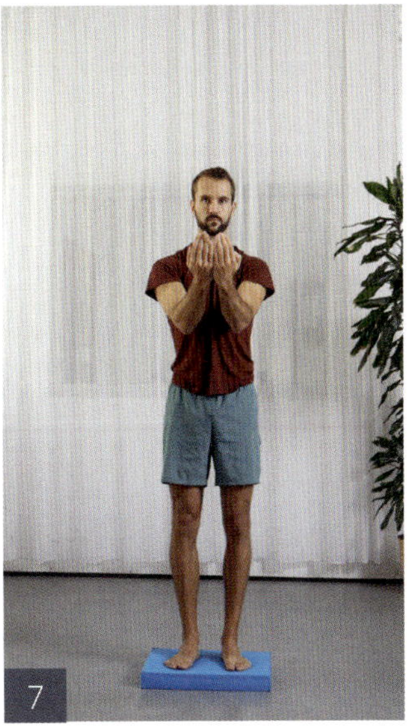
7

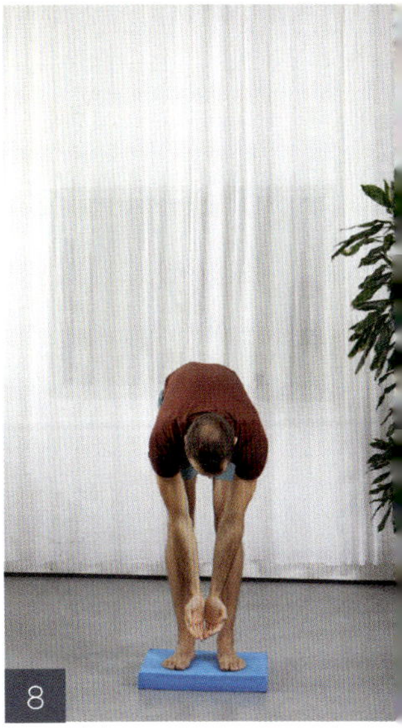
8

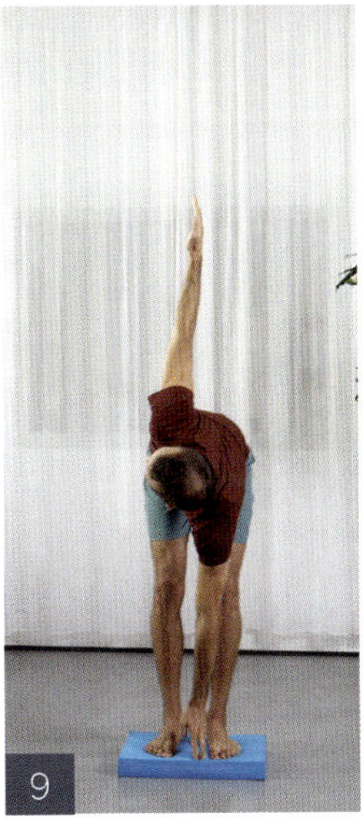
9

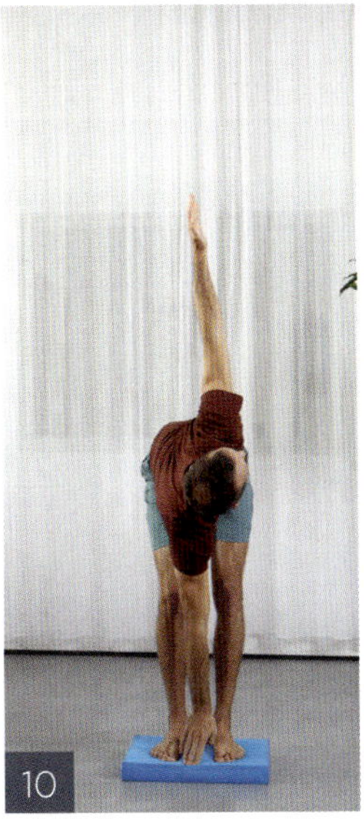
10

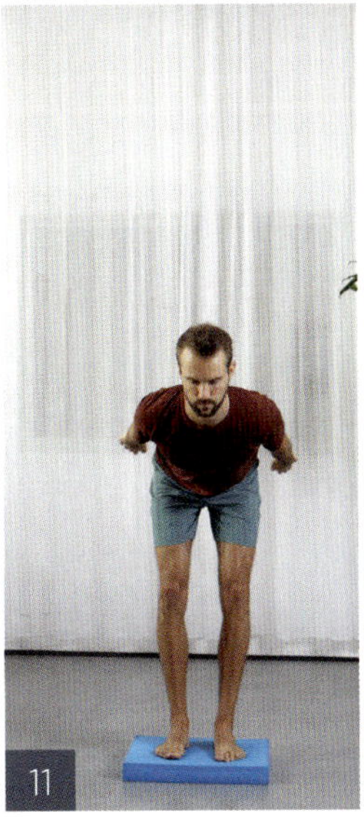
11

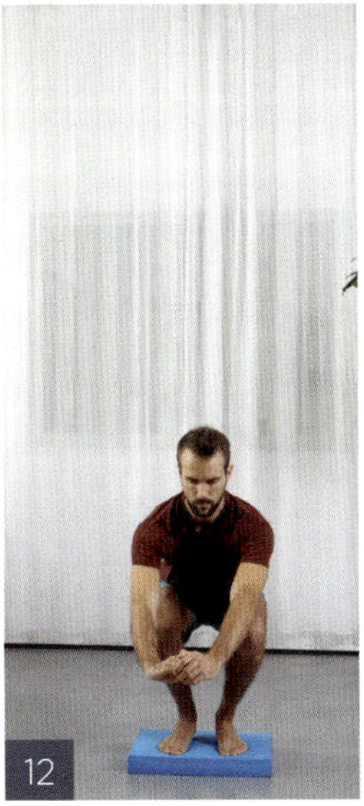
12

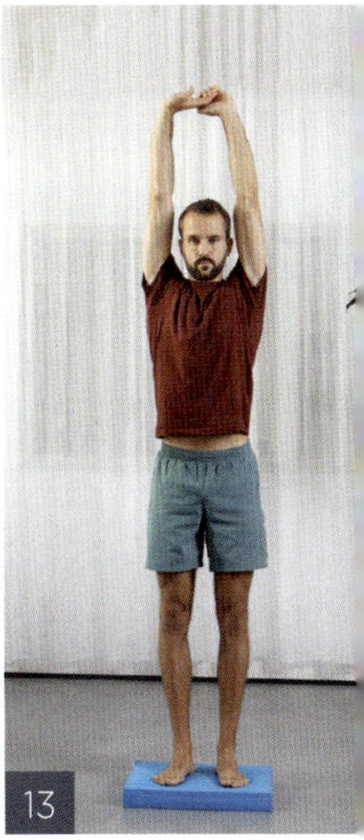
13

DREHDEHNLAGERUNG

Sie brauchen: Matte, Kissen

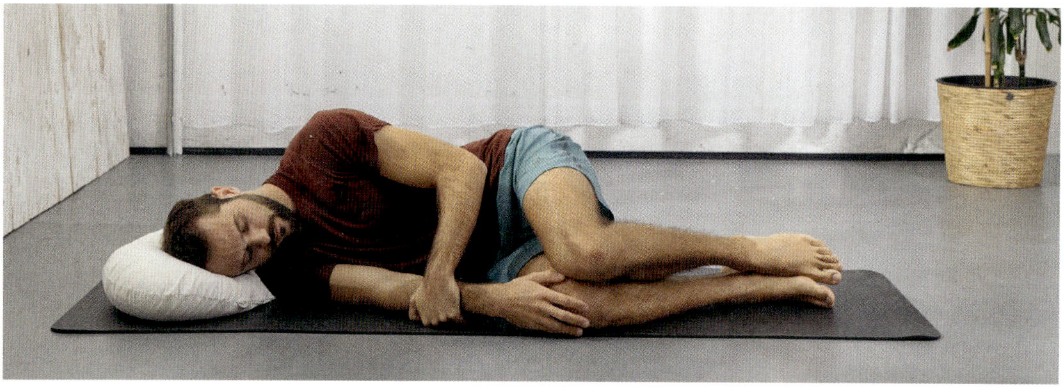

1 Legen Sie sich auf die Matte, Ihr Kopf ruht auf einem Kissen. Drehen Sie sich wie ein Embryo auf eine Seite.

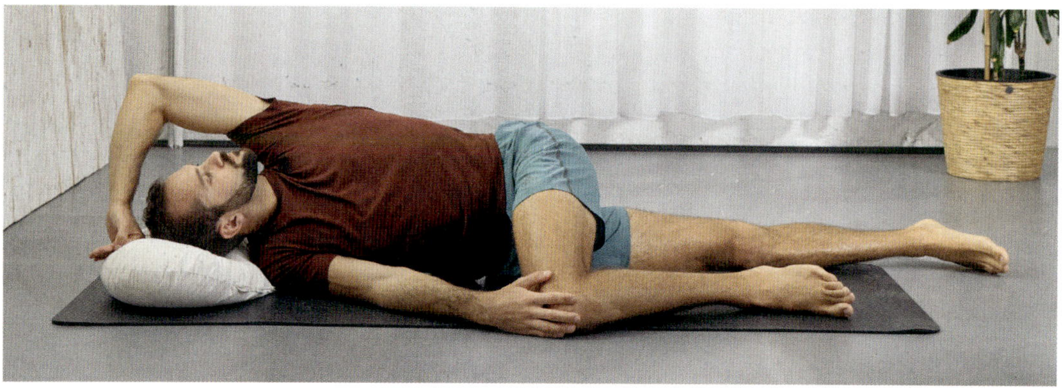

2 Strecken Sie das untere Bein. Das obere Bein liegt mit dem Innenknie auf dem Boden. Ziehen Sie Ihren im Ellenbogen gebeugten Arm mit dem Handrücken über den Kopf weit nach hinten oben. Verharren Sie drei bis fünf Minuten in dieser Position. Anschließend kehren Sie in die Ausgangsstellung zurück.

Aufgepasst

Drehen Sie sich zunächst ganz sanft und vermeiden Sie Überspannungen.

Warum

Mit dieser Übung ziehen Sie Ihren Rücken spiraldiagonal auseinander. Das macht Sie beweglich und lindert Schmerzen.

DIAGONALTRAINING

Sie brauchen: Flexmatte, Loopband

1 Stellen Sie sich mit Ihren Füßen auf das Loopband, das auf der Flexmatte liegt. Greifen Sie in die Schlaufen des gekreuzten Loopbandes. Mit gestreckten Händen halten Sie Ihre Arme geöffnet vor dem Körper. Stellen Sie sich aufrecht und mit lockeren, nach außen rotierten Knien auf die Flexmatte.

2 Ziehen Sie kräftig Ihre Arme nach hinten oben hoch; Ihre Arme sind schulterbreit geöffnet. Kommen Sie in die Ausgangsposition zurück und wiederholen Sie diese Übung 15-mal.

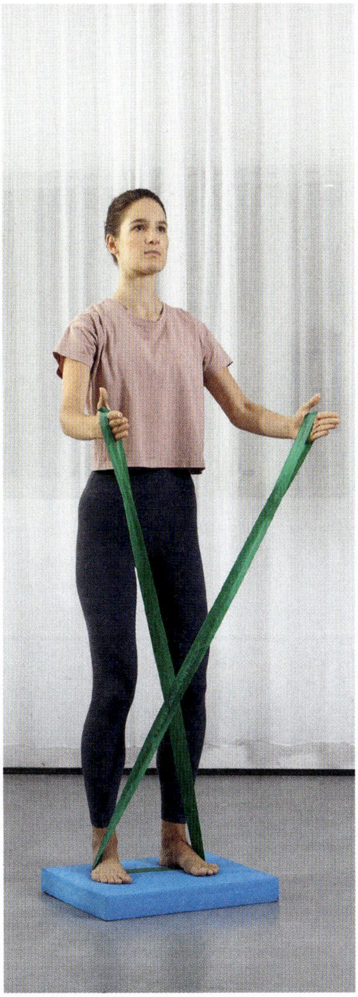

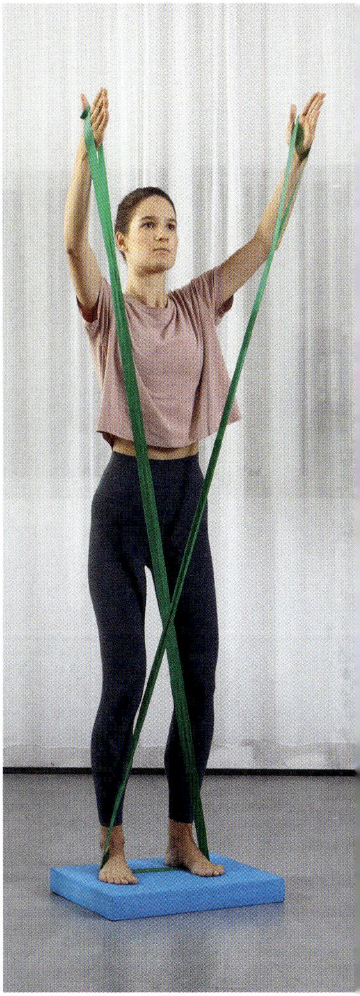

Aufgepasst

Bleiben Sie während des Übens locker in den Knien stehen, insbesondere beim Hochziehen der Arme.

Warum

Diese komplexe Übung trainiert die Kraftausdauer im gesamten Körper und im Beinbereich. Die Beinachsenstellung wird verbessert. Das beugt Beinbeschwerden vor. Die Körperaufrichtung in die Streckung lindert Rückenschmerzen.

UWV

Sie brauchen: Matte

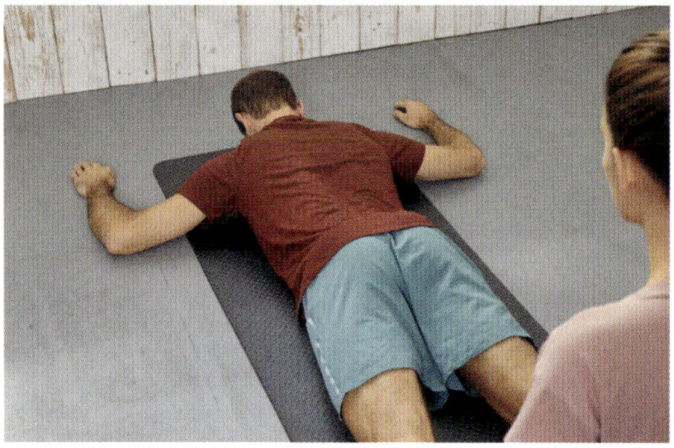

1 Legen Sie sich in Bauchlage auf die Matte, der Blick geht Richtung Boden. Drücken Sie Ihre Unterschenkel gegen die hüftbreit geöffneten Beine eines Trainingspartners oder gegen die Beine eines Stuhls, um das Becken und die Beine zu fixieren. Beugen Sie die Arme im Ellenbogen seitlich neben dem Körper, sodass sie ein U formen.

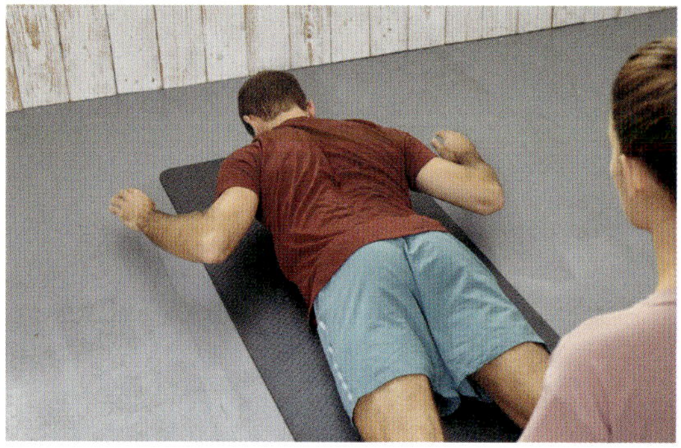

2 Bringen Sie die Arme rasch in eine W-Halte, indem Sie die Ellenbogen zur Taille ziehen.

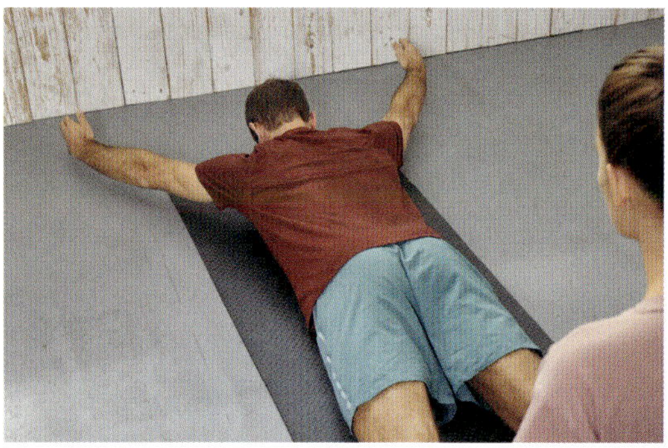

3 Strecken Sie die Arme rasch lang nach vorn aus in die V-Halte. Wiederholen Sie die UWV-Übung fünfmal. Dann machen Sie 20 Sekunden Pause und üben das Ganze noch zweimal.

Aufgepasst

Halten Sie die Beinspannung während des Übens bei.

Warum

Diese Übung trainiert spezifisch das Muskelkorsett und verbessert die Haltefunktion des Rückens.

BRUSTSCHWIMMEN

Sie brauchen: Matte

Legen Sie sich in Bauchlage auf die Matte, der Blick geht Richtung Boden. Drücken Sie Ihre Unterschenkel gegen die Beine eines Trainingspartners oder gegen die Beine eines Stuhls, um das Becken und die Beine zu fixieren. Führen Sie in ruhigen, gleichmäßigen Zügen mit Ihren Armen die Brustschwimmbewegung aus.

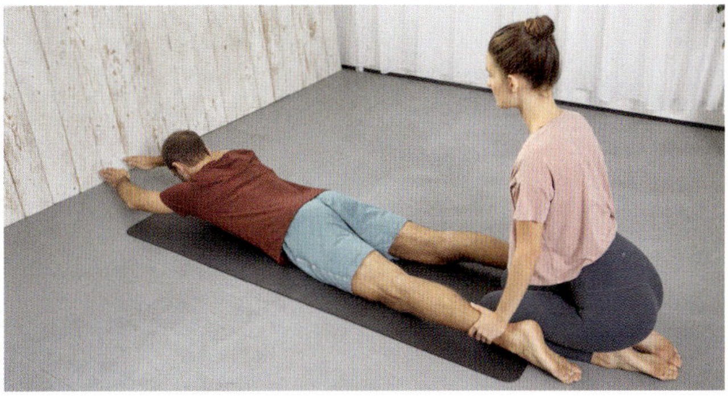

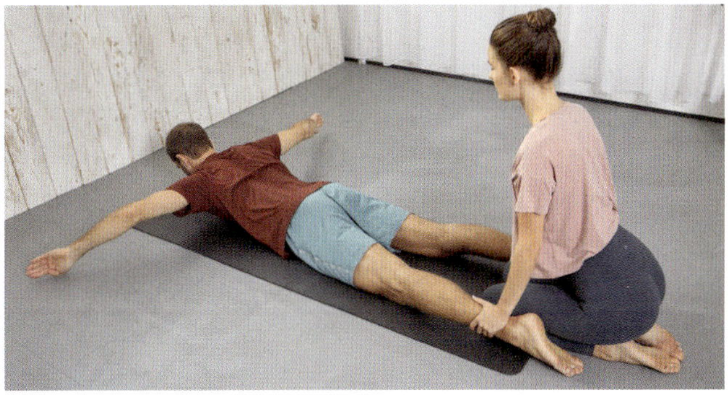

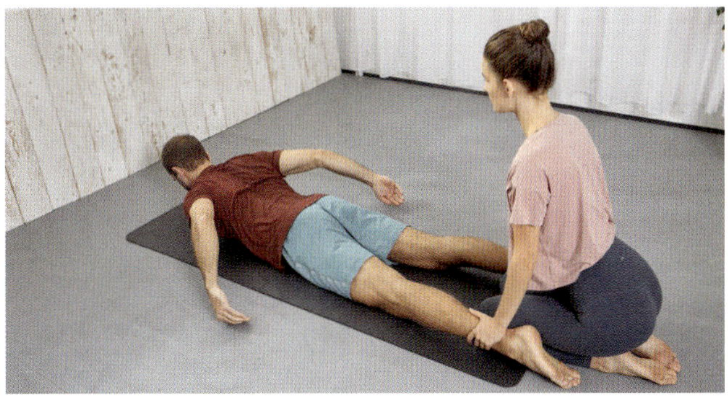

Aufgepasst

Halten Sie die Beinspannung während des Übens bei.

Warum

Diese Übung trainiert spezifisch das Muskelkorsett und verbessert die Haltefunktion des Rückens.

ARMSCHUB

Sie brauchen: Matte

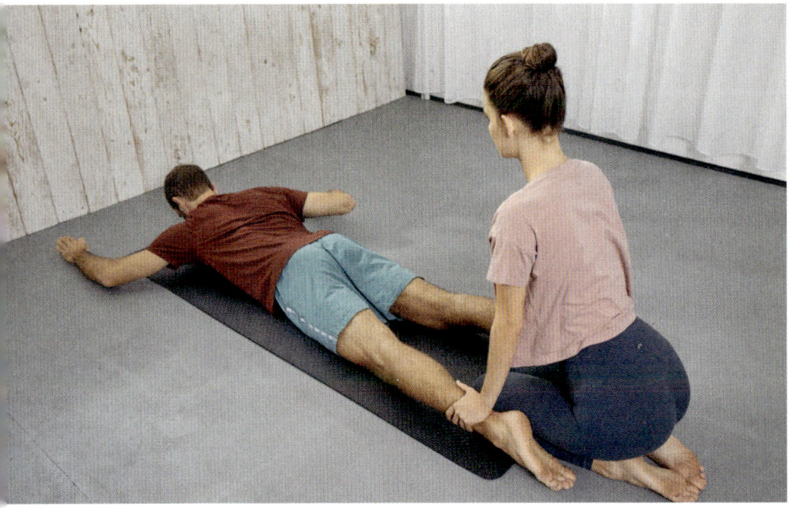

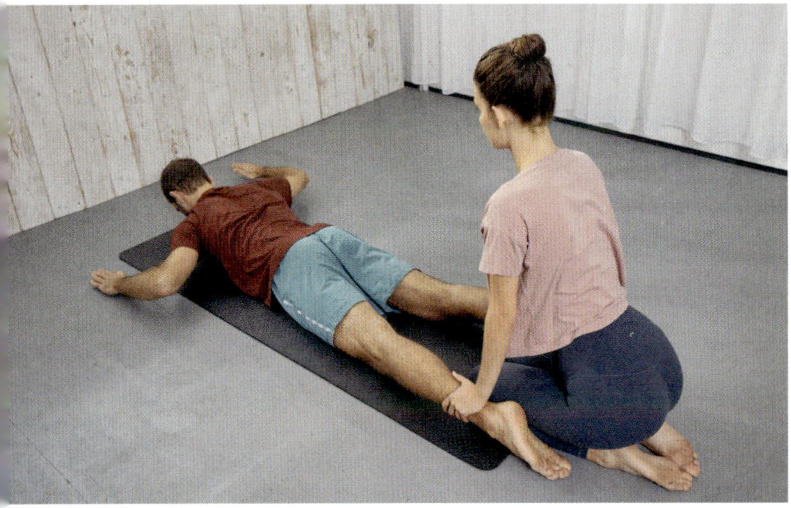

Legen Sie sich in Bauchlage auf die Matte, der Blick geht Richtung Boden. Drücken Sie Ihre Unterschenkel gegen die hüftbreit geöffneten Beine eines Trainingspartners oder gegen die Beine eines Stuhls, um das Becken und die Beine zu fixieren. Wischen Sie abwechselnd mit Ihren Unterarmen nach vorn und in die Horizontale über den Boden. Wechseln Sie die Position der Unterarme 20-mal.

Aufgepasst

Halten Sie die Beinspannung während des Übens bei. Richten Sie Ihren Blick zum Boden.

Warum

Diese Übung trainiert spezifisch das Muskelkorsett und verbessert die Haltefunktion des Rückens.

KRAULSCHLAG

Sie brauchen: Matte

Legen Sie sich in Bauchlage auf die Matte, der Blick geht Richtung Boden. Halten Sie sich mit Ihren Händen an den hüftbreit geöffneten Beinen Ihres vor Ihnen stehenden Trainingspartners oder eines Stuhls gut fest. Heben Sie Ihre Beine nur leicht ab und führen Sie sie im Kraulschlag 20-mal gegengleich auf und ab. Nach einer Pause von 15 Sekunden üben Sie noch zweimal den oben beschriebenen Kraulschlag.

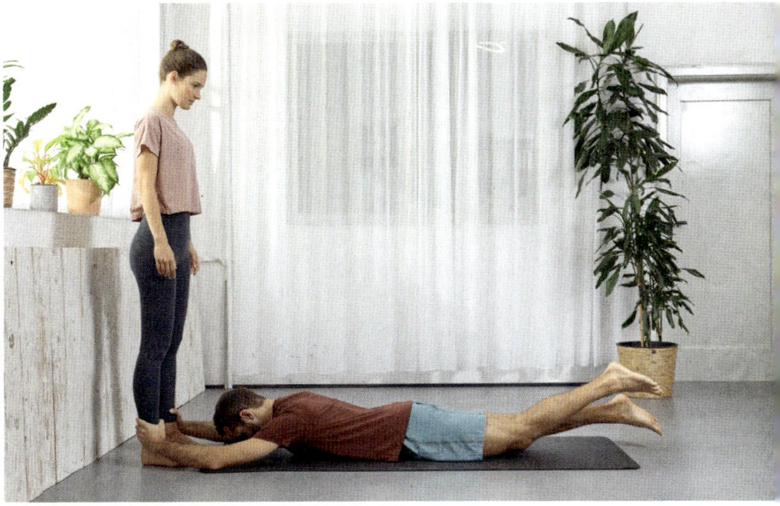

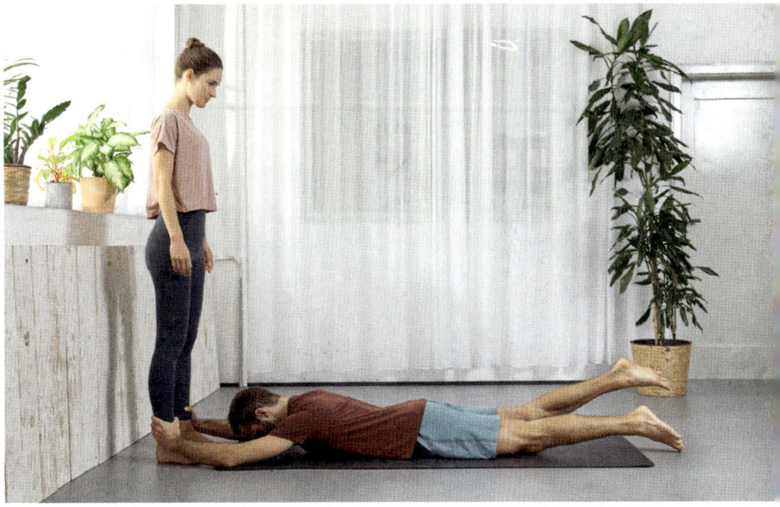

Aufgepasst

Halten Sie die Beinspannung während des Übens bei. Richten Sie Ihren Blick zum Boden.

Warum

Diese Übung trainiert spezifisch das Muskelkorsett und verbessert die Haltefunktion des Rückens.

SCHERSCHLAG

Sie brauchen: Matte

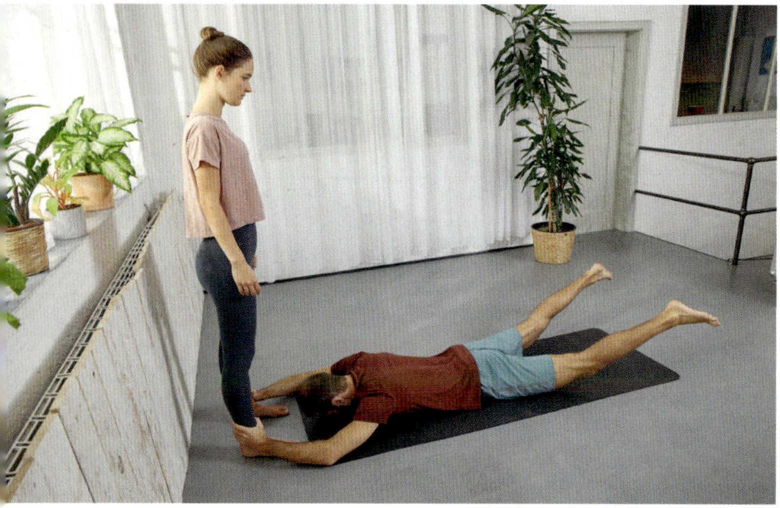

1 Legen Sie sich in Bauchlage auf die Matte, der Blick geht Richtung Boden. Halten Sie sich mit Ihren Händen an den Beinen Ihres vor Ihnen stehenden Trainingspartners oder eines Stuhls gut fest. Heben Sie Ihre Beine leicht ab und führen Sie sie im Scherschlag 20-mal seitlich auseinander …

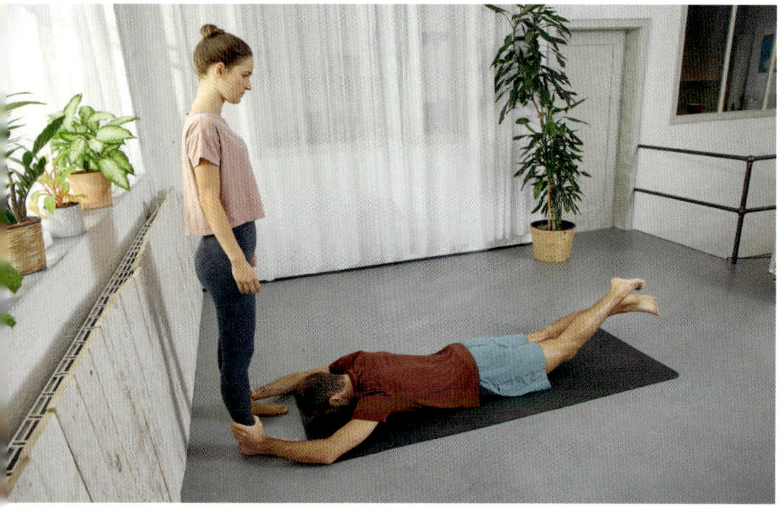

2 … und überkreuz. Nach einer Pause von 15 Sekunden üben Sie noch zweimal den Scherschlag.

Aufgepasst

Halten Sie die Beinspannung während des Übens bei. Richten Sie Ihren Blick zum Boden.

Warum

Diese Übung trainiert spezifisch das Muskelkorsett und verbessert die Haltefunktion des Rückens.

PLANK

Sie brauchen: Matte

Sie beginnen im Vierfüßlerstand auf der Matte (siehe Seite 167). Stützen Sie Ihre Unterarme parallel zum Körper auf, die Ellenbogen befinden sich unter den Schultern. Strecken Sie Ihre Beine aus, stemmen Sie Ihre Vorfüße in die Unterlage und drücken Sie sich hoch. Ihr Körper bildet eine möglichst gerade Linie, der Blick ist zum Boden gerichtet. Halten Sie diese Position fünfmal zehn Sekunden lang.

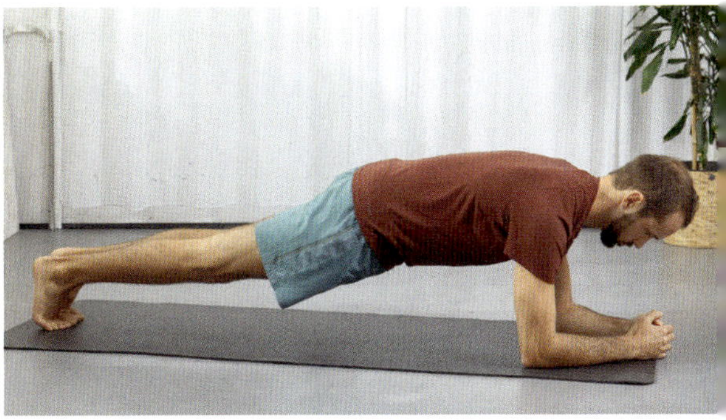

Aufgepasst

Ihr Körper und Ihr Kopf bilden eine gerade Linie.

Warum

Diese Übung trainiert die Stabilität Ihrer vorderen und hinteren Rumpfmuskulatur.

DACH

Sie brauchen: kein Equipment

Sie beginnen im Vierfüßlerstand (siehe Seite 167). Klappen Sie Ihre Füße um und stemmen Sie Ihre Vorfüße in den Boden. Ihr Gesäß stellt sich zur Decke hoch. Die Arme sind gestreckt und die Knie gebeugt. Strecken Sie Ihre Knie durch. Ihr Körper steht jetzt wie ein Dach.

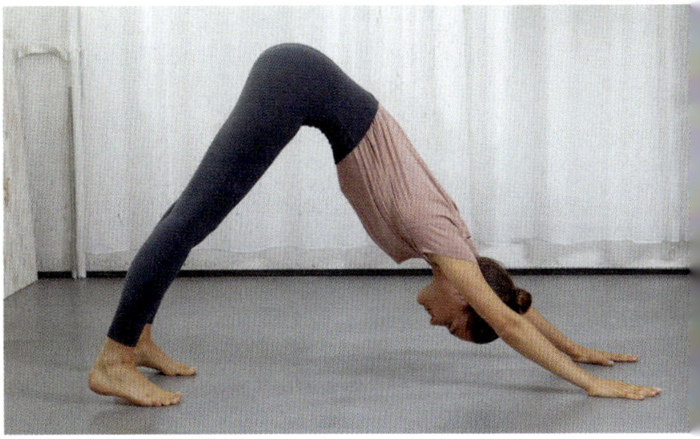

Aufgepasst

Ihr Blick geht zwischen Ihre Knie.

Warum

Diese Übung dehnt Ihren Rücken auf und entspannt die lange Rückenfaszie.

DIPS

Sie brauchen: Stuhl

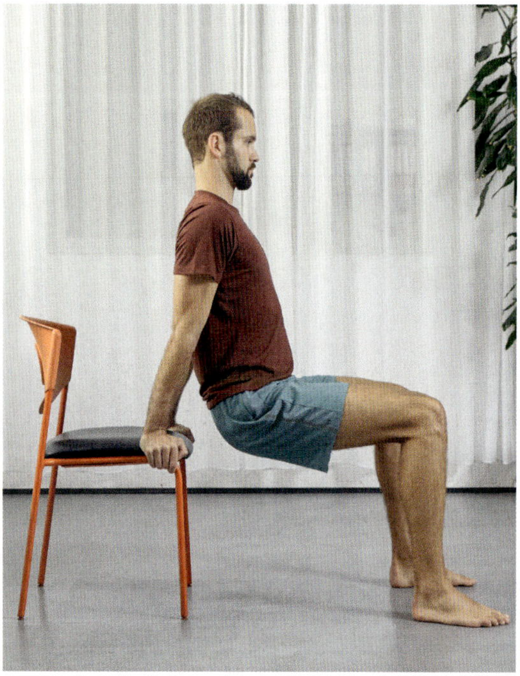

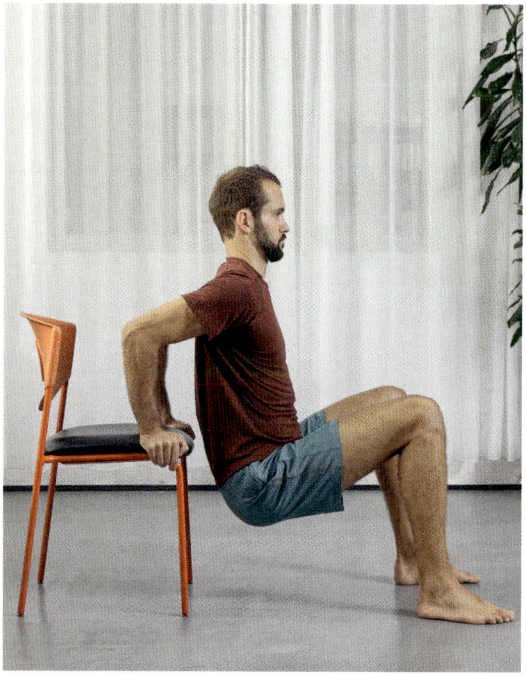

1 Setzen Sie sich rückwärts vor einen gut fixierten Stuhl. Stützen Sie sich mit gestreckten Ellenbogen auf die Sitzfläche des Hockers auf.

2 Beugen Sie Ihre Ellenbogen und senken Sie Ihren Körper leicht nach unten ab. Wiederholen Sie Beugung und Streckung der Arme fünfmal.

Aufgepasst

Halten Sie den Blick geradeaus gerichtet.

Warum

Mit dieser Übung stabilisieren Sie Ihre Rücken- und Armmuskulatur.

LIEGESTÜTZ ANDERSHERUM

Sie brauchen: Matte

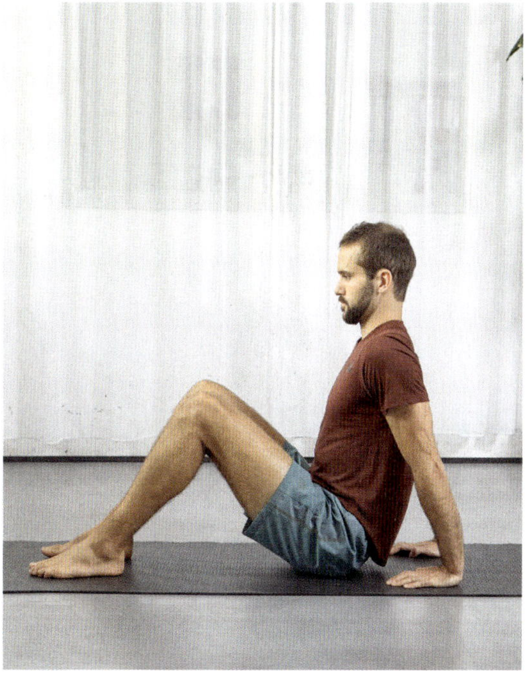

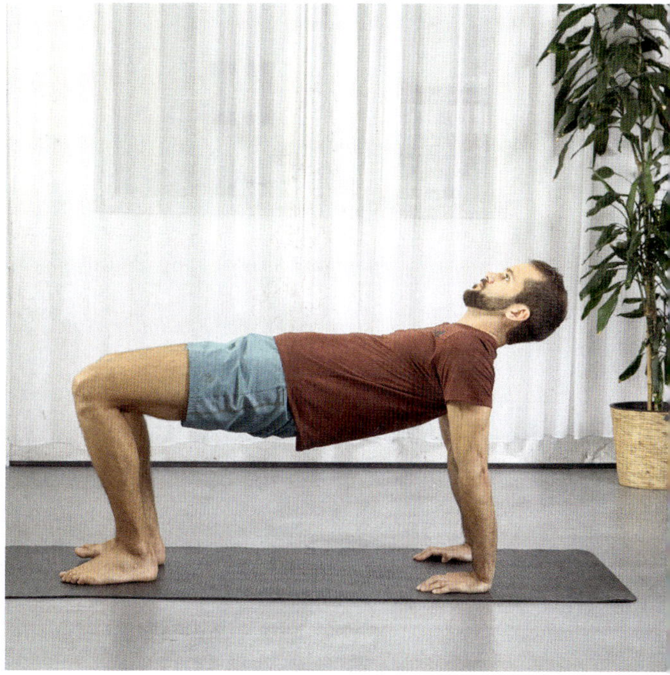

1 Setzen Sie sich auf die Matte, ziehen Sie die Knie an und stellen Sie Ihre Fußsohlen flächig auf. Stützen Sie sich mit Ihren Händen hinter dem Gesäß ab; die Finger weisen zum Körper.

2 Drücken Sie sich mit Ihren Armen vom Boden ab, bis die Ellenbogen durchgedrückt sind. Der Bauchnabel zeigt bestmöglich zur Decke. Bleiben Sie eine Minute lang in der Haltung, machen Sie eine Pause von 30 Sekunden und wiederholen Sie die Übung noch zweimal.

Aufgepasst

Ihr Blick geht zur Decke.

Warum

Diese Übung trainiert komplex die Kraftausdauer Ihrer Rumpfmuskulatur.

JUMPING

Sie brauchen: Flexmatte

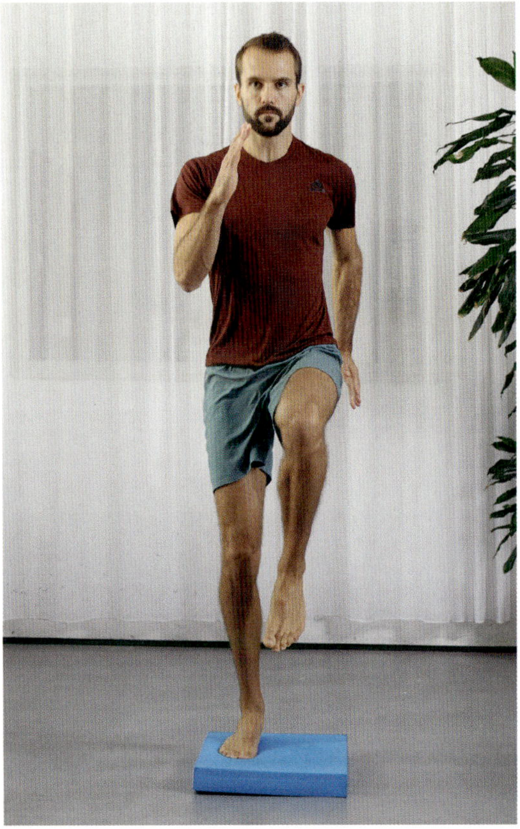

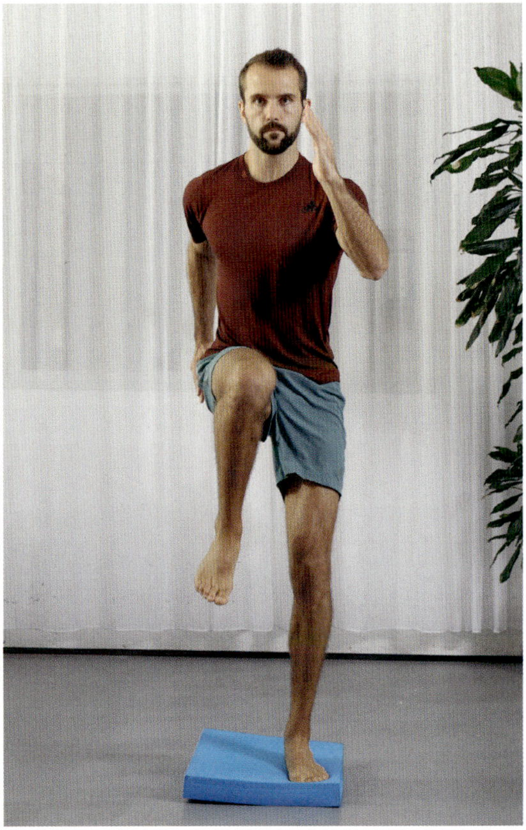

1 Stellen Sie sich auf die Flexmatte und beginnen Sie den Hopserlauf. Ihre Arme schwingen diagonal zu den Beinen mit.

2 Springen Sie abwechselnd 30-mal mit diagonalem Armschwung.

Aufgepasst

Ihr Blick geht nach vorn.

Warum

Diese Übung trainiert komplex und dreidimensional Ihre Rumpfmuskulatur und steigert Ihre Bewegungsfreude.

JUST FOR FUN

Mit diesen Übungen können Sie zu Ihren gewohnten, lustvollen Bewegungsabläufen zurückkehren. Machen Sie wieder Ihre Lieblingsbewegungen, die Sie kennen. Hier finden Sie einige Anregungen. Ein bisschen Spaß darf sein!

HULA-HOOP

Sie brauchen: Hula-Hoop-Reifen

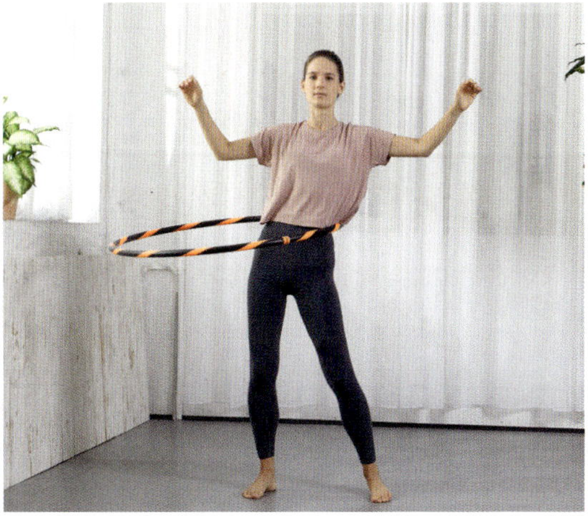

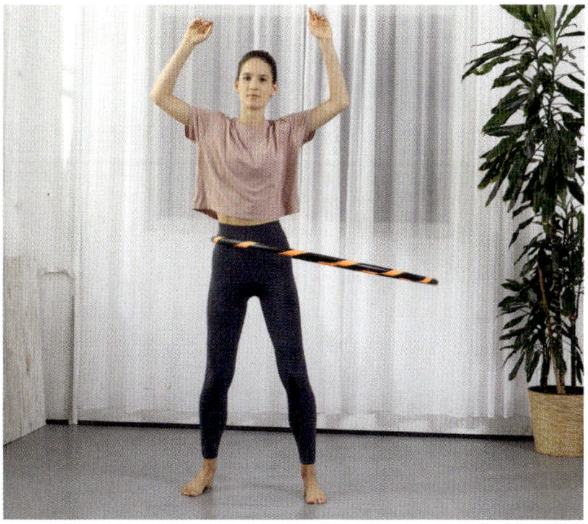

1 Stellen Sie sich aufrecht mit Ihrem Reifen in einen freien Raum. Schwingen Sie den Reifen um Ihre Taille.

2 Wechseln Sie die Schwungrichtung.

Aufgepasst

Ihr Blick geht nach vorn.

Warum

Diese Übung trainiert komplex und dreidimensional Ihre Rumpfmuskulatur und steigert Ihre Bewegungsfreude.

HANDSTAND

Sie brauchen: kein Equipment

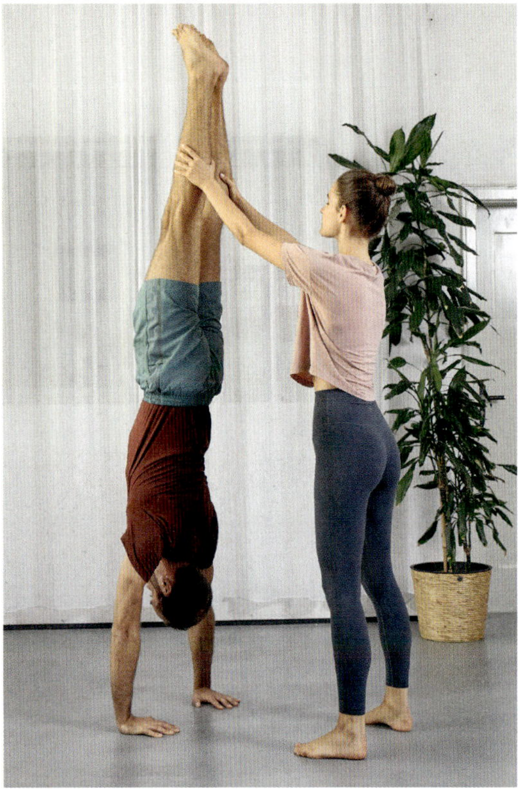

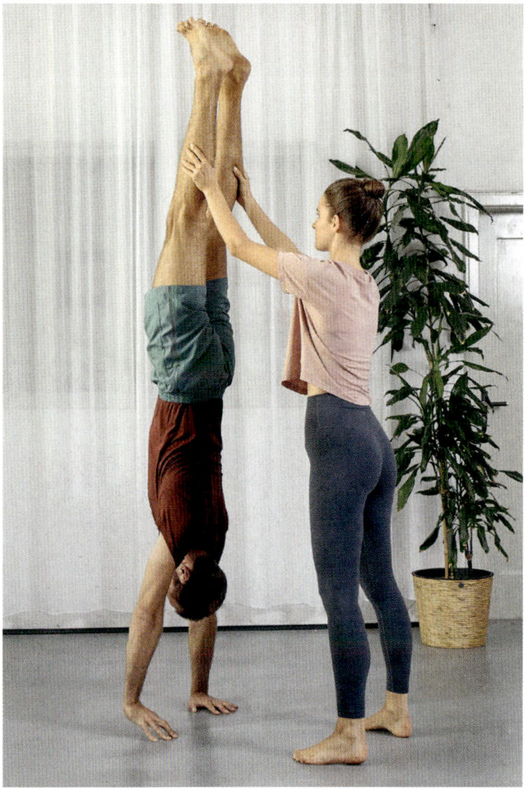

1 Stellen Sie sich aufrecht hin. Bringen Sie schwungvoll Ihre Hände flach auf den Boden und strecken Sie gleichzeitig die Beine deckenwärts in die Luft.

2 Gehen Sie auf den Händen.

Aufgepasst

Überstrecken Sie Ihre Ellenbogen nicht. Wenn die Übung für Sie allein zu anspruchsvoll ist, lassen Sie sich von einem Partner helfen.

Warum

Diese Übung trainiert die Körperkoordination und steigert Ihre Bewegungsfreude.

SPREIZVORBEUGE

Sie brauchen: Matte

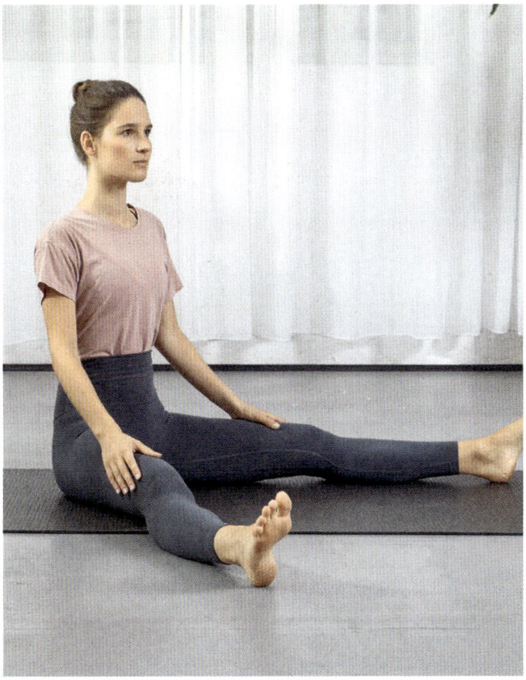

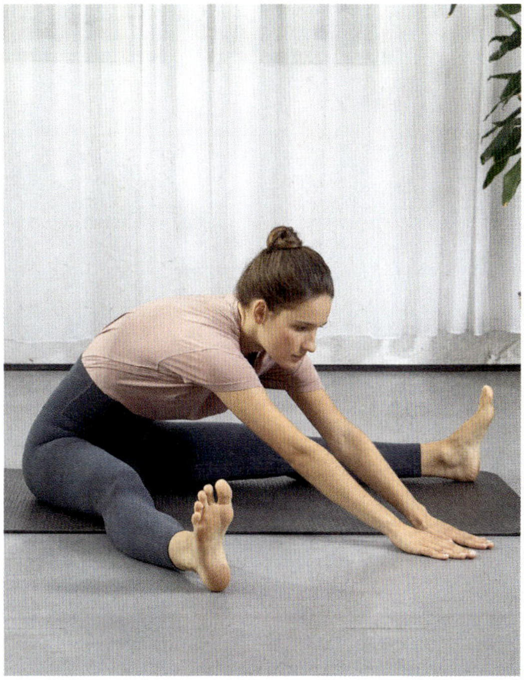

1 Setzen Sie sich mit gestreckten und breit geöffneten Beinen auf die Matte.

2 Beugen Sie Ihren Oberkörper weit und über die Hüftumdrehungsachse nach vorn und verharren Sie dort eine Minute lang.

Aufgepasst

Ihr Rücken bleibt gerade.

Warum

Diese Übung trainiert die Körperkoordination und steigert Ihre Bewegungsfreude.

BRÜCKE

Sie brauchen: kein Equipment

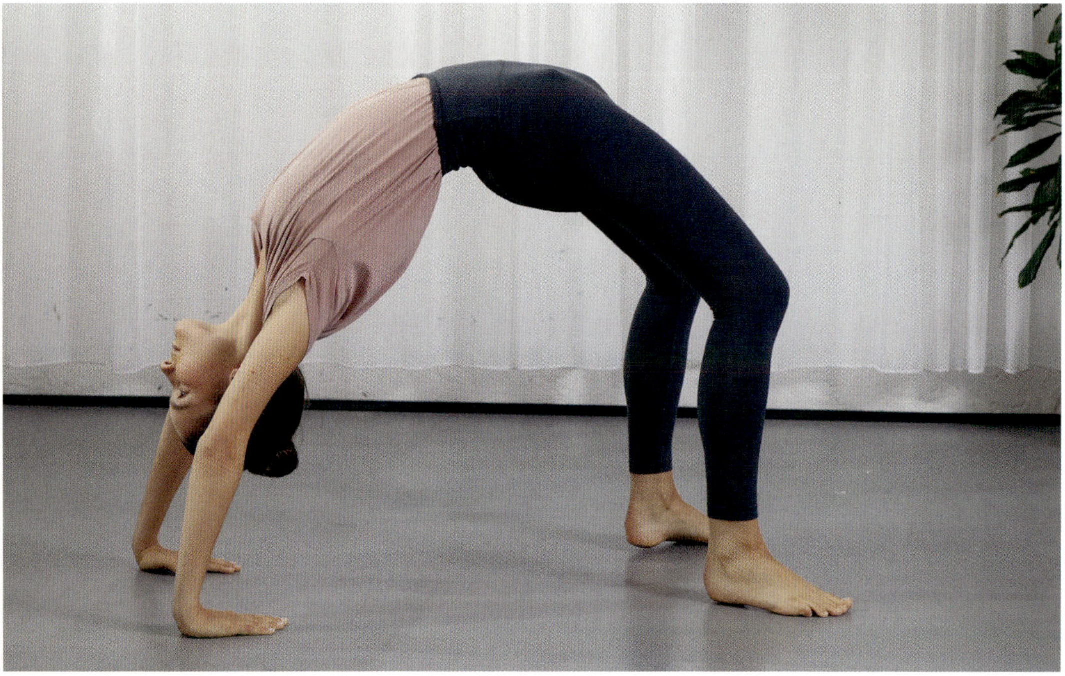

Stellen Sie sich aufrecht hin. Biegen Sie sich langsam rückwärts in die Brückenposition und bleiben Sie eine Minute lang so stehen. Kommen Sie schwungvoll in den Stand zurück.

Aufgepasst

Diese Haltung ist etwas für Geübte.

Warum

Diese Übung trainiert die Körperkoordination und steigert Ihre Bewegungsfreude.

LIEGENDE RUMPFROTATION

Sie brauchen: Matte, Kissen

1 Legen Sie sich auf den Rücken, Ihr Kopf ruht auf einem Kissen. Strecken Sie Ihre Beine senkrecht zur Decke.

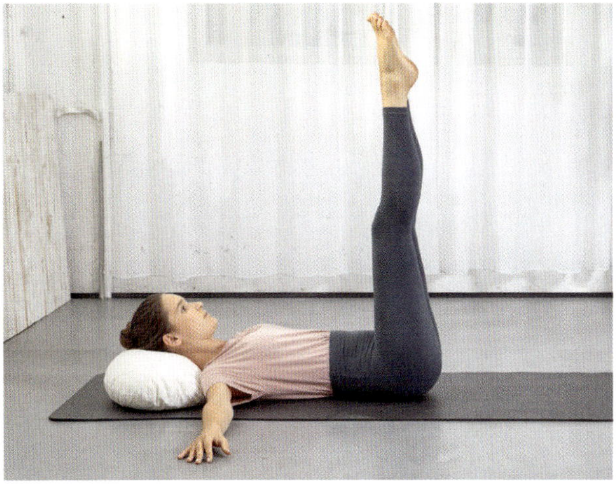

2 Legen Sie die Beine rechts zum Boden.

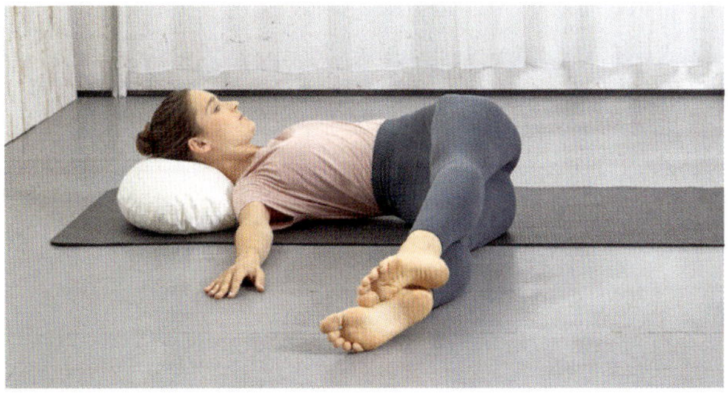

3 Führen Sie die Beine über die Körpermitte links zum Boden. Wiederholen Sie die Übung fünf- bis achtmal.

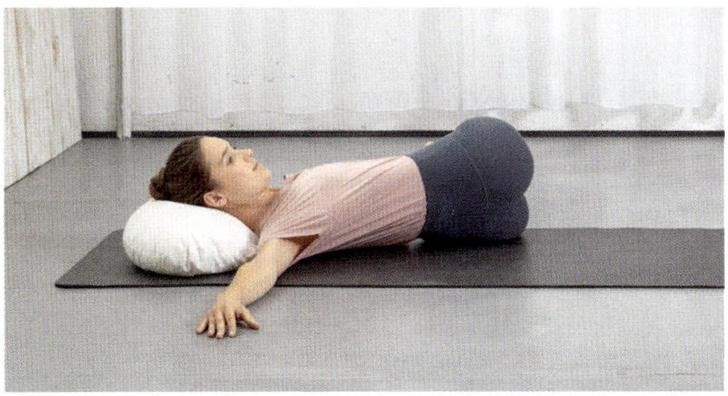

Aufgepasst

Diese Übung ist etwas für Geübte.

Warum

Diese Übung trainiert die Körperkoordination und steigert Ihre Bewegungsfreude.

ÜBUNGS- UND MASSNAHMENVERZEICHNIS

LITERATURVERZEICHNIS

Bengel, Jürgen; Strittmatter, Regine; Willmann, Hildegard: *Was erhält Menschen gesund?* Köln: BZgA, 2001

Bizzini, M.; Mathieu, N.; Steens, J. C.: »Propriozeptives Training der unteren Extremität«. In: *Manuelle Medizin* 29 (1991): S. 14–20

Brokmeier, Alf Anso: *Lehrbuch Manuelle Therapie.* Norderstedt: Books on Demand, 2009

Feldenkrais, Moshé: *Bewußtsein durch Bewegung.* Berlin: Suhrkamp Verlag, 1996

Guimberteau, Jean-Claude; Armstrong, Collin: *Faszien. Architektur des menschlichen Fasziengewebes.* Berlin: KVM Verlag, 2016

Gustavsen, Rolf; Streek, Renate: *Medizinische Trainingstherapie.* Stuttgart: Georg Thieme Verlag, 1997

Gustavsen, Rolf: *Fra aktiv avspenning til trening.* Oslo: Norlis Bokhandel, 1997

Haas, Christian; Turbanski, Stephan; Schmidtbleicher, Dietmar: »Stochastisches Resonanz-Training«. In: *Forschung Frankfurt* 4 (2006): S. 19–24

Hamilton, Christine: »40 Jahre Muskuloskelettale Physiotherapie«. Vortrag auf dem IFK-Jubiläumssymposium. In: *physiotherapie* 5/21: S. 34–35

Kapandji, Adalbert I.: *Funktionelle Anatomie der Gelenke.* Stuttgart: Georg Thieme Verlag, 2016

Kiesling, Gabriele: *Physiotherapie heute ist viel mehr, als ausschließlich zu behandeln.* Berlin: diqp Verlag, 2010

Kiesling, Gabriele: *Neuroorthopädie fängt dort an, wo allgemeine Krankengymnastik aufhört. Neuroorthopädischer Befund, Dokumentation und Berichtsform.* Berlin: diqp, 2013

Kiesling, Gabriele: *Physiotherapie für zu Hause.* München: riva Verlag, 2018

Kiesling, Gabriele: *Schmerzfrei durch Cupping.* München: riva Verlag, 2020

Kiesling, Gabriele: *Physiotherapie-Hausapotheke.* München: riva Verlag 2021

Lewit, Karel: *Manuelle Medizin bei Funktionsstörungen des Bewegungsapparates.* München: Elsevier, 2014

Nachemson, Alf: »Disc Pressure Measurements«. In: *Spine* 6 (1981): S. 93–97

Schleip, Robert: *Faszien-Fitness.* München: riva Verlag, 2018

Schleip, Robert: *Lehrbuch Faszien.* München: Urban & Fischer/Elsevier, 2014

Simons, David G.; Travell, Janet G. et al.: *Handbuch der Muskel-Triggerpunkte.* München: Urban & Fischer, 2014

Stecco, Carla: *Atlas des menschlichen Fasziengewebes.* München: Elvesier, 2016

von Loyola, Ignatius: *Geistliche Übungen.* Würzburg: Echter Verlag, 2008

Winkel, Dos; Vleeming, Andry; Fisher, Sally: *Nichtoperative Orthopädie und Manualtherapie, Teil 3.* Stuttgart: Gustav Fischer Verlag, 1997

ÜBER DIE AUTORIN

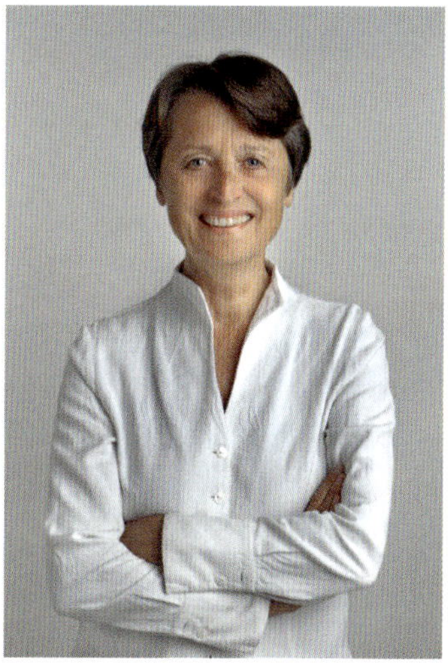

Gabriele Kiesling ist Physiotherapieexpertin. Seit über 50 Jahren arbeitet sie in eigener Praxis auf den Grundlagen von Osteopathie, Neuroorthopädie, medizinischer Trainingstherapie und TCM mit Leib und Seele an und mit Patienten. Zahlreiche innovative Konzepte der Übungsmethodik gehen auf sie zurück. Mit ihrer Fachliteratur für Patienten und Laien ist Gabriele Kiesling heute Expertin für verstehbare Übungsliteratur. In randomisierten Studien wurde die Wirksamkeit ihrer Übungsmethodik bestätigt. Sie ist Autorin der Bücher *Physiotherapie für zu Hause, Schmerzfrei durch Cupping* und *Physiotherapie-Hausapotheke* (alle im riva Verlag, München, erschienen). Als Geschäftsführerin des Deutschen Instituts für Qualität in der Physiotherapie, Berlin (diqp) ist sie Sachverwalterin für Qualitätssicherung in Therapie und Praxis. Gabriele Kiesling lebt in Berlin und Kötschach in Kärnten. Besuchen Sie unter »Gabriele Kiesling – Die Physiotherapie Expertin« den YouTube-Kanal der Autorin und ihre Websites www.diqp.de und www.gabriele-kiesling.at.

DANK

Danke sage ich erneut dem tollen riva-Team für die Idee und die Realisierung dieses Buchs, an erster Stelle Katharina May für ihre wunderbare redaktionelle und fachmännische Betreuung. Ich danke außerdem Nils Schwarz und seinem Team für die super Fotos, den Models Geraldine Gerbert und Julian Burger für Ihre Zugewandtheit und Geduld beim Shooting, für das gekonnte Lektorat Ulrike Reinen und meinen geschätzten Kolleginnen Marianne Dietz und Susanne Fritz für ihre freundliche Mitarbeit beim Fehlerfinden. Mein besonderer Dank gilt meinem eigenen Rücken. 73 Jahre lang hat er mich bisher problemlos durchs Leben begleitet. Leistungssport in jungen Jahren, zwei Kinder, drei Enkelkinder und die über 50-jährige Berufstätigkeit als Physiotherapeutin haben ihm nicht wirklich etwas anhaben können. Wenn mir heute gesagt wird: »Du siehst so sportlich aus«, muss ich immer ein bisschen schmunzeln. Mein »Sport« ist jetzt der Alltag mit seinen ganz natürlichen Bewegungsabläufen wie Arbeit, Haushalt, Buchschreiben oder auch, wenn es nötig ist, 1000 Kilometer am Stück Auto zu fahren. Ganz bewusst achte ich auf Anzeichen, die Vorboten von Rückenschmerzen sein können, wie ein Ziehen in einer Gesäßhälfte, am hinteren Oberschenkel oder ein Stechen im Rücken. Dann fallen mir flugs ein paar Maßnahmen ein, um Schlimmeres abzuwenden – und das wünsche ich Ihnen, liebe Leserin und lieber Leser, in Zukunft auch.

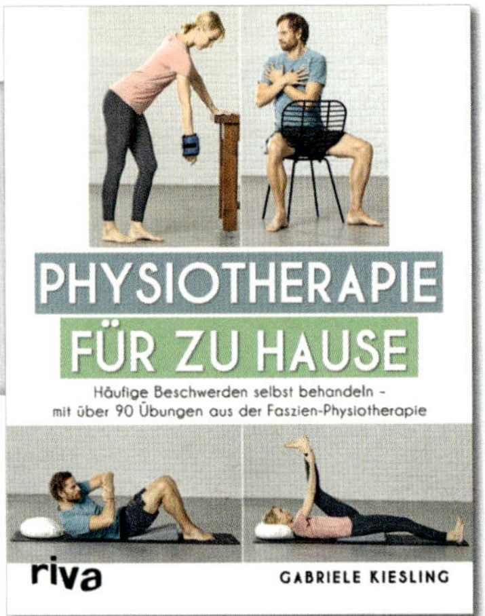

Auch als E-Book erhältlich

Gabriele Kiesling

Physiotherapie für zu Hause

Häufige Beschwerden selbst behandeln – mit über 90 Übungen aus der Faszien-Physiotherapie

Faszien spielen eine zentrale Rolle bei der Schmerzentstehung und können für viele gängige Beschwerden verantwortlich sein. Basierend auf neusten Forschungsergebnissen hat Gabriele Kiesling ihre Methode der Faszien-Physiotherapie entwickelt, mit der jeder zu seinem eigenen Physiotherapeuten werden kann. Die leicht in den Alltag integrierbaren Abfolgen sorgen für Schmerzentlastung, unterstützen Mobilisation, Dehnung, Kräftigung und Koordination und garantieren ein schmerzfreies Leben.

176 Seiten
19,99 € (D) | 20,60 € (A)
ISBN 978-3-7423-0615-9

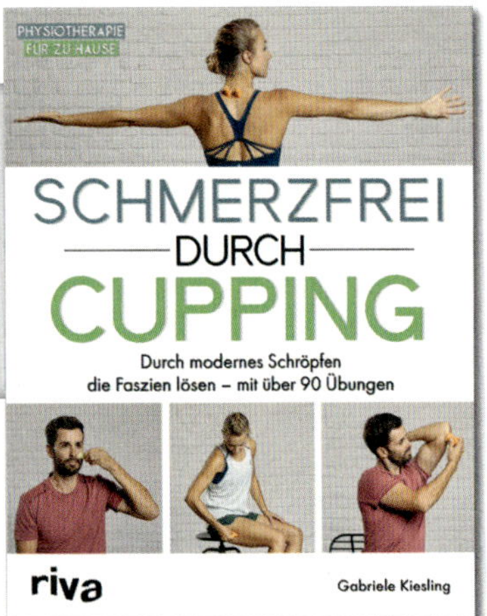

Auch als E-Book erhältlich

Gabriele Kiesling

Schmerzfrei durch Cupping

Durch modernes Schröpfen die Faszien lösen – mit über 90 Übungen

Jeder dritte Erwachsene in Deutschland hat Probleme mit seinem Faszien-, Muskel- und Skelettsystem. Mit Cupping-Physiotherapie, einer Kombination aus Schröpfen und fasziophysiotherapeutischen Techniken, können Verspannungen in Muskeln und Faszien effektiv gelöst, Schmerzen gelindert und Bewegungseinschränkungen behoben werden. Die erfahrene Physiotherapeutin Gabriele Kiesling zeigt, wie durch Cupping gezielt bekannte Beschwerden, wie Kopfschmerzen, Nackenbeschwerden oder Hüftprobleme, bekämpft werden können.

176 Seiten
19,99 € (D) | 20,60 € (A)
ISBN 978-3-7423-1213-6

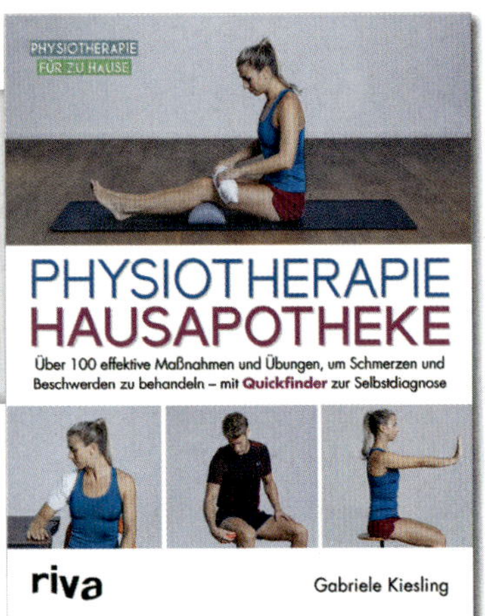

Auch als E-Book erhältlich

Gabriele Kiesling

Physiotherapie-Hausapotheke

Über 100 effektive Maßnahmen und Übungen, um Schmerzen und Beschwerden zu behandeln – mit Quickfinder zur Selbstdiagnose

Plötzlicher Schwindel, taube Füße, ein steifer Nacken oder ein stechender Schmerz beim Atmen – oft treten Beschwerden im Alltag unvermutet auf, hervorgerufen durch Fehlhaltungen, Bewegungsmangel, Überlastungen oder Entzündungen. Mit der Physiotherapie-Hausapotheke können Akutfälle gezielt selbst behandelt werden. Von Hausmitteln über Massagen bis zu medizinischer Trainingstherapie – die richtigen Methoden helfen dabei, sich langfristig von körperlichen Leiden zu befreien.

224 Seiten
19,99 € (D) | 20,60 € (A)
ISBN 978-3-7423-1622-6

riva